牙髓病诊疗思路与临床实践

YASUIBING ZHENLIAO SILU YU LINCHUANG SHIJIAN

主　编　伍小臻　车艺蕾　李　慧

副主编　王学玲　方　璘　张　慧　张玉玮

编　者　（以姓氏笔画为序）

王学玲　车艺蕾　方　璘　乔艳春

伍小臻　李　慧　邱　爽　张　慧

张玉玮　祇少云　曹世陶　曾雪晴

河南科学技术出版社

·郑州·

内容提要

本书共9章，从临床实践出发，以图文并茂的形式，分别介绍了乳牙、年轻恒牙、成熟恒牙牙髓病概论与治疗方法等，详细讲解了临床常见牙髓疾病的病因、发病机制、临床表现、危险评估和诊疗思路，突出实用性和可操作性，是低年资口腔科医师临床工作的指导用书。

图书在版编目（CIP）数据

牙髓病诊疗思路与临床实践/伍小臻，车艺蕾，李慧主编. —郑州：河南科学技术出版社，2024.8.

ISBN 978-7-5725-1644-3

Ⅰ.R781.3

中国国家版本馆CIP数据核字第2024J9M358号

出版发行： 河南科学技术出版社
北京名医世纪文化传媒有限公司
地址：北京市丰台区万丰路316号万开基地B座115室　邮编：100161
电话：010-63863186　010-63863168

策划编辑： 张利峰
责任编辑： 张利峰　杨永岐
责任校对： 龚利霞
封面设计： 龙　岩
版式设计： 崔刚工作室
责任印制： 程晋荣
印　　刷： 河南瑞之光印刷股份有限公司
经　　销： 全国新华书店、医学书店、网店
开　　本： 787 mm×1092 mm　1/16　**印张：** 14　**字数：** 317千字
版　　次： 2024年8月第1版　2024年8月第1次印刷
定　　价： 158.00元

前　言

牙髓病是口腔医学临床中的常见病和多发病，口腔门诊患者中大部分是因牙髓炎就诊。对临床医师来说，如何有效解决患者的疼痛并保留天然牙是最大的目标。本书以临床病例为切入点，详细介绍了牙髓炎等疾病的治疗方法，包括现代根管治疗术、根管再治疗术、显微根尖手术及意向性再植术等。同时，本书结合牙髓的解剖生理、牙髓组织的炎症和再生等基础知识，让临床医师从临床症状出发，回归疾病本质，从而更加理解治疗的意义。此外，与诊断治疗相关的检查和影像学的相关内容也在本书中有所记录。通过理论到临床的叙述，期望为临床医师建立起完整的临床思维。

再生牙髓病学是近年来研究的重点和发展趋势，本书中就活髓保存治疗及牙髓血运重建术做了深入的阐述。

乳牙、年轻恒牙、成熟恒牙的牙髓治疗具有一定的差异，因此本书对其进行了分别的阐述。像活髓保存术，基本的原则是相同的，但临床的操作会有不同。牙髓血运重建术最初是应用于年轻恒牙，随着技术的发展，目前成人恒牙的开展也越来越多，因此这部分内容在成人恒牙牙髓治疗中也做了相应的介绍，并对未来的发展进行了探讨。

根管治疗是牙髓炎最经典最常用的治疗方法，本书也做了重点介绍。冠方封闭对于根管治疗的成功有着至关重要的影响，因此本书花了一个章节介绍了牙髓治疗后如何修复、修复原则、修复时机，以及具体的修复方式也做了详细的介绍。

本书若是能够为提升牙髓炎诊治的临床医师些许帮助，我们会感到欣喜万分。同时，对于书中的错漏，也请读者朋友们指正。

最后，感谢各位编者在整个出版过程中的辛勤工作，感谢河南科学技术出版社的热情帮助，感谢我们的家人给予我们的最大的支持。

伍小臻　车艺蕾　李　慧

2023 年 11 月于北京

目　录

第一章

牙髓及炎症基础知识

牙髓位于牙齿的中心，由牙本质和牙釉质包围，位于牙齿的中心，包含各种细胞、细胞外基质、血管、神经组织等成分。细胞是牙髓的重要生理功能基础，包括牙髓干细胞、成牙本质细胞、成纤维细胞、免疫细胞、神经元、内皮细胞等。树突状细胞、巨噬细胞和T淋巴细胞具有保护牙齿免受微生物和其他外来抗原侵害的免疫功能。牙髓干细胞和成牙本质细胞在牙齿磨损或牙科治疗损伤后的牙本质再生中起着重要的作用，它们通过在牙髓腔表面沉积第三期牙本质，作为一种保护性的物理防御来抵抗外源性刺激。健康牙髓对于保持牙齿健康至关重要。

牙科手术和微生物感染等因素会对牙髓组织造成损伤。牙髓干细胞(dental pulp stem cells，DPSC)是牙髓组织的祖细胞，具有自我更新、集落形成、多系统分化等功能，参与牙髓组织损伤的修复与再生。由于龋齿、牙齿磨损、牙齿发育缺陷、医源性因素，微生物通过牙本质小管进入牙髓组织，激活免疫反应，与牙髓炎症相关。这种由于病原菌入侵而引起的牙髓组织的炎症和免疫宿主反应通常称为牙髓炎。龋齿、外伤和医源性牙髓暴露是导致牙髓炎的致病因素。约90%与疼痛相关的牙科急诊都归因于牙髓疼痛受体的激活。

急性感染或牙髓腔内压力增高等炎症刺激可引起严重疼痛和牙髓组织缺血。在这种情况下，医师不得不使用牙髓切除术来摘除整个牙髓，以解决患者难以忍受的疼痛。牙髓炎被定义为一种复杂的保护性生物反应，旨在保护牙髓免受损伤，同时促进愈合和修复。这种生物反应是宿主-病原体相互作用的结果，其中局部免疫细胞和牙髓细胞协调了以血管舒张为特征的炎症反应、炎症介质的释放和免疫细胞到损伤部位的招募。牙髓炎期间炎症介质的释放在炎症反应的调节和协调中起重要作用。在炎症的早期/急性期，会释放前列腺素、肿瘤坏死因子α(TNFα)、白介素(IL)-1β和IL-8等；促进炎症过程并帮助招募免疫细胞清除入侵病原体。在促炎阶段之后，通常(但并不总是)会有一个解决阶段，在这个阶段中，会释放包括IL-4和IL-10在内的抗炎介质和生长因子，以控制炎症，促进愈合和修复。炎症介质在牙髓炎的发病机制中发挥重要作用。研究表明，这些介质在被诊断为不可复性牙髓炎的牙齿中高度表达，提示有可能使用选定的分子作为牙髓炎症的诊断生物标志物。

牙髓炎症的程度通常取决于损伤的严重程度，轻度或中度炎症是对细菌的副产物和毒素的反应，而与极深龋相关的严重炎症是微生物侵入牙髓后发生的。在临床上，这种炎症反应可能表现为疼痛感觉，其性质、强度和自发性不同。然而，炎症的严重程度与牙髓炎的症状和体征之间的关系尚未在组织学研究中明确证实。因此，目前临床对牙髓状态的诊断是基于主观测试，依赖于患者主诉的症状，不能准确、客观地确定炎症的程度及炎症牙髓的愈合能力。根据目前的临床诊断方法，将牙髓炎分为可复和不可复(AAE，2013)，存在一些临床决策问题。为了优化牙髓保存治疗的成功，需要一种可靠的诊断方法，能够准确、客观地确定牙髓的状态和炎症的程度。在这方面，炎症生物标志物被认为是一种潜在的有用的检测手段，可以用于牙髓诊断和预测活髓保存的治疗结果。

本章将重点介绍牙髓的基础知识及炎症再生的生理学基础，为后续章节的临床诊断治疗做铺垫。具体包括牙髓组织的解剖生理、牙髓组织的生理功能、牙髓-牙本质的神经传导、牙髓-牙本质复合体4节，下面将分别予以阐述。

第一节　牙髓组织的解剖生理

在牙齿发育过程中，随着牙本质的形成，成牙本质细胞向牙乳头中心移动，牙乳头的体积逐渐减小，牙乳头除底部与牙囊相连外，四周被形成的牙本质所覆盖，当牙乳头周围有牙本质形成时即可称为牙髓。牙髓属于结缔组织，但其外层是坚硬的牙本质壁，其组织结构和生理功能具有一定特性。

一、牙髓组织的形态学分层

牙髓在组织学上自外向内可分为4层，即成牙本质细胞层、无细胞层、多细胞层和固有牙髓。

1. *成牙本质细胞层*　健康牙髓组织的最外层是成牙本质细胞层。该层紧邻前期牙本质，但成牙本质细胞突起通过前期牙本质进入牙本质的内部。因此，成牙本质细胞层实际上由成牙本质细胞的细胞体组成。在成牙本质细胞层中还可见毛细血管、神经纤维和树突状细胞。

在活跃分泌胶原蛋白的年轻牙髓冠方部分，成牙本质细胞呈高圆柱状。成牙本质细胞的高度各不相同。它们的核并非全部处于同一水平，而是交错排列，通常被描述为栅栏状外观。

由于这样的结构，尽管实际上仅有一层真正的成牙本质细胞，但看起来像是3～5层的细胞厚度。在相邻的成牙本质细胞之间，存在30～40 nm宽的小细胞间隙。成牙本质细胞的细胞体通过紧密的间隙连接复合物连接。间隙连接由连接蛋白形成，连接蛋白允许信号分子在细胞间通过。

冠髓中的成牙本质细胞层比根髓中单位面积包含更多的细胞。成熟的冠髓成牙本质细胞通常是柱状的，而在根尖区牙髓中则呈立方状。在根尖孔附近，成牙本质细胞表现为扁平的鳞状细胞层。由于根方单位面积的牙本质小管比冠方少，因此成牙本质细胞体不那么拥挤，能够横向扩张。在成熟和老化期间，由于牙髓空间变窄，在成牙本质细胞层中，特别是在冠方的牙髓中，会出现持续性拥挤。

2. *无细胞层*　在冠部牙髓，紧邻成牙本质细胞层的下方，通常存在一个宽约40 μm的狭窄区域，该区域细胞相对稀疏，因此被称为Weil无细胞层。毛细血管、无髓鞘神经纤维和成纤维细胞的细胞质突起穿过此层。无细胞层的存在与否取决于牙髓的功能状态。在牙本质迅速形成的年轻牙髓，或是正在形成修复性牙本质的老年牙髓中，此层可能并不明显。

3. *多细胞层*　在成牙本质细胞层下方，存在一个与牙髓的中心区域相比包含更高比例成纤维细胞的区域。它在冠髓中比在根髓中更为明显。除成纤维细胞外，多细胞层还可能包括一定数量的免疫细胞，如巨噬细胞和树突状细胞，还包括未分化的间充质干细胞。多细胞层的形成是在牙齿萌出时期，牙髓中心区域的细胞向周围迁移的结果。

4. *固有牙髓*　固有牙髓占据牙髓中央的绝大部分。它由疏松的结缔组织组成，并包含较大的血管和神经。该区域最多的细胞是成纤维细胞。

二、牙髓组织中的细胞及功能

1. *成牙本质细胞* 成牙本质细胞负责牙齿发育和成熟过程中的牙本质生成，是牙髓-牙本质复合体最具特征的细胞。成牙本质细胞起源于脑神经嵴的外间充质牙乳头细胞。这些细胞通过一系列复杂的信号级联和通路被内釉质上皮细胞刺激分化为前成牙本质细胞。牙髓本质细胞有四种功能表型，即成牙本质细胞前期、分泌型、成熟型和陈年型。在成牙本质细胞前期，细胞短，呈圆柱形，高度 15 μm。在这个阶段，细胞缺乏极性。中心粒位于边界不清的高尔基体附近，形成初生纤毛。粗面内质网（RER）是观察到整个细胞内的机制，为蛋白质的生产地。细胞继续延长，因为它过渡从前成牙本质细胞阶段进入分泌阶段。分泌期成牙本质细胞形成典型的单层柱状细胞，柱状细胞高度 50μm，高度极化，通过缝隙连接和连接复合体相互连接。这些间隙连接成牙本质细胞和牙髓成纤维细胞，它们位于成牙本质细胞基部的成牙本质下区域。这些间隙连接促进离子和分子的运动，并允许细胞之间的“沟通”。在成牙本质细胞体和成牙本质过程之间的顶端发现了复合体，这些复合体进入前牙本质区，分泌阶段分泌分子在那里被释放。内质网位于细胞的末端，靠近细胞核，在那里蛋白质被合成并被送到高尔基体进行包装和分配。线粒体分布于细胞的各个部位，以提供能量，协助成牙细胞过程中分泌分子在细胞内和细胞顶极的运输。在分泌期，有报道称成牙本质细胞以每天 4 μm 或 4～8 μm 的速度产生初级牙本质，连续 2～3 年。在原发性牙本质发生过程中（牙齿萌出前），已经观察到高表达的磷蛋白，特别是牙本质基质酸性磷蛋白。前牙本质富含细胞外基质（ECM），如 1 型胶原（90%）、非胶原蛋白-糖蛋白、蛋白多糖和牙本质磷蛋白 DMP-1 和牙本质涎磷蛋白（DSPP）。DMP-1 和 DSPP 是活性牙本质生成的生物标志物，表明成牙本质细胞处于分泌阶段。成牙本质细胞从分泌阶段（初级牙本质发生）转变为成熟阶段（次级牙本质发生），此时牙冠形成完成，牙齿萌出。细胞表型发生变化，牙本质分泌率降低至 0.4～0.5 μm/d。成牙本质细胞变窄，极化变少。自噬参与细胞内稳态，其中病原体、受损细胞器和蛋白质被回收。这是一个影响有丝分裂后细胞发育、分化、免疫和衰老的重要过程，是溶酶体介导的。由于自噬活性增加，细胞器（内质网、高尔基体和线粒体）减少，自噬空泡增加。同样，DMP-1 的产量也出现了下调。这个过程随着成牙本质细胞的年龄而继续。在老成牙本质细胞期，细胞较短（高度 45 μm），细胞密集，外观呈假层状。细胞质细胞器明显减少，无分泌颗粒，溶酶体活性降低，有大量充满脂质的液泡（脂褐素积聚）。脂褐素沉积往往会由于老成牙细胞自噬-溶酶体系统效率的降低而积累，并可作为年龄标志物。

成牙本质细胞内可见高度有序的粗面内质网、显著的高尔基体、分泌颗粒和大量线粒体。细胞中富含 RNA，其细胞核含有一个或多个突出的核仁。细胞核位于细胞的基底部，并包含在核被膜内。成牙本质细胞发达的高尔基体位于核上区细胞质的中心，由光滑壁的囊泡和潴泡组成。许多线粒体均匀分布在整个细胞体内。粗面内质网特别明显，由紧密堆积的潴泡组成，这些潴泡平行排列，并在细胞质内散在分布。与潴泡膜紧密相关的许多核糖体标记了蛋白质合成的位点。成牙本质细胞可产生由胶原纤维、非胶原蛋白和蛋白聚糖组成的基质。成牙本质细胞主要合成 1 型胶原蛋白。成牙本质细胞可分泌牙本质涎蛋白和磷蛋白——一种参与细胞外矿化的高度磷酸化蛋白质。牙本质磷蛋白是牙本质所独有的，在其他任何类型的间充质细胞中均未发现。成牙本质细胞还可分泌酸性磷酸酶和碱性磷酸酶。碱性磷酸酶与矿化作用密切相关,但它在牙本质生成中的确切作用尚不完全清楚;酸性磷酸酶是一种溶酶体酶,可能参与消化从前期牙本质基质中吸收的物质。与活跃的成牙本质细胞相反,静止或不活跃的成牙本质细胞的细胞器数量减少,并且可能逐渐退化。这些变化可能从根部发育完成时,即当牙本质的形成从原发性牙本质转变为继发性牙本质时开始。成牙本质细胞突起在小管中的存在使牙本质成为生活的具有反应性的组织。牙本质小管在每个主要的成牙本质细胞突起周围形成。成牙本质细胞突起占据了牙本质小管内的大部分空间,并可协助管周牙本质的形成。微管和微丝是成牙本质细胞突起及其侧支的主要超微结构成分。微管从细胞体延伸到整个突起。这些笔直的结构与细胞的长轴平行,并传递刚性压力。尽管它们的确切作用尚不清楚,但与其功能意义相关的理论表明,它们可能参与细胞质的延伸、物质的运输或结构框架的构成。

在病理条件下,成熟的成牙本质细胞可以通过恢复到分泌阶段来上调牙本质的产生。增加的牙本质沉积可发生在小管内、小管周和三级牙本质,试图降低牙本质渗透性,减少对牙髓的损伤。产生的三级牙本质有两种截然不同的类型:反应性和修复性牙本质。p38-丝裂原活化蛋白激酶(MAPK)通路负责细胞的基本功能,如增殖、分化、运动、应激反应、凋亡和生存,可能通过转化生长因子(TGF)超家族释放,参与从二级到三级牙本质形成活性的转变。TGF-β1 和 TGF-β3 积极促进成牙本质细胞分化和三级牙本质形成(修复/愈合条件下)。因此,TGF 超家族成员是成牙本质细胞分化的标志物。

2. *成纤维细胞* 成纤维细胞是牙髓中最多的细胞。它们是一种组织特异性细胞,如果给予适当的信号,能够分化为如成牙本质细胞样细胞等其他细胞。成纤维细胞可合成Ⅰ型和Ⅲ型胶原纤维,以及蛋白聚糖和糖氨聚糖(黏多糖)。因此,它们可产生并维持细胞外基质的基质蛋白。由于它们同时也能够吞噬和降解胶原蛋白,因此成纤维细胞也负责牙髓中胶原纤维的更新。成纤维细胞也是普遍存在的间充质细胞,是许多组织间质中最丰富的细胞类型之一。它们呈梭形或星状,通过合成胶原和纤维连接蛋白及基质金属蛋白酶(MMP)降解外基质,调节组织稳态、支撑、修复和维持结缔组织。此外,成纤维细胞还通过分泌生长因子在先天免疫和牙本质-牙髓复合体再生中发挥重要的生理作用。

成纤维细胞分布在整个牙髓中,但在多细胞层中尤为丰富。与大多数其他结缔组织的成纤维细胞相比,许多的牙髓成纤维细胞保留了相对未分化的形态,也称为牙髓干细胞。以往的实验模型研究证实,牙髓可实现损伤修复,尤其是牙髓暴露或牙髓切断术后牙本质桥的形成。有研究表明,成牙本质细胞分化之前的有丝分裂主要发生在血管周围的成纤维细胞中。牙髓成纤维细胞积极参与牙髓中的信号传导途径。

由于缺乏明确的细胞表面标志物,它们的细胞异质性,以及与间充质干细胞(MSC)的相似性,导致成纤维细胞的确切细胞尚不清楚。此外,成纤维细胞和间充质干细胞在体外具有相似的免疫调节特性,在体内和体外均有分化成多种细胞类型的潜力。相反,其他研究报道成纤维细胞缺乏这种能力。这些矛盾的结果可能是由于外部因素的存在,如供体的年龄、细胞的体外寿命和成纤维细胞的地形分化。据推测,MSC 是不成熟的成纤维细胞,与衰老相关的过程比分化过程更能区分这两种细胞。因此,这两个细胞之间的区分能力尚不清楚。

一般来说,成纤维细胞是一个异质性的群体,这取决于其发育阶段、解剖部位或组织微环境;在同一组织中可以出现不同的亚型。细胞行为的差异可能是由内在和外在因素的结合造成的,如来自重力、血流和身体运动的机械力,这些在身体的不同区域之间是不同的。单细胞技术研究了成纤维细胞的异质性，从而准确地确定了单个细胞中基因、基因表达谱和蛋白质生产的差异。

成纤维细胞的逐渐减少是牙髓老化过程的一部分。牙髓成纤维细胞表现出巨大的增殖活性差异，这不能用供体年龄、来源或传代次数来解释。此外，在损伤、机械应力或炎症发生后，成纤维细胞可以经历表型转化为具有成纤维细胞特征的细胞，同时具有收缩平滑肌细胞的细胞骨架特征。这些特化的成纤维细胞被称为肌成纤维细胞，通常存在于少数组织中。然而，在受损的组织（如牙髓）中，它们可以合成丰富的胶原蛋白来修复受损的组织。

3. *巨噬细胞*　巨噬细胞是离开血流、进入组织内并分化为各种亚群的单核细胞。可通过其抗原特性，利用免疫组化实验研究不同的亚群。由于它们的游走能力和吞噬活性，巨噬细胞可作为清道夫，从组织中清除外渗的红细胞、死细胞和异物，摄入细胞内的物质会被溶酶体的酶消化。另一部分巨噬细胞通过加工抗原并将其呈递给记忆 T 细胞而参与免疫反应。加工后的抗原与巨噬细胞上的Ⅱ类主要组织相容性复合物分子结合，在这里它可与天然或记忆 T 细胞上存在的特定受体相互作用。与成纤维细胞相似，巨噬细胞在牙髓的信号传导途径中作用十分活跃。当被适当的炎性刺激激活时，巨噬细胞能够产生多种水溶性因子，包括白介素-1、肿瘤坏死因子、生长因子和其他细胞因子。

4. *树突状细胞*　树突状细胞是免疫系统的辅助细胞。在表皮和黏膜中也发现了类似的细胞，它们被称为朗格汉斯细胞。树突状细胞主要存在于淋巴组织中，但它们也广泛分布在包括牙髓在内的结缔组织中。在正常牙髓中，它们大多位于冠部牙髓的外层，靠近前期牙本质，但在遭受抗原攻击后它们可向牙髓中央集中迁移。

5. *淋巴细胞*　在人类牙齿的正常牙髓中可见淋巴细胞。巨噬细胞、树突状细胞和 T 淋巴细胞的存在表明牙髓具备引发免疫应答所需的细胞。正常未发炎的牙髓中几乎没有发现 B 淋巴细胞。

6. *肥大细胞*　肥大细胞广泛分布在结缔组织中，在结缔组织中它们在血管周围以小群形式出现。在正常的牙髓组织中很少发现肥大细胞，而在慢性发炎的牙髓中常可发现肥大细胞。

三、牙髓的血液及淋巴循环

牙髓的血液供应主要来自颌内动脉。颌内动脉的下颌段分出的下牙槽动脉进入下颌骨，供应下颌牙齿。颌内动脉的翼腭段分出的上牙槽后动脉营养上颌磨牙和前磨牙，同时分出的眶下动脉在眶下管内再分支出上牙槽前动脉，供应上颌前牙。

牙髓的微循环系统由小动脉、毛细血管网及小静脉组成。小动脉通过根尖孔进入髓腔，一些更小的血管还可以通过侧、副根管进入牙髓。侧、副根管可以分布在牙根的任何位置，但主要在根尖区。小动脉进入髓腔后沿牙髓中央向冠部走行，在根部牙髓发出细小的侧方分支，伸展至成牙本质细胞层。进入冠部牙髓后，分支的数量增加，向牙本质方向呈扇形分布，反复分支，逐级扩展，包括一级滋养小动脉（直径 35～45 μm）、二级滋养小动脉（直径 24～34 pm）和终末小动脉（直径 16～23 pm），最终在成牙本质细胞下层形成终末毛细血管网。

血液通过毛细血管网后进入毛细血管后小静脉（直径 12～23 μm），然后进入较大的汇集小静脉（直径 24～50 μm），汇集小静脉行至牙髓中央时直径逐渐变粗，与小动脉相比管壁更薄，因此内腔相对更大。小静脉管壁的肌层间断且较细小。最大的小静脉直径可达 200 μm。小静脉与淋巴管在牙髓中轴与小动脉伴行，由根尖孔离开牙髓组织。牙髓血管结构与其他器官血管结构相似，但无论是绝对厚度还是相对于管腔来说，血管壁较薄，具有血管内皮的不连续性和毛细血管的开窗等特点，这些特点有利于血浆和组织液进行营养物质和废物的交换。这种交换在外伤、牙体治疗和影响牙髓的龋损时期尤为重要。

牙髓组织中的淋巴管起源于盲管状细小的毛细淋巴管，主要位于冠髓的周边区域或成牙本质细胞层。毛细淋巴管逐步汇集，形成较大的淋巴管沿牙髓中轴向根方走行，分 1 或 2 支穿出根尖孔，最后流入颌下或颏下淋巴结。淋巴管的管壁和基底膜不连续，管腔内没有红细胞，以此与小静脉鉴别。淋巴管将液体带出牙髓对于维持牙髓液体的平衡很重要。在牙髓炎症期时淋巴管还可以将炎症产物带出牙髓，但也为炎症从牙髓扩散到邻近的牙周组织和牙槽骨提供了可能的途径。

第二节　牙髓的生理功能

牙髓的基本功能主要有以下 4 个方面。①成牙本质细胞形成牙本质；②血液系统向牙髓-牙本质复合体提供营养成分；③感觉神经纤维传导痛觉；④牙髓-牙本质复合体对外界刺激的防御反应。

一、形成牙本质功能

根据其形成的时间，牙本质可被分为原发性和继发性。原发性牙本质是牙齿发育期间形成的规则管状牙本质；继发性牙本质是牙根发育完成后形成的规则的圆周样牙本质，其小管与原发性牙本质的小管保持连续。继发性牙本质在牙的整个生命周期中以缓慢速度围绕髓腔环向沉积，当牙本质局部受到外界异常刺激，如龋损、牙齿过度磨损、机械切割牙本质、修复材料中化学物释出等，所对应的髓腔侧可能做出反应形成第三期牙本质。第三期牙本质中，牙本质小管通常与继发性牙本质不连续。新形成的细胞呈立方形但无形成牙本质小管所必需的成牙本质细胞突起。连续牙本质细胞层的丧失使得未矿化的牙本质基质暴露。牙本质基质中含有可溶和不可溶形式的转化生长因子-β(transforming growth factor-β，TGF-β)、胰岛素样生长因子(insulin like growth factor，IGF)1 和 2、骨形态发生蛋白(bone morphogenetic protein，BMP)、血管内皮生长因子(vascular endothelial growth factor，VEGF)等生长因子。这些生长因子可募集并促使间充质干细胞的增殖和分化以形成修复性牙本质和新血管。与原发性或继发性牙本质相比，第三期牙本质的小管样结构变少。在某些情况下，尤其是当原始成牙本质细胞被破坏时，不会形成小管。形成修复性牙本质的细胞通常呈立方体状，而不像冠部牙髓的成牙本质细胞那样呈柱状。第三期牙本质的质量呈现多样化。当外界刺激相对温和时，如牙本质龋损尚浅的情况下，形成的第三期牙本质含有管状结构，矿化程度也类似于原发性或继发性牙本质。但是，牙本质深龋时沉积的新牙本质则缺乏小管，且矿化程度较低，还存在许多球间牙本质区域。这种牙本质的不规则程度可受多种因素影响，如炎症的程度，细胞损伤的程度及替代成牙本质细胞的分化状态等。

二、营养功能

与所有其他结缔组织一样，组织损伤的修复始于巨噬细胞的吞噬作用，然后是成纤维细胞和毛细血管的增殖及胶原蛋白的形成。局部循环在伤口愈合和修复中至关重要。充足的血液供应可将免疫细胞转运到牙髓损伤区域，并从该区域稀释和去除有害物质，还可向成纤维细胞提供营养以合成胶原蛋白。与大多数组织不同，牙髓基本上没有侧支循环。因此，从理论上讲，它比大多数其他组织更脆弱。在受到严重伤害时，血液供应有限将不利于愈合。所以，年轻恒牙的牙髓具有较宽的根尖孔和丰富的血液供应，比具有狭窄根尖孔和有限血液供应的老年牙齿具有更好的愈合潜力。

三、神经传导功能

牙髓神经穿过根尖孔与小动脉、小静脉伴行。到达冠髓后扇形展开形成成牙本质细胞下 Raschkow 神经丛。终末轴突从施万细胞中穿出与成牙本质细胞形成突触连接。部分轴突穿过成牙本质细胞间前期牙本质进入牙本质小管，进入深度不超过牙本质全层的 1/3。免疫组化染色显示，位于距矿化前沿 150 pm 处一些轴突水平方向延伸并连接相邻几个牙本质小管。牙髓神经主要由感觉传入神经和交感神经组成。感觉传入神经来自三叉神经，负责传导感觉刺激。感觉神经纤维可以根据直径、传导速率和功能分为 A、B、C 三大类。牙髓的感觉神经纤维属于 A 纤维和 C 纤维。A 纤维为有髓鞘纤维，牙髓中主要为 A-δ 纤维，其余为 A-β 纤维。A 纤维主要位于牙髓牙本质界，刺激阈值较低，感受刺激后产生的疼痛较为尖锐。C 纤维为无髓鞘纤维，数量较多，刺激阈值相对较高，主要与炎症刺激相关，产生的疼痛持续而难以忍受。感觉神经还可以参与局部血流的控制。疼痛刺激时，通过神经肽的作用引起血管舒张并抑制交感性血管收缩。自主神经成分为自主神经系统中的交感神经，牙髓中似乎不存在副交感神经纤维。交感神经来源于颈上神经节，通常围绕血管成丛状分布，可以调控血管腔直径，与血管收缩和血流量变化有关。而成牙本质细胞层和成牙本质细胞下层似乎缺少交感神经支配。

四、防御功能

大多数情况下，当细菌的副产物通过牙本质小管渗透到髓腔时，可能引起剧烈的牙髓反应。但只要牙髓血流速度正常，这些物质在组织液中的浓度可以维持在不引起炎症反应的低浓度水平。如果牙髓血流量减少，有害物质的浓度可能增加，引起肥大细胞脱颗粒释放组胺等一系列反应，继而引发炎症。此外，牙髓的防御功能还主要表现为硬组织的反应。除了形成第三期牙本质外，硬组织反应还包括硬化牙本质的形成，即成牙本质细胞感受到外界刺激后，其突起发生矿化变性，封闭牙本质小管。第三期牙本质与硬化牙本质共同构成的硬组织屏障，可降低牙本质的通透性，减少外界刺激因素对牙髓的损伤。

第三节　牙髓-牙本质的神经传导

牙髓-牙本质复合体受丰富的神经支配，能够迅速将外界的刺激传送至中枢神经系统，但无论牙齿受到何种刺激，牙髓神经传入之后均表现为疼痛。

牙髓神经主要由感觉传入神经和交感神经组成。感觉传入神经来自三叉神经，负责传导感觉刺激。交感神经来源于颈上神经节，主要是对牙髓微循环进行神经性调节，还可能调节牙本质的发生，并间接影响牙齿的萌出速度。感觉神经纤维可以根据直径、传导速率和功能分为 A、B、C 三大类。其中 A 纤维为有髓鞘纤维，直径大，传导快，又可分为 A-α、A-β、A-γ 和 A-δ 4 种纤维。C 纤维为无髓鞘纤维，数量较多。

牙髓的感觉神经纤维属于A纤维和C纤维，两者的功能在某些方面互有重叠。A纤维中约90%是A-δ纤维，其余为A-β纤维。A-β纤维对刺激的敏感程度略高于A-δ纤维。A纤维的末梢主要位于牙髓牙本质界，感受刺激后产生的疼痛较为尖锐，刺激阈值较低。C纤维的末梢分布于全牙髓，产生的疼痛持续而难以忍受，刺激阈值相对较高。

牙髓神经成束进入根髓，与血管伴行。每一支神经都被施万细胞包裹，A纤维在这些细胞中获得髓鞘化。当牙根发育完成以后，有髓鞘的纤维在牙髓中央区域聚集成束，无髓鞘的C纤维多数位于这些神经纤维束中，其余的C纤维分布于牙髓的周边区域。

值得注意的是，有研究表明单一牙髓神经纤维可以支配多个牙髓。牙髓神经束到达冠髓后在多细胞层下方呈扇形分开，分支成小束，最后在成牙本质细胞层下方的无细胞层内形成只有单个神经轴索的Raschkow丛。进入牙髓的每一支神经纤维至少要分出8个分支。A纤维从髓鞘中脱出，但仍位于施万细胞之中，反复分支形成成牙本质细胞下丛。终末轴突最终从施万细胞中穿出，成为游离的神经末梢在成牙本质细胞间通过。

关于牙本质受神经支配的程度已有大量的研究。人们一直力图在牙本质外围寻找神经纤维，但没有成功。除了上述提到的牙本质小管内的神经纤维，牙本质的其他部分缺乏感觉神经纤维。这可以解释为何把常规的麻醉药用于暴露的牙本质不会降低其敏感度。但是高浓度的利多卡因可以阻断小管内神经纤维对机械刺激的反应。有人认为成牙本质细胞通过成牙本质细胞突起可以起到感觉受体的作用。然而，有不同观点认为同一种细胞不太可能同时具有形成牙本质和作为感觉受体两种不同的特殊功能，而且在成牙本质细胞与相邻近的神经轴索间并未发现有突触连接形成。目前普遍接受的观点是，成牙本质细胞突起不超过牙本质全层的1/3，牙本质的感觉是基于小管液的流动。除了感觉神经外，牙髓中的交感神经伴随血管系统的建立而出现，位于牙髓小动脉的外膜，终止于小动脉中膜的平滑肌细胞内。

在成人牙齿，交感纤维通常围绕小动脉形成神经丛可以通过调节血管腔的直径，控制小动脉的收缩和血流量的变化。交感神经纤维还可见于成牙本质细胞层，且并不围绕血管。肾上腺素能和胆碱能纤维都在成牙本质细胞层出现。因此，交感神经可能在某种程度上调节牙本质的发生。

第四节　牙髓-牙本质复合体

颅面组织主要来源于脑神经嵴的细胞。这些细胞在神经管背侧区域发育，然后迁移到第1～第4咽弓。在牙髓中，牙髓神经元的脑神经嵴源性细胞在间充质牙髓细胞和成牙本质细胞的再生中起着重要作用。除血管和牙釉质外，牙齿的大部分由脑神经嵴细胞形成，即牙本质、牙骨质、牙周韧带和牙髓组织。牙髓和周围的牙本质在发育和结构上形成一个统一体。牙髓由疏松的结缔组织组成；它从牙冠内的一个髓腔延伸到一个或几个根管，直至根尖。

牙髓和牙本质在组织发育和生理功能上均为一个相关联的整体，二者紧密的联系体现在其对作用于牙齿上的外界刺激如龋损、化学或物理刺激所做出的连带反应。牙髓和牙本质不仅有着相同的胚胎来源，并且在牙齿的整个生命过程中都保持密切联系。任何外界刺激影响到牙本质的同时也会对牙髓产生影响。因此，学界提出了牙髓-牙本质复合体的概念，或称其为牙髓牙本质器官。

牙冠表面釉质层以下的牙齿是牙髓-牙本质复合体，整个牙根被一层薄薄的牙骨质覆盖。

高矿化的牙本质包围了牙髓腔和根管，保持了牙齿结构的完整性和绝缘特性，从而使牙齿有活力，神经血管供应通过根尖有限的孔出口。此外，牙髓具有修复机制，通过激活修复机制，以覆盖牙本质免受诸如摩擦、创伤和龋齿等有害因素的影响。总的来说，牙髓-牙本质复合体负责牙齿健康(图 1-1)。

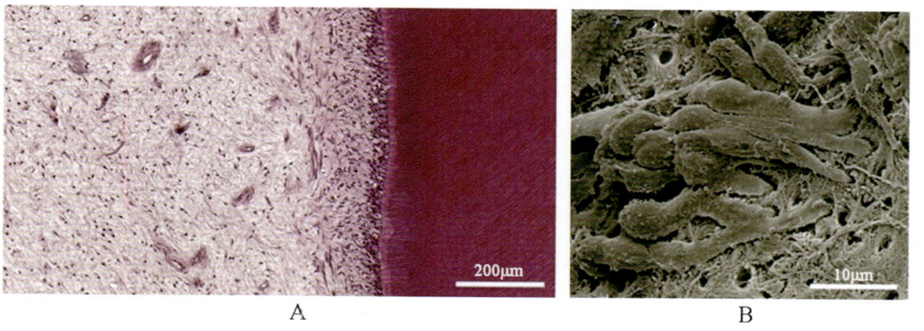

图 1-1 牙髓-牙本质复合体的组织学(A)；扫描电镜所描绘的成牙细胞层(B)

一、牙髓-牙本质复合体的生理作用

在牙齿发育和萌出过程中，功能性牙髓组织的存在是牙根形成的先决条件。牙髓外衬有一层高度特化的细胞，即成牙本质细胞。这些有丝分裂后的极化细胞分泌胶原基质，胶原基质后来矿化形成牙本质。这一形成过程在生理上持续发生，不仅在牙齿发育期间(初级牙本质)，而且在生命后期(次级牙本质)也会发生。每个细胞都会留下一个过程，这个过程会嵌入矿化组织中，使牙本质具有管状结构。虽然成牙本质细胞与成骨细胞有许多共同的特征，但也有许多明显的差异。成牙本质细胞定向分泌牙本质，细胞体不封闭在矿化组织中。因此，不存在牙本质的生理性重塑和置换。由于成牙本质细胞起源于神经嵴来源的外间充质，并且具有独特的定位，因此成牙本质细胞具有比矿化细胞更多的特征。在牙釉质和牙本质的保护下，一旦矿化基质开始分解，它们就会成为接触毒素和口腔细菌化合物的第一行细胞，龋齿是最重要也是最常见的原因，其次是牙外伤。因此，成牙本质细胞作为炎症和修复过程的介质发挥着核心作用。在成牙本质细胞层和邻近的无细胞区下方，牙髓成纤维细胞填充了主要由Ⅰ型和Ⅲ型胶原构成的细胞外基质。髓核被血管和神经网络交叉，它们通过牙槽骨经根尖孔进入牙齿。在成牙本质细胞层下可以发现神经纤维的堆积(Raschkow 神经丛)；这些神经纤维跟随成牙本质细胞突起进入牙本质小管，形成牙本质和神经支配组织。有观点认为，成牙本质细胞和神经纤维之间存在密切的联系，或者成牙细胞本身就参与了外部刺激的传递。大部分牙髓组织由成纤维细胞组成。干细胞存在于牙髓的血管周围生态位中，由于其起源于外胚层，因此表现出间充质和神经的特征。健康牙齿的牙髓还包含有多种免疫系统细胞。最近一项调查健康人牙髓中免疫细胞的研究证实了先前的报道，并证明白细胞(分化 45 阳性/$CD45^+$ 细胞簇)存在，但占总细胞群的比例不到 1%。其中，粒细胞/中性粒细胞($CD16^+$、$CD15^+$、$CD14^-$)是主要亚群，其次是 $CD3^+$ T 淋巴细胞、$CD14^+$ 单核细胞和树突状细胞，而次要亚群包括自然杀伤细胞(NK)细胞、B 细胞和调节性 T 细胞(Treg)。这些免疫细胞和成牙本质细胞、牙髓成纤维细胞和牙髓干细胞相对应，与牙髓对口腔微生物的免疫应答的启动密切相关。

二、牙髓的炎症反应机制

牙髓炎症是牙髓组织一种适应性反应,主要由感染或损伤触发。牙髓炎症的特征主要是血管内皮通透性增加、细胞因子释放和免疫细胞招募。因此,炎症是牙髓组织的一种保护性反应,其目的是应对各种刺激,以及受损组织的修复再生。牙髓组织的炎症反应已被广泛研究,以应对各种损伤,如龋齿、牙周病、手术操作和牙齿创伤等。由于口腔内有大量微生物,牙髓组织能够产生先天和后天的适应性免疫反应,以消灭和对抗在龋坏过程中进入的细菌及其代谢成分。在健康的牙齿中,牙釉质的保护层可以防止微生物通过牙本质侵入牙髓。此外,牙本质液的持续向外流动会冲走向牙髓迁移的细菌。特定细菌群体的酸性代谢物引起牙釉质的脱矿,导致屏障被破坏和革兰阳性细菌降解牙本质,包括链球菌、乳酸菌和放线菌,它们在很大程度上主导着微生物群。离牙髓越近,允许细菌穿透的小管的直径和密度都会增加,这一过程会随着病变深度的增加而加速。因此,细菌进入牙本质的深度和牙髓的病理变化密切相关。早期的病理研究发现,渗透细菌与牙髓之间的距离,包括修复性牙本质的厚度平均≥1.11 mm的标本中,牙髓病理病变不明显。当细菌入侵到修复性牙本质时,牙髓组织发生了真正的炎症性改变;距离牙髓在0.50 mm内时,牙髓炎症程度增加,但直到修复性牙本质本身被侵犯,才会导致脓肿形成,产生大量肉芽组织,牙髓外观不健康。牙髓组织的炎症反应涉及细胞、血管、神经等多个因素的参与和协作,下面就从几个方面进行介绍。

1. *病原体识别与信号传递* 增殖和代谢活跃细菌释放的成分,引起牙髓组织内的抗菌、免疫和炎症反应,在病变到达牙本质之前,就可以观察到明显的组织学变化。尽管细菌种类繁多,但病原体群具有相似的结构,这对它们的生存至关重要;这些被称为病原体相关分子模式(PAMP)的特征分子使宿主细胞能够通过模式识别受体(PRR)识别威胁。虽然已经鉴定出不同的PRR家族,但这些种系编码受体识别许多保守的微生物分子,并在多种宿主细胞中表达。在引起的信号级联反应及它们在不同组织中的表达水平方面存在差异。因此,微生物成分和毒素的初始入侵激活了先天免疫,这种免疫不是针对抗原,而是针对细菌或其产物,并通过吞噬杀伤启动攻击和消除。由于细菌在龋齿病变中的独特位置,直到龋齿前沿实际到达牙髓后,才会发生吞噬作用。成牙本质细胞、牙髓成纤维细胞、白细胞和牙髓干细胞表达PRR,尤其是Toll样受体(TLR)和Nod样受体(NLR),这表明牙髓具有感知多种可能侵入牙髓的病原体的能力。这些受体识别三乙酰化脂肽(TLR1/2)、二乙酰化脂肽和脂质胆酸(LTA)(TLR2/6)、病毒dsRNA(TLR3)、脂多糖(TLR4)、鞭毛蛋白(TLR5)和未甲基化含CpG基元的DNA(TLR9)等。龋齿主要由革兰阳性菌引起;它们的细胞壁成分LTA被TLR2识别。TLR2的表达在牙齿发生龋坏的情况下上调,提示反应放大。此外,健康牙髓中的大多数细胞都表达NLR受体NOD2,包括成牙本质细胞、成牙髓纤维细胞和血管周围细胞。抗原与TLR2和细胞质NOD2结合导致核因子-κB(NF-κB)和p38丝裂原活化蛋白激酶(MPK)信号的激活,导致促炎细胞因子和趋化因子的产生,这些细胞和趋化因子可以招募树突状细胞和其他免疫细胞向龋损下方的牙髓-牙本质界面聚集,以中和细菌毒素,如果损伤严重,也会抑制牙本质形成(图1-2)。

2. *成牙本质细胞的作用* 由于成牙本质细胞的解剖位置位于牙髓的外围,其胞突延伸至牙本质小管,成牙本质细胞是第一道防线。因此,成牙本质细胞具有与其他屏障细胞(如皮肤上皮细胞和肠黏膜细胞)相同的屏障功能。它的主要作用是在牙齿中沉积原发性、继发性和三

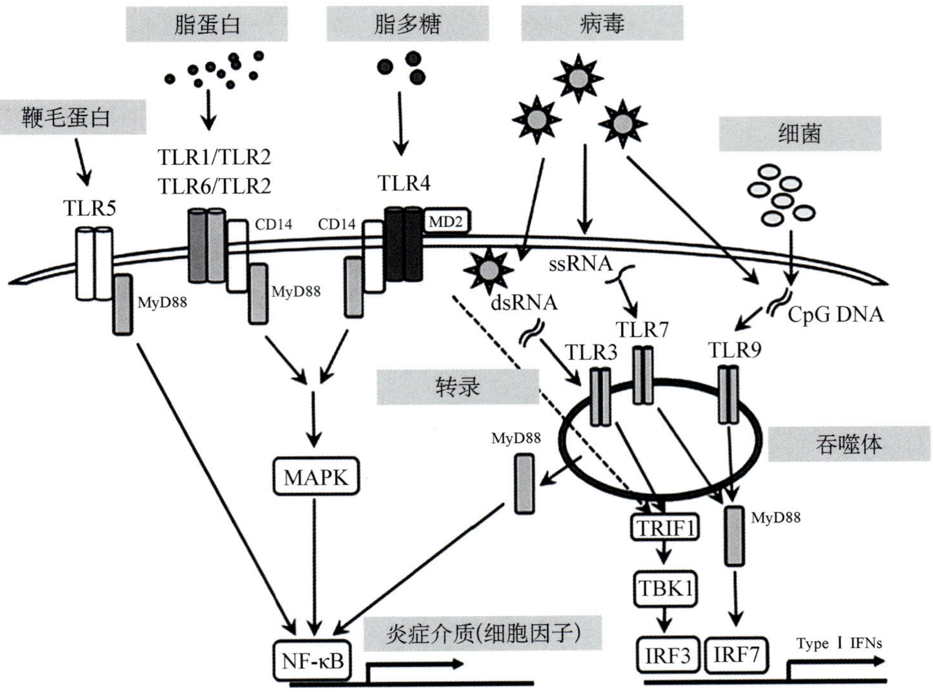

图 1-2　Toll 样受体识别模式图

期的牙本质。然而，它们也在牙髓的生理维护中发挥着关键作用，在受伤的情况下，它们有能力触发防御免疫反应，帮助病变愈合和修复（三期牙本质）。成牙本质细胞组成性地表达上述 Toll 样和 Nod 样受体，包括 TLR1～6 和 TLR9。受体结合后，成牙本质细胞会诉诸一系列防御机制。它们也通过嵌入牙本质基质的细胞分泌几种抗菌产物，其中包括阳离子宿主防御肽，如 β-防御素（BD）。这些物质破坏微生物膜的完整性，从而发挥广谱的抗菌活性。BD 由上皮细胞和免疫细胞表达，或组成性表达，或由微生物诱导表达。此外，宿主防御肽具有免疫调节活性，其中包括诱导免疫细胞中促炎细胞因子（TNFα、白细胞介素 1α/IL-1α、IL-6、IL-8、趋化因子配体 18/CCL18）的产生、化学吸引、促进树突状细胞成熟及巨噬细胞分化。人类 BD 1 和 2 在健康牙髓中通过成牙本质细胞表达已被证实。此外，BD2 刺激牙髓细胞导致 IL-6、IL-8 和胞质磷脂酶 a-2 上调，证实了 β-防御素在人牙髓中的免疫调节功能。BD3 通过结合细胞壁富含脂质的区域来破坏细胞壁的生物合成，在牙髓中通过加热和细菌脂多糖诱导产生。这种 β-防御素似乎对细菌的混合生物膜更有效。然而，防御素在体外的杀菌活性并不一定反映体内的功能活性，因为它需要高剂量，而它们的各种免疫调节作用在低浓度下就已经起作用了（图 1-3）。

除了成牙本质细胞外，牙髓树突状细胞，定位成牙本质细胞附近，但也在血管周围区域，在免疫监视和捕获外来抗原方面发挥重要作用。与牙本质内龋齿病变的进展相对应，树突状细胞在牙本质-牙髓界面积聚。成牙本质细胞和树突状细胞通过细胞因子和前列腺素的表达，以及炎症细胞（即 T 细胞、巨噬细胞、中性粒细胞和 B 细胞）的序贯吸引和 T 淋巴细胞 CD4/CD8 比值的增加，共同诱导牙髓反应。

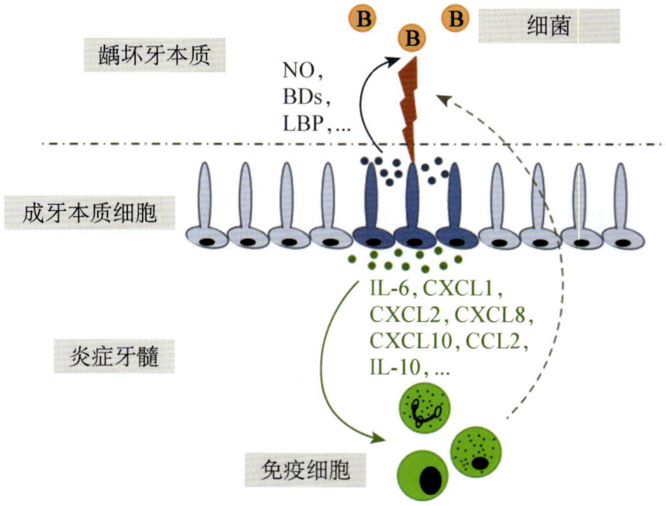

图 1-3 **成牙本质细胞功能模式图**

保护措施包括产生急性期蛋白 LBP(脂多糖结合蛋白),该蛋白可中和细菌细胞壁成分,并可通过抑制促炎细胞因子的产生来减弱免疫反应。受到细菌毒素的攻击,成牙本质细胞进一步产生血管内皮生长因子(VEGF),这是一种有效的血管通透性和血管生成的诱导剂。

3. *牙髓成纤维细胞的免疫能力* 虽然革兰阳性菌在初期和中度龋齿病变中占主导地位,但革兰阴性厌氧菌的比例在更深的病变中增加,并且牙髓的炎症细胞浸润变得明显。当微生物开始侵入牙髓时,可以观察到成牙本质细胞层的破坏,下方牙髓成纤维细胞被激活并参与宿主反应。与成牙本质细胞类似,它们通过表达几种 TLR(TLR 2～5)及 NOD1 和 NOD2 来感知病原体。为了响应 PAMP,它们产生促炎细胞因子和趋化因子,包括趋化因子(C-C 基序)配体 2(CCL2)、CCL5、CCL7、趋化因子(C-X-C 基序)配体 8(CXCL8)和 CXCL10。这些细胞因子由成牙本质细胞和后来的成纤维细胞表达,调节免疫细胞募集、外渗、细胞活化、分化并影响抗体产生。

最近,成纤维细胞在防御和再生过程中的作用越来越详细地被揭示。牙髓成纤维细胞作为一种非免疫细胞类型,可产生补体系统的所有成分。补体系统的这些小蛋白质大多在肝中合成,补体成分的局部生产可以增强炎症反应,但也指导愈合。此外,牙髓成纤维细胞能够产生补体成分以形成膜攻击复合物(MAC),这对龋齿细菌有效。通过补体介导的吞噬作用消除细菌需要补体 C3b 蛋白的调理,该蛋白被吞噬细胞 CR1 受体识别,随后进行细胞内破坏。牙髓成纤维细胞通过产生补体 C3b 蛋白介导这一过程。从另一个角度来看,细菌毒素的刺激使牙髓成纤维细胞能够通过补体系统激活和神经营养因子的产生来引导牙髓再生过程中的神经再生。这些发现强调了成纤维细胞在牙髓内炎症调节中的关键作用。

4. *炎症信号分子与免疫细胞的积累* 在病原体识别后,成牙本质细胞、免疫细胞和后来的牙髓成纤维细胞产生大量信号分子来协调免疫反应。最初,成牙本质细胞产生趋化因子,特别是 CCL2、CXCL1、CXCL2、CXCL8 和 CXCL10,以吸引树突状细胞和其他免疫细胞。牙髓内的各种细胞因子现在已经得到了很好的表征,包括 IL-1α、IL-1β、IL-4、IL-6、IL-8、IL-10 和肿瘤坏死因子 α(TNF-α),已知它们控制炎症反应的许多方面,取决于它们的水平和组成。在实验性诱导的大鼠牙髓炎中，脂多糖（LPS）刺激后仅 3 h，IL-6、IL-1β、TNF-α、CCL2、CXCL1、CXCL2，以及 MMP9 和诱导型一氧化氮合成酶（iNOS）基因表达显著上调，6 h 后白细胞局部明显增加。IL-6 是一种由成牙本质细胞和免疫细胞表达的细胞因子，在炎症牙髓中被强烈上调。在其他功能中，它在 T 细胞的分化中起关键作用，即辅助性 T 细胞 Th17 表型，促进 LBP 的分泌，增加血管通透性，从而导致水肿的形成。另一个重要的参与者，IL-10，通过减少促炎细胞因子，特别是 IL-6 和 CXCL8 的产生，起到抗炎作用，从而抑制免疫反应，限制组织损伤。它也抑制 Th1 和 Th2 免疫反应，但促进 Treg 的分化，部分是通过 IL-10 诱导的正调节环。在 TLR2 作用下，体外炎症牙髓和成牙本质细胞样细胞中的 IL-10 表达上调，这表明成牙本质细胞不仅能够启动牙髓对牙本质入侵细菌的反应，还能限制其强度。此外，细胞因子、神经肽和神经营养因子也由成牙本质细胞表达，这可能是由于它们与下皮层神经元网络密切相关，并且源于 CNC。

在牙髓炎症的背景下，一氧化氮（NO）具有多方面的功能，它是由 NO 合成酶合成的。这些酶通过将 l-精氨酸氧化为瓜氨酸来催化 NO 的产生。它们由神经元细胞（称为 nNOS）、真正的免疫细胞（iNOS）和内皮细胞（eNOS）产生。NO 的作用取决于其在细胞和亚细胞群中的浓度。虽然 NO 作用的复杂机制尚未阐明，但似乎低浓度的 NO 在几秒到几分钟内可以起到促进血管舒张、血管生成和组织稳态的作用；中等浓度的 NO 可能参与神经保护，而在数小时至数天内起作用的高浓度 NO 则会产生亚硝化应激并诱导细胞凋亡、坏死和组织损伤。NO 既是一种生物效应因子，也是一种细胞内信使，是一种多用途的内源性分子，调节牙髓内不同方面的生理和病理事件，包括细胞增殖、血管舒张、神经调节和成牙本质细胞分化。

5. 第三期牙本质的形成　牙髓防御和组织愈合的一个基本特征是形成三期牙本质，形成矿化屏障，将牙髓与损伤和细菌侵入部位分离。原发性牙本质和三期牙本质形成在许多方面都有相似之处，这两个过程都是由相似的生物活性分子序列发出信号并驱动的。三期牙本质要么是反应性的，要么是修复性的，这两者是相互区分的（图 1-4），因为它们来自两个不同的细胞群体，因此它们的发生和性质是不同的。反应性牙本质的形成是成牙本质细胞在轻度刺激

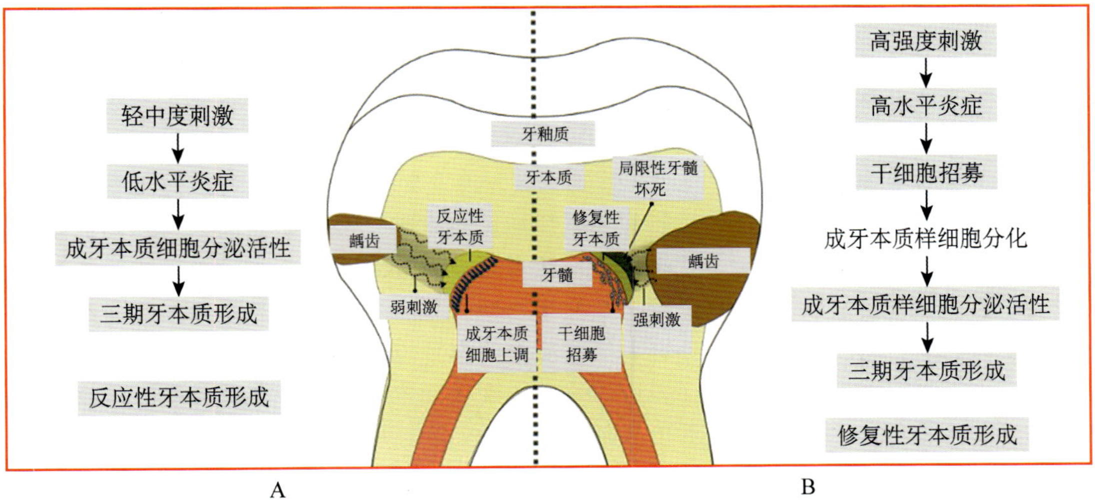

图 1-4　三期牙本质形成模式图

下局部分泌活性增加的结果。这主要归因于转化生长因子β1(TGF-β1)的存在,TGF-β1是成牙本质细胞分化和基质分泌的有效刺激物。在龋齿病变中,细菌产酸诱导的牙本质脱矿导致随后生物活性分子的增溶,特别是TGF-β1,它是牙本质基质中最丰富的非胶原蛋白。此外,可以观察到矿化前沿和成牙本质细胞突沿线磷酸钙晶体的向心沉积逐渐阻塞牙本质小管,导致硬化,从而降低牙本质的通透性。

反应性牙本质是由现有的成牙本质细胞暴露在轻微的外界刺激下产生的。分泌的管状牙本质与原发性和继发性牙本质有相似的特征。然而,如果刺激持续增加的程度严重,细菌的副产物可能会对成牙本质细胞造成不可逆的损害。血管周围区域富含牙髓干细胞,在出生后的稳态和修复中发挥作用。被激活的补体系统提供了C5a片段(由74个氨基酸组成),帮助增加牙髓细胞的招募,而C3a片段增加牙髓细胞的增殖并引导其迁移到感染部位。牙髓细胞经历了一系列复杂的细胞反应,包括分化成成牙本质细胞样细胞,分泌修复性牙本质,以阻止刺激到达牙髓。修复性牙本质缺乏组织结构,管状牙本质特征缺失,无定形的钙化物或钙化桥状粒,以防止细菌侵入牙髓间隙。龋病的发展是牙齿生物膜内的一种复杂的相互作用,其中,产酸和中和性细菌的净平衡影响龋病活性向脱矿、稳定或矿化转变。酸性细菌代谢物会导致牙本质脱矿,牙本质中的介质和生物分子释放到牙髓-牙本质复合体中。

相比之下,修复性牙本质形成是一个更复杂的生物过程。较强的刺激会导致成牙本质细胞死亡,但其他细胞会沉积矿物质,如牙髓成纤维细胞和从干细胞库中招募的细胞。修复性牙本质的特征是无管状的无定形结构。

6. *血管和神经网络* 在牙髓对微生物的炎症反应中,不仅细胞相互作用,而且复杂的神经血管也相互作用。受刺激后,感觉神经纤维不仅传递疼痛,还能通过分泌神经肽,特别是P物质(SP)、血管活性肠多肽(VIP)、降钙素(CT)、降钙素基因相关肽(CGRP)和神经肽Y(NPY),诱导神经源性炎症。这些化合物的释放导致血管舒张和血管通透性增加,进而导致免疫细胞的募集和活化。研究发现,龋齿中SP水平明显高于正常牙齿。神经肽还可能通过增加骨形态发生蛋白2(BMP-2)的表达进一步促进三期牙本质的形成,从而刺激成牙本质细胞的分泌活性。炎症过程和感觉神经纤维损伤触发神经元末梢分支在剩余的健康牙髓组织中萌发。有趣的是,这些新形成的分支可以通过增加神经肽的分泌来放大炎症反应。

在龋齿进展的初始阶段,牙髓内感觉传入神经纤维释放神经肽后,牙髓内压力升高,导致牙本质小管中上述保护性向外流动的液体增加。因此,与活力牙齿相比,非活力牙齿中入侵微生物的数量更高,这突出了牙髓内神经元和血管网络之间良好协调的相互作用。

7. *信号传导分子在牙本质基质中的作用* 在牙齿发育过程中,终分化成牙本质细胞开始产生牙本质。它们首先形成胶原基质,胶原基质随后钙化形成矿化的牙本质。此外,成牙本质细胞分泌各种信号分子,这些分子仍然嵌入在牙本质中,与蛋白聚糖和糖蛋白等细胞外基质成分结合,还与各种类型的胶原蛋白结合。这些生物活性化合物可被龋齿病变中的牙本质脱矿所激活,并有助于免疫反应。存在于牙本质基质中的信号传导分子包括矿化相关蛋白、生长和分化因子、细胞因子和神经营养因子及补体成分。在人牙本质中结合并在脱矿后释放的生长因子包括最丰富的TGF-β1,此外还有BMP-2、血小板衍生生长因子(PDGF)、胎盘生长因子(PIGF)和表皮生长因子(EGF),还有碱性成纤维细胞生长因子(bFGF)和VEGF等血管生成因子。这些分子作为促炎介质或抗炎介质在免疫应答中发挥作用;它们发挥趋化作用,招募细胞,促进血管生成,刺激祖细胞的增殖和分化,并影响矿化,即使在微小浓度下也是如此。越来越多的证据表明，牙本质基质蛋白在炎症反应中起着基础性作用，在深龋病变中变得更有决定性。

三、牙髓炎症与修复再生的关系

基础及临床研究证实炎症是牙髓组织的一种保护性反应，以确保清除有害刺激，促进受损组织的修复再生。接下来我们看看炎症和牙髓组织修复再生有何密切关系。

牙髓炎症、修复及再生的过程大概可以分为三个阶段。①早期的促炎阶段，先天免疫反应通过动员招募炎症细胞启动修复反应；②第二阶段，促炎反应开始消退，关键的炎症细胞如巨噬细胞向修复表型转化；③最后，炎症细胞在损伤部位消失或者凋亡，组织恢复稳态。在这个过程中，多种细胞在细胞因子的作用下发挥作用，神经免疫调节也在这个过程中发挥了重要作用。其中，巨噬细胞发挥了关键的作用。

巨噬细胞是一种具有高可塑性的免疫细胞，来源于单核细胞的分化。通常被分为 2 种功能表型，即 M1（促炎症）和 M2（抗炎和促修复）。M1 巨噬细胞通过激活炎症和免疫反应促进病原体的消除。M2 巨噬细胞通过产生抗炎细胞因子和生长因子（如血管内皮生长因子、血小板衍生生长因子和转化生长因子 β1）来抑制炎症，促进组织修复。健康牙髓中存在有巨噬细胞，研究发现，健康牙髓中 CD68 阳性细胞（驻留巨噬细胞）占牙髓细胞总数的 2.96%：其中，$CD68^+CD86^+$ 细胞（M1 型）占 2.11%；$CD68^+CD163^+$ 细胞（M2 型）占 44.99%。这也提示了正常牙髓中主要是抗炎和促修复型巨噬细胞占据主导。那我们会有疑问，对于不同龋坏和炎症程度的牙髓组织，对应牙髓的巨噬细胞分布及极化情况是怎样的呢？

对于无症状的深龋来说，龋损对应部位的牙髓以 M2 巨噬细胞为主，以抗炎和促进修复为主，M2 巨噬细胞从固有牙髓向成牙本质细胞层移动（先天免疫启动及神经调节），但很少检测到 M1 巨噬细胞。对于存在牙髓暴露和自发性疼痛的不可复性牙髓炎来说，大量 M1 巨噬细胞沿着脓肿腔壁生长，生理功能以促炎反应为主，吞噬消灭病原体及毒素。

从以上的研究发现，我们不难总结出巨噬细胞介导的炎症及修复过程：在健康牙髓和早期龋坏牙齿的牙髓中，以 M2 巨噬细胞为主；随着龋齿的进展，在细菌到达牙髓之前，细菌毒素通过牙本质小管到牙髓-牙本质界面，引发牙髓炎症反应，M2 巨噬细胞发挥了抗炎和促修复作用；表现为三期牙本质的形成。当细菌及毒素渗透到三期牙本质或进入牙髓后，感觉神经末梢和成牙本质细胞接受刺激，上调免疫反应，产生大量促炎因子；这个过程主要由成牙本质细胞来实现，通过 PRR 识别细菌及其产物，启动免疫反应，主要是促炎因子的释放，免疫细胞的招募。在炎症早期，中性粒细胞第一时间到达损伤部位（和驻留的巨噬细胞招募有关）消灭细菌及代谢产物。中性粒细胞招募单核细胞，然后迁移到损伤部位分化为巨噬细胞。巨噬细胞在促炎细胞因子 IFN-γ、TNF-α、CCL-2 等作用下，向 M1 极化（促炎表型），以促炎为主，吞噬病原体及毒素。如果不做干预，持续的促炎作用导致牙髓的慢性炎症，并逐渐发展成为牙髓坏死；如果人为干预，诱导 M1 巨噬细胞向抗炎巨噬细胞转化，开启组织修复。

以上都是从细胞水平探讨牙髓炎症和修复再生的关系，那从临床角度出发，牙髓组织的炎症水平和哪些因素有关呢？或者说我们可以通过哪些临床因素来评估牙髓组织的炎症呢？

第一个重要的临床因素是龋坏的深度，这个也是最直观的因素。龋坏深度和牙髓炎症程度之间究竟存在怎样的关系呢？20 世纪 60 年代一项经典的病理学研究发现，牙本质小管中渗透细菌与牙髓之间的距离，包括修复性牙本质的厚度，平均≥1.11 mm 的标本中，牙髓病理病变不明显。只有当细菌入侵到修复性牙本质时，牙髓发现了真正的炎症性改变。当细菌距离牙髓在 0.50 mm 内时，牙髓炎症程度增加，但直到修复性牙本质本身被侵犯，导致脓肿，形成大量肉芽组织，牙髓外观不健康。这项研究也提示了细菌入侵的深度和牙髓组织的炎症程度是高度相关的，而细菌入侵深度的临床外表就是龋坏的深度。研究发现，龋齿深度与细菌的渗透水平显著相关，深龋往往仅在原发性牙本质中存在细菌，而极深龋往往与牙髓中存在细菌有关。这里提到深龋和极深龋的概念，所谓深龋指的是龋坏进展超过 3/4 的牙本质厚度，影像学上有一个放射密集区将病变与牙髓分开。而极深龋指的是龋坏穿透整个牙本质厚度波及牙髓，影像学上没有放射密集区。

进一步的研究发现，龋齿深度与炎症浸润显著相关，即极深龋中 62%冠状和根状髓均有炎症浸润，而深龋则没有炎症浸润。正是这种炎症浸润的不同，提示我们在后续治疗方案的选择上要和术前的诊断和炎症评估相一致。之前我们提到，三期牙本质的形成是牙髓组织修复的一个重要体现，而龋齿深度和三期牙本质的形成量也是密切相关的，尤其是极深龋，伴有更多的三期牙本质形成(图 1-5)。三期牙本质表现为管状(反应性牙本质)和小管状(修复性牙本质)区域的混合物，与原发性牙本质界限清楚，呈层状外观。这也是微观炎症和修复的宏观体现。

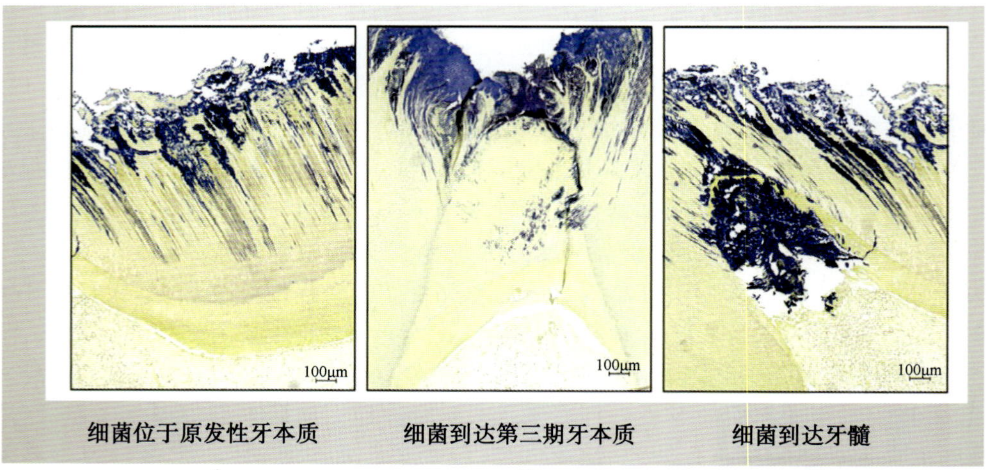

A　　B　　C

图 1-5　细菌在牙本质小管中进入不同深度

除了龋坏深度和牙髓炎症程度有直接的联系，另外一个重要的临床因素则是龋坏的活动度。接下来我们看看龋齿活动度和牙髓炎症程度的关系。临床上根据病变进展速度和龋坏的特征(色形质)将龋齿病变活动度分为静止或者缓慢进展型和进展型两类。缓慢进展的龋齿的迹象是表面纹理变黄和干燥。脱矿牙本质最深的区域反映了龋病最古老的部分。而进展型龋齿脱矿变色的牙本质呈淡黄色/黄色外观，表面纹理呈湿润/潮湿外观。

由于牙本质的颜色、黏稠度和表面环境(如湿或干)实际上可能反映了龋坏牙本质中生物活性分子的不同梯度，因此，更能说明牙髓炎症程度和再生能力。迅速扩散的病灶不仅具有不同的色质，而且具有不同的微生物群。在缓慢进展的病变中，矿物沉积可以阻止入侵的细菌，限制组织损伤。这也是活动度和炎症程度的直接关系。

以上有关龋坏深度和活动度与牙髓炎症程度关系的探讨，基于的是临床的宏观角度。事实上，基于临床的微观角度，我们可以通过生物标志物水平评估牙髓炎症程度。牙髓炎主要是由口腔共生微生物在牙髓组织的机会性感染引起的。根据炎症的状态，目前提倡不同的治疗方案。可预测的牙髓保存治疗依赖于准确地确定牙髓的炎症状态，从而允许修复发生。

缺乏可靠的方法来评估炎症水平如何准确确定牙髓状态是临床实践中牙髓保存疗法应用的主要限制。这种方法发展的挑战之一是缺乏参考标准，如组织学，只有在拔牙或拔牙后才可用。然而，与单纯的主观症状和体征相比，使用生物标志物加临床标准（体征和症状）可提供客观的诊断数据。分析表明，某些关键的炎症介质，如 IL-6 和 IL-8，可以作为生物标记来区分健康的牙髓和那些有症状的不可复性牙髓炎。

生物标志物是一种能被客观测量和评估的，作为正常的生物学和致病过程或治疗干预的药理学反应的指标。生物标志物分为全身标志物和局部标志物两大类。外周血分析检测到的生物标志物可用于监测一般健康。全身生物标志物包括诊断标志物、预后标志物和预测标志物。诊断性生物标志物大多基于蛋白质或基因表达的检测或定量。突出的应用例子是心脏标志物，如心脏肌钙蛋白 T，以及全身炎症标志物，如 C 反应蛋白。预后和预测标志物主要是基于基因的。它们分别描述了一种疾病的自然史或对治疗的反应，主要用于癌症研究。

口腔医学中的生物标志物研究也一直专注于作为诊断标志物的候选单分子的研究。最著名的预后生物标志物是白细胞介素-1 基因型，它与严重的牙周病有关。此外，一些研究还关注了根管感染对全身炎症标志物水平的影响。然而，在口腔医学中，宿主和微生物因素的组合可以更准确地作为疾病的诊断特征，即生物特征。另一方面，在牙髓诊断的研究背景下，方法可能是不同的。全身生物标志物存在真正的方法论问题，因为存在很多混杂因素，如一般健康状况可能会影响结果。这也是为什么局部标志物在口腔医学应用越来越广泛和重要。在牙髓炎研究中，寻找局部升高或存在的分子可能更有意义。此外，如在活髓保存治疗中，牙髓炎的情况下，可以直接从受影响的区域或伤口表面获得生物信息。这些类型的生物标志物，在感兴趣的地点产生，被称为本地生物标志物。根据临床问题的不同，这些生物标志物可以在非侵入性或术中收集，同样，它们可以具有诊断性、预后性或预测性，这取决于所处理的临床问题。

可用于牙髓生物标志物研究的样本来源很广泛，具体来说有如下几种：牙本质小管中的液体、牙髓止血后的液体、牙髓血、龈沟液、根尖周液等。研究发现，几种宿主反应在牙髓炎中的作用已被充分记录，即细胞因子、蛋白酶、炎症介质、生长因子、抗菌肽和其他有助于牙髓防御机制；这些因子可以作为指示牙髓炎症状态的生物标志物。最近的综述认为，与正常牙髓对照组相比，不可复性牙髓炎与各种生物标志物的不同表达有关。这些生物标志物不仅在牙髓组织中有显著表达，而且在无创收集的牙龈沟液中也有显著表达，在不切除整个牙髓组织的牙本质液中也有显著表达。这些数据可用于准确区分病变和健康的牙髓组织。牙髓生物标志物的相互作用和它们的潜在用途，能更准确设计牙髓炎的诊断工具。

miRNA 是一种小的 ncRNA，miRNA 首先被转录为较长的初步转录本，并转移到细胞质中，由核糖核酸内切酶处理成长度为 18～24 bp 的 miRNA。miRNA 能够与多个靶基因 mRNA 相结合，启动 mRNA 的降解或抑制其转录，从而在转录后水平负调控靶基因的表达。由于 miRNA 具有许多特殊的性能，所以目前有大量临床前研究试图通过基于 miRNA 的实验，来制订针对疾病的更好的诊断、预后和治疗方案。

越来越多的研究表明，miRNA 在牙髓组织中调节免疫和炎症反应方面发挥着重要作用。研究者将人炎症牙髓组织和正常牙髓组织对比后发现了 36 种差异表达的 miRNA，其中有 3 种，即 miR-1503p、miR-584 和 miR-766 表达显著上调，而有 33 种 miRNA 表达下调，这表明 miRNA 可能在牙髓炎发病机制中发挥作用。miR-152 是表达下调的 miRNA 中的一种，有研究发现，miR-152 能够抑制 Toll 样受体引发的树突状细胞的先天反应和抗原表达，并减少白介素(interleukin，IL)-12、IL-6、肿瘤坏死因子-α 和干扰素-β 等细胞因子的产生。除此之外，在牙髓炎症组织中，有数个 miR-181 家族成员表达水平远低于正常牙髓组织。研究同时还发现，miR-181a 不仅能够有效调控 IL-6 的表达，还对裸鼠肿瘤生长有明显抑制作用。研究发现，miR-181b 能够很好地调节基质趋化因子配体 8 的产生。同时，下调 miR-181b 能够显著增加 IL-2 的表达。研究发现，miR-181d 能够调控基质金属蛋白酶 9 的表达，从而抑制炎症的发展。实际上，一些学者基于 miRNA，已经开发出针对一些疾病的治疗策略，并正在进行治疗临床前和临床试验。

炎症牙髓细胞中各种 miRNA 的生物发生和表达各不相同。虽然 miRNA 在牙髓炎症中的研究还处于起步阶段，但从目前的文献可以看出，牙髓炎的发生和发展与各种类型的 miRNA 密切相关。由于其高稳定性和容易获取，细胞外 miRNA 可能作为潜在的非侵入性生物标志物，具有诊断、预后和治疗意义。然而，miRNA 在牙髓修复中的治疗作用还有待进一步研究证实。

目前，生物标志物在临床的应用还没有实现，这里我们从三个方面谈谈牙髓炎症相关生物标志物的研究方向。首先是寻找理想的生物标志物，这种生物标志物能精准客观地反映牙髓的炎症程度，目前研究方向主要集中在与中性粒细胞相关的标志物和仅存在于患病区域的分子这两个方面。比如最新的一项 RCT 研究发现，中性粒细胞相关的 MMP-9(金属基质蛋白酶-9)水平和活髓切断术疗效密切相关。提示低水平的 MMP-9 水平和术后较高的治疗成功率有关。其次是生物标志物检测技术的发展，如横向流动免疫分析、结合根尖进行快速荧光测试、利用微流体学和电子工程的原理分析样本。提出了生物传感器的概念。最后是针对生物标志物水平的数据如何进行展示与分析，比如样本内的生物标志物水平应归一化；可以采用高通量分析(蛋白质组学、宏基因组学等)和人工智能相结合的方法；同时，对于生物标志物水平的比较不是简单地就检测值进行统计学分析而是确定截断值或者范围、构建 ROC 曲线等。当然这还需要更多的基础和临床研究来推动。

四、牙髓-牙本质复合体再生的生理学基础

许多因素限制了牙髓组织再生的可能性。由于牙髓腔的解剖特征，牙髓的侧支循环血供少，这导致了控制感染的免疫系统功能的破坏。成牙本质细胞可以在适当的条件下形成三期牙本质，但与原发性和继发性牙本质相比，它是一种矿化不良的基质组织。细菌的代谢产物和(或)实际的细菌可以被新牙本质阻挡，以维持牙髓的活力。具有管状结构的牙本质通过成牙本质过程与牙髓组织有很强的关系。然而，造成牙齿损伤的因素，如创伤、窝洞预备或严重龋齿病变，抑制了成牙本质细胞，可能造成不可逆的感染(牙髓炎)或牙髓坏死。常规的根管治疗通常是在这种情况下进行的，尽管有不错的治疗效果，但因为牙本质缺失导致牙齿的存活率降低。

龋齿和创伤会在牙髓中引发细胞和分子反应，在组织和细胞水平上表现为炎症和(或)再生事件。像身体中其他组织一样，在牙髓炎症和组织再生过程中，在最初阶段，防御反应增加。值得注意的是，牙髓切除本身并不会导致牙髓或牙本质的再生。只有活髓才能促进牙本质的再生。人们已经开始努力实现牙髓组织的再生。牙髓和牙本质的再生已经利用现代组织工程的概念和牙齿干细胞的发现发展起来。牙髓组织的再生应具有适当的性能，如能够构建牙本质以修复缺失的结构。研究人员已经证明，牙髓细胞可以分化成成牙本质细胞样细胞，并在体外产生牙本质样矿物结构。Gronthos 等证明了牙髓细胞在体内生成牙本质，并观察到在免疫低下小鼠中异位形成的人类牙髓-牙本质复合体碎片。这一发现是进一步研究牙髓-牙本质干细胞再生在临床应用的开始。

组织再生有三个重要因素，即细胞、生长因子和支架。诱导毛细血管网络和封闭空间形成合适的环境对成功再生也有重要意义。牙髓切断后诱导的牙髓干细胞(或牙髓祖细胞)有可能再生牙髓-牙本质复合体；这些干细胞能够分化成成牙本质细胞，从残留的根髓组织中产生新的牙本质和毛细血管。此外，临床常规使用的黏接材料临时封闭可以为组织再生创造一个安全的封闭空间。适当选择所需的生长因子、生长因子的传递系统，以及从残髓中诱导干细胞和血管的支架对建立局部牙髓-牙本质复合体的再生至关重要。

组织工程旨在实现组织结构和生理功能的恢复，以修复和再生因先天性异常、癌症、传染病或创伤而受损或受损的组织。如图 1-6 所示，组织工程通常需要三个重要元素，即祖细胞/干细胞和信号、分子形态发生与细胞外基质成分的支架。

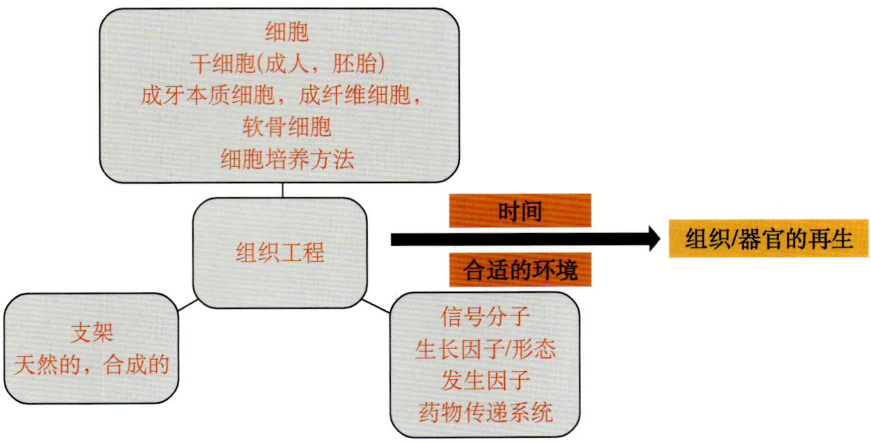

图 1-6 组织工程学的三要素图

理想支架的标准包括化学稳定性、物理特性、与周围组织的细胞相容性匹配、黏附功能、细胞增殖、受控降解和机械强度。根据所进行的研究，不同种类的生物材料支架被开发为细胞外基质(ECM)类似物，具有保护细胞附着的能力，最终创造出新的工程组织或器官。牙组织工程中的支架材料包括天然聚合物，如胶原蛋白、蛋白、壳聚糖、海藻酸、透明质酸及其衍生物。这些支架材料具有良好的生物相容性、生物活性和细胞生长分化的组织结构，首次应用于口腔组织的修复和再生。

干细胞是具有自新生和多系分化能力的克隆源细胞，负责损伤后的正常组织更新、愈合和再生。研究发现，干细胞能够产生几种不同的细胞类型(即多能)，而其他的范围则较为有限。在胚胎发育的早期阶段，囊胚内细胞团中可以观察到最多能的细胞。多能细胞可以分化成成人体内200多种细胞类型。尽管全能细胞具有潜在的应用价值，但人类胚胎的使用仍引起了一场激烈的伦理讨论。在胚胎发育后形成的每一个组织中都发现了成体干细胞，可以用于与胚胎干细胞相同的目的。除了医学，干细胞在口腔的实际应用也处于研究的萌芽阶段，例如，人类牙髓干细胞(hDPSC)、人类脱落乳牙干细胞(SHED)、低温保存牙周韧带干细胞(PDLSC)、根尖牙乳头干细胞(SCAP)和口腔黏膜祖细胞正在研究中。口腔组织中可以发现干细胞或间充质祖细胞；研究表明，在口腔治疗后的环境条件适宜时，牙髓和牙周组织能够通过自然过程再生。

1. *人类牙髓干细胞(hDPSC)*　研究表明，修复性牙本质对牙髓损伤起着保护作用；然而，牙髓-牙本质复合体的精确再生能力尚不清楚。因此，有可能牙髓中存在牙本质原始祖细胞，并负责牙本质修复，从而导致从人类第三磨牙中分离出人牙髓干细胞(DPSC)。在定量研究中，Gronthos等根据再生能力证明了一些血管周围标志物，如STROL、VCAM-1、MUC18和平滑肌肌动蛋白的表达，从而被确认了牙髓干细胞，表明DPSC是一种异质性的间充质干细胞(MSC)群体。可能在牙髓的血管周围。成牙本质细胞/牙髓细胞的人类起源是通过在牙本质样结构中表达牙本质涎磷蛋白(DSPP)得到证实的。hDPSC的特点是具有在体内自我更新的能力，发展成不同的表型，像其他干细胞群体，如BMSSC(骨髓骨骼干细胞)，有不同的细胞亚群具有不同的增殖率和发展潜力，类似于BMSSC，并且属于一个新的出生后体细胞干细胞群体。基于上述特性，hDPSC可作为成体干细胞体外分化和体内组织再生的研究模型。

2. *人类脱落的乳牙干细胞(SHED)*　是一种间充质细胞，起源于神经嵴，存在于脱落的乳牙牙髓组织中。这些细胞具有很高的生长潜力，可以分化成成骨细胞、脂肪细胞和神经元细胞。它们的分离是基于其高增殖能力和间充质表面标志物。由于其分化能力，它们已被用于牙齿重建和牙本质、骨骼、肌肉、软骨、角膜、毛发和神经组织治疗的再生。Miura等研究了脱落切牙的SHED，这已被确定为一种新的产后干细胞群体，能够分化为神经细胞、牙源性细胞和脂肪细胞。在他们的研究中，SHED表达了不同的成骨细胞/牙本质母细胞标志物，如碱性磷酸酶(ALP)、基质细胞外磷酸糖蛋白(MEPE)、骨涎蛋白(BSP)和人类牙本质涎磷蛋白(DSPP)。接下来，以羟基磷灰石/磷酸三钙(HA/TCP)为载体，将SHED分化为成牙本质细胞样细胞，构建新的牙本质样结构。他们得出结论，SHED与人牙髓干细胞的差异是由于牙源性分化和成骨诱导。这些细胞能够诱导周围的受体组织生成骨，而种子SHED细胞不进行直接成骨。SHED的特性包括在体内分化为成牙本质细胞的能力，具有广泛增殖和多潜能分化能力的产后干细胞，发展为其他细胞系的能力，如神经细胞和脂肪细胞，在恒牙萌出期间诱导骨形成，SHED是修复受损牙齿结构、诱导骨再生和治疗神经组织损伤或退行性疾病的理想资源。

3. *牙周韧带干细胞(PDLSC)*　人类PDLSC是一种独特的间充质干细胞(MSC)，在体内具有产生牙周韧带样和牙骨质结构的能力。健康、有功能的牙周韧带的主要细胞是分化细胞及其祖细胞；分化细胞与韧带和牙骨质的纤维结缔组织及牙槽骨结缔组织的合成和吸收有关。牙周韧带细胞由合成细胞(形成细胞，如成骨细胞、成纤维细胞、成牙骨质细胞)、吸收细胞(如破骨细胞、成纤维细胞、破牙骨质细胞)和祖细胞(任何具有分化能力的分裂细胞的通称)组成。

合成细胞和吸收细胞的祖细胞分别来自牙周韧带和造血干细胞。牙周韧带中有马拉色上皮细胞、结缔组织细胞、肥大细胞和巨噬细胞。20 世纪 60 年代，McCulloch 和 Till 在小鼠骨髓中发现了自我更新的细胞，并试图检测这些干细胞的潜力。研究人员以牙周韧带细胞的高胶原转换率为基础进行了研究，以评估这些细胞是否可以成为干细胞的主要来源。Melcher 认为干细胞可能存在于牙周组织中。根据这个结果，牙周韧带细胞在新陈代谢中是活跃的，所以从大鼠磨牙中分离出来的细胞转化胶原蛋白的速度比牙龈固有层的成纤维细胞快 5 倍，比皮肤成纤维细胞快 15 倍。其中一些甚至永久地参与有丝分裂。

4. 根尖牙乳头干细胞(SCAP)　在早期未拔除的智齿中分离出了一种独特的齿科干细胞群，这表明该干细胞有可能为将来的自体使用储存起来。然而，这些高质量的齿科干细胞在冻融中的存活率需要研究。干细胞的另一个来源是异体细胞，用于治疗被拔掉智齿的老年人。这种来源更便宜，但可能有免疫排斥问题。SCAP 细胞的特性包括在体外形成牙源性分化的能力，类似于 DPSC 和 SHED，以及在体外诱导后进行成脂分化的能力。总的来说，SCAP 起源于一个发育中的组织，代表了一群早期的干细胞/祖细胞，这可能是组织再生的一个优越的细胞来源(见图 1-7)。

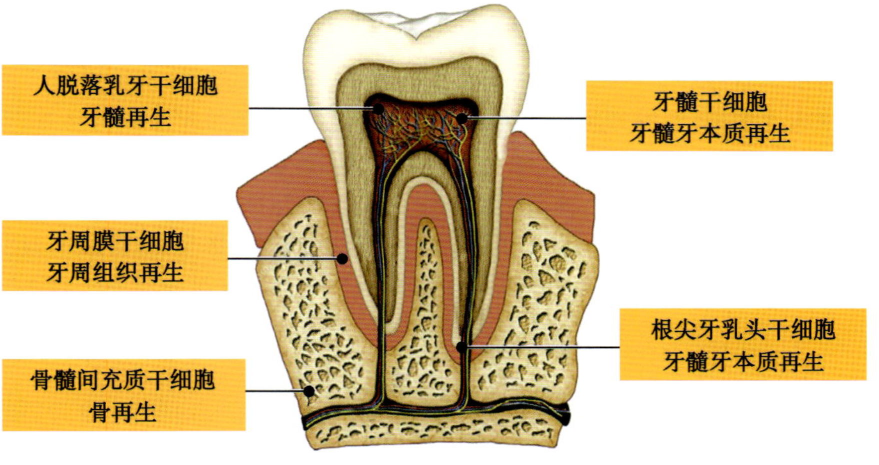

图 1-7　牙髓-牙本质复合体再生来源干细胞

5. 牙髓再生中的形态发生因子　形态发生信号分子是一组与特定细胞膜受体结合的蛋白质，并随后诱导一系列参与新组织生成的过程。生长因子相关过程控制干细胞的活动。例如，调节增殖速率，诱导分化为另一种细胞类型，或刺激细胞合成矿化矩阵。这些分子在形成和修复牙本质和牙髓方面的重要性已被证实，如直接盖髓后在牙髓暴露部位形成矿化屏障。牙本质基质被认为是一种能够在动员后刺激组织反应的生长因子资源，以及可以根据需要招募的生物活性形态发生信号。事实上，这显示了一个真实的变化模式，因为它将牙本质提升到提供和指导再生过程和组织修复的形态源的地位，而不是简单的惰性和被动组织。牙本质来源的蛋白质足以使成牙本质细胞分化。被次氯酸钠破坏的牙本质衍生蛋白没有诱导电位。这证实了牙本质来源的形态发生信号在成牙本质分化中的重要意义。因此，在再生根管治疗中，次氯酸钠可能不是一种合适的根管冲洗方案。根据观察，骨形态发生蛋白Ⅱ是牙本质诱导牙髓干细胞成牙本质分化的关键介质。转化生长因子β1(TGF-β1)是一种重要的牙本质衍生形态发生信号，可在正常牙本质中发现，并由致龋细菌的酸性活性释放或在正常牙本质上应用EDTA。使用含有氢氧化钙、矿物三氧化骨料、硅酸盐三钙基水泥或自蚀刻牙胶黏剂的材料也可以释放 TGF-β1。由于分子的复杂性和多重影响，TGF-β1 在牙髓生物学和再生方面的结果尚不清楚。髓内常驻细胞（如神经细胞、成纤维细胞和内皮细胞）、循环细胞（如循环祖细胞和炎症细胞），以及除牙本质外的牙髓细胞外基质本身都是形态发生信号的来源，这是维持牙髓内环境稳定和促进牙髓再生所必需的。

牙髓组织的修复或再生为牙齿保存的未来发展指明了方向。然而，尽管组织工程在再生牙髓治疗方面取得了显著的进步，但仍有许多挑战，尤其是神经和血管再生方面。牙髓内丰富的感觉神经和交感神经与血管成分一起经根尖孔进入牙髓，然后进入冠状区，在成牙本质细胞附近形成神经丛，最终汇入牙本质小管；所有这些都导致了牙髓内稳态的建立。感觉神经诱导免疫细胞和炎症细胞侵袭牙髓受损部位。由于血流受损和免疫细胞外渗，感觉神经去支配导致暴露牙髓迅速坏死。然而，冠状牙本质的恢复可以通过神经移植实现。施万细胞通过释放神经营养生长因子，在神经再生过程中利用感觉神经和交感神经。血管新生通过免疫细胞外渗和炎症调节，减轻原发性损伤，保护牙髓组织，增强依赖于牙髓神经纤维的牙髓防御机制。如前所述，影响修复/再生牙本质形成的因素之一是影响神经发生的 BMP 家族，这反过来导致了该家族在再生牙髓治疗的使用；牙本质的形成可能是同时产生神经再生的有效途径。

此外，牙髓中的营养和氧气供应或代谢废物的清除必须通过血管系统进行。该系统及其细胞成分，包括内皮细胞、管周细胞和相关细胞，与神经一起参与维持牙髓内稳态，表明血管系统在牙髓-牙本质复合体再生中的重要性。髓腔内的小动脉通过根尖孔与神经供应及其分支构成成牙本质层下的毛细血管丛。血管活动和血流是通过发育和再生而增加的。血管对各种刺激的反应有一个共同的途径，如化学、物理、机械和热刺激和局部炎症，伴随的血管扩张和血流量增加。最初的血管反应是白细胞渗漏和血管通透性增加。牙髓血管系统可调控牙本质的炎症和修复再生。神经和血管元素及参与牙髓内稳态的相互作用，可能是由于神经元素和牙髓血管供应之间的密切关系。

事实上，血管系统在组织修复和再生中的主要作用是显而易见的，因此血管内皮生长因子（VEGF）是血管生成的调节因子，增加血管通透性，诱导人牙髓细胞的趋化、增殖和分化。该因子出现在人类牙本质基质中，增加了牙髓中内皮祖细胞与成牙本质细胞和神经细胞的祖细胞一起存在的可能性。因此，可以推测，VEGF 和血管内皮细胞是牙本质再生的必要条件。在再生过程中局部刺激血管形成可以通过基因疗法刺激血管生长。研究表明，BMP 家族成员 BMP7 和 GDF11 基因治疗可成功诱导牙本质牙髓再生。

因此，血管生物学、VEGF、基因移植和基因治疗方法在牙科学尤其是牙髓学领域具有潜在的临床应用价值。在牙科方面肯定会有大有前途的发展。在组织工程的帮助下，通过材料科学、分子和细胞生物学、遗传学的新发现，骨骼和软组织的再生替代品，牙周病的控制，以及牙釉质、牙本质和牙髓再生的修复过程。这些方法的成本无疑是在不同阶段应该关注的最重要的问题之一，如治疗、临床医师和学生的教育、建立牙齿干细胞获取和储存设施，以及以可负担的价格生产支架。迄今为止，研究主要集中在牙科组织再生的生物过程上，以更好地了解疾病和修复过程。最近在牙髓干细胞和牙齿内分子信号分子领域的发现在未来的临床实践中，令人兴奋的机会和新的治疗方法可以为患者带来好处。建议在再生牙髓学领域开展消毒、牙髓组织再生、牙本质类牙髓组织部分再生等方面的研究，以保持根髓的活力。

牙本质-牙髓复合体的修复和再生过程涉及牙髓细胞的迁移、增殖和分化。了解这些生物活性分子在涉及牙本质形成、成牙本质分化和炎症反应的信号转导通路中的多步骤过程，使得近年来这一领域的研究取得了相当大的进展。几项体外和体内研究表明，生物活性分子可作用于多种细胞类型，特别是成牙本质细胞和成牙本质细胞样细胞，但它们以活性形式的充分释放仍未完全了解。

五、炎症在牙髓损伤和修复中的作用

炎症是一种适应性反应，由有害刺激和条件触发，如感染和组织损伤。在了解细胞和分子事件方面已经取得了相当大的进展，这些事件涉及急性炎症反应的感染。此外，导致局部慢性炎症的事件，特别是慢性感染和自身免疫性疾病，已部分了解。然而，关于系统性慢性炎症的原因和机制，我们所知甚少。慢性炎症发生在多种疾病中，包括 2 型糖尿病和心血管疾病。这些慢性炎症状态似乎不是由炎症的典型诱因——感染和损伤引起的。相反，它们似乎与组织功能失调有关，也就是说，与几种生理系统中的一种体内平衡失衡有关，而这些生理系统在功能上与宿主防御或组织修复没有直接联系。一般认为，控制炎症反应是有益的（如提供抵抗感染的保护），但如果调节失调（如引起败血性休克），则可能是有害的。因此，病理炎症状态被认为具有生理上的对应状态。然而，尽管感染诱导炎症的生理原理是明确的，但许多其他类型的炎症反应仅在病理环境下才为人所知，而对它们的生理对应反应还没有明确的认识。目前甚至还不清楚是否有任何生理对应的炎症条件，如痛风和肥胖。无论是否存在与所有炎症条件相对应的生理机制，当前对炎症过程的理解中缺失了一个重要的谜题。炎症作为感染或损伤的反应的标准观点可能需要扩展，以解释由其他类型的不利条件诱导的炎症过程。

健康的牙髓是牙齿在整个生命周期中保持功能所必需的。考虑到它对牙齿的价值，牙髓的再生是一个最终的目标。虽然牙髓炎症标志着最终坏死的开始，但它也是新生血管形成、干细胞动员和修复性牙本质沉积等再生事件的先决条件。在牙髓组织炎症和修复再生过程中，巨噬细胞群在可逆或不可逆牙髓炎中由促再生向抗炎转变过程中发挥了重要作用，同时牙髓神经支配和局部来源的神经肽在这一过程中的作用也不容忽视。在此基础上，目前应用于牙髓再生的治疗方法主要有活髓保存术和血运重建术，而牙髓再生的研究方法主要集中在细胞移植和细胞归巢。聚焦于细胞归巢在炎症调节中的作用，一些潜在的策略被强调来控制牙髓再生的炎症过程，主要是通过巨噬细胞诱导逆转炎症。尤其是盖髓材料的研究，它们可以促进巨噬细胞极化和补体系统激活。最后，当前面临的挑战牙髓的再生提出，同时强调了促进抗炎环境有利于再生过程的重要性。

在牙髓组织中，内稳态被几种病理破坏，如入侵的细菌或者代谢产物细菌毒素、热或电损伤（电流）。随着龋齿的进展，在细菌到达牙髓之前，细菌毒素扩散到牙本质小管到牙髓-牙本质界面，引发潜在的牙髓炎症和免疫事件。此时，抗原呈递的树突状细胞面对入侵有策略地迁移到成牙本质细胞层，然后聚集 T 淋巴细胞、巨噬细胞、中性粒细胞和 B 淋巴细胞。可复性牙髓炎发生时细菌入侵和毒素浓度有限，炎症程度轻微。事实上，牙本质-牙髓复合体会以剂量效应的方式对损伤做出反应，低水平的损伤可逆转以促进再生，而强烈的免疫反应则会不可逆地引起组织坏死。对于快速、严重或长期（慢性）的损伤，成牙本质细胞分泌反应性牙本质的速度太慢，进而产生毒素的积累和牙髓和侵袭，不可逆的牙髓炎开始，随之而来的是坏死、根管感染和根尖周疾病。

在组织坏死之前，前列腺素介导的疼痛冲动在临床上表现为一种牙髓反应，它通过感觉神经末梢和交感神经末梢传递，通过针对位于不同牙髓结构的膜结合受体的神经肽分泌，也在调节牙髓炎症过程中发挥作用。神经肽，如P物质，刺激牙髓成纤维细胞产生促炎细胞因子；而CGRP与免疫抑制和BMP-2表达增加有关，促进牙髓内牙本质形成。事实上，有报道称CGRP可以促进牙髓切除后的骨齿桥。牙神经功能分子的膜结合受体在成牙本质细胞、成纤维细胞、炎症细胞和毛细血管内皮细胞上表达，表明这些结构与神经末梢之间存在双向交叉对话。除了支持牙本质敏感度的成牙本质受体理论，牙髓神经末梢和其他牙髓结构之间如此密切的解剖和功能相互作用强烈表明，它们在包括炎症和再生在内的所有牙髓事件中相互纠缠的功能关系。在炎症过程中，单核细胞被中性粒细胞招募，然后迁移到损伤部位分化为巨噬细胞。一旦招募和分化，巨噬细胞通常达到M1极化，这是一种由招募IFN-γ等促炎细胞因子触发的促炎表型。48h左右M1巨噬细胞达到最大数量。IL-10和IL-4的合成将转移到M2免疫调节和抗炎表型。随着可逆性牙髓炎的发生和发展，经典活化的M1巨噬细胞介导细菌的吞噬、死亡细胞的清除和ECM降解产物的初始暴露。一旦极化到M2表型，巨噬细胞释放抗炎细胞因子，信号组织重塑和修复；随着刺激的加剧，促炎事件的中断发生，中性粒细胞和巨噬细胞浸润、极化或转变停止。因此，重构或再生过程的中断，在牙髓损伤的情况下，表现为活化的骨/牙本质破骨细胞生成，改善血管内皮通透性，伴随骨和根吸收。

六、生物陶瓷材料在牙髓-牙本质复合体再生治疗中的应用

在生物医学治疗领域，组织工程的概念指的是旨在设计新的组织来替代那些受损的组织的程序和生物材料的发展，遵循细胞和分子生物学的原理，以寻找“生物学问题的生物学解决方案”为前提。

2007年，美国牙髓病协会（American Association of Endodontists）采用了“再生牙髓病学”（regenerative endodontics）一词，指的是将组织工程应用于根管健康恢复的概念，以促进根和周围组织的持续发展。

由于其生物相容性和优良的物理化学性质，所谓的生物陶瓷材料的引入意味着这一牙髓治疗新范式的巨大进步。牙科用生物陶瓷材料分为生物惰性、生物活性和生物可降解类，是一种具有特定功能的陶瓷材料；它们可以作为根管封闭剂、骨水泥、根管修复或填充材料。生物陶瓷材料应用于活髓保存治疗，可用于外伤、龋齿或其他机械原因导致的牙髓暴露，作为直接盖髓。

生物相容性和生物活性等特性在牙科应用生物陶瓷材料中被期望用于活髓保存治疗。第一种是指“作为支持适当细胞活动的底物的能力，包括促进分子和机械信号系统，以优化组织再生，而不会在最终的宿主中引起任何不良的局部或全身反应”。而生物活性则更进一步，仅仅是那些能够通过仿生方法从宿主诱导期望的组织反应的材料。该术语因其应用领域的不同而不同，它与组织工程领域中生物活性离子和生物材料释放的物质诱导的细胞效应有关，但在生物材料科学领域被称为生物材料在体内和体外均能在其表面形成羟基磷灰石矿物的能力。

许多研究已经测试了多种生物陶瓷材料对牙科干细胞的细胞毒性和生物相容性。众所周知的Pro-Root MTA已被证明能增加成骨细胞、成纤维细胞、成牙骨质细胞、成牙本质细胞和牙髓细胞分化。像Biodentine和TheraCal LC作为生物陶瓷材料的一种，由硅酸盐三钙组成，它们用于活髓保存治疗，作为牙髓血管重建程序中的血凝块保护器，其一致性突出。

考虑到生物陶瓷材料的这些特性，分析具有间充质干细胞（MSC）特性的人牙髓干细胞（hDPSC）与 hDPSC 之间的相互作用似乎很方便，hDPSC 具有 MSC 的自动更新能力和多血统分化潜能；它们的联合应用将意味着再生牙髓学领域的发展。

利用逆转录聚合酶链反应（RT-PCR）对成骨、牙髓和血管生成标志物进行定量，是目前评估生物陶瓷材料对 DPSC 生物活性的常用方法。然后用碱性磷酸酶（ALP）酶活性测定和茜素红染色（ARS）评价矿化潜力。

目前，临床上常用的是硅钙类的生物活性材料如 MTA 和 iRoot。它们具有强碱性、良好的封闭性、生物相容性、抗菌性和生物活性，可以促进软硬组织再生，诱导羟基磷灰石生成。今天，我们更关注的是材料和牙髓炎症的关系。首先从文献来看一下牙髓对材料本身会有什么反应。使用狗的牙齿作为动物模型，分别用氢氧化钙、MTA、Biodentine 来盖髓。Biodentine 是 MTA 的改良版，也是硅钙类生物材料的一种。2 周后切片染色，可以看到氢氧化钙组有大量的炎症细胞浸润，而 MTA 组中血管扩展，有少量的炎症细胞，Biodentine 组则未见到炎症细胞。学者对所有的样本都进行了炎症程度的评分。评分标准从炎症细胞类型、强度和范围来打分，分值 1～4。可以看到氢氧化钙组的炎症评分是 3，炎症程度还是相对较重的，其次是 MTA，炎症最轻的是 Biodentine。由此可以发现，不同盖髓材料引起不同程度的牙髓炎症。

Biodentine 是一种由硅酸钙组成的新型生物活性牙本质替代物，具有与牙本质相似的力学性能。Biodentine 具有高密度、低孔隙度、凝固时间快、生物相容性好，以及对临界牙髓细胞有良好的影响、促进修复性和三级牙本质生成的能力等特点。与 MTA 相似，Biodentine 可同时应用于牙冠和根管治疗。生物牙本质的主要用途是直接盖髓取髓、根尖充填、颈部穿孔修复、牙本质再生。但 BD 在物理力学性能方面优于氢氧化钙，包括低孔隙率、高抗压强度、低溶解度、高密度和对牙本质的密封能力。此外，生产的牙本质质量明显优于氢氧化钙，生物牙本质桥的正牙本质组织有非常清晰可见的牙本质小管。此外，有效分泌该结构的细胞除了在牙本质桥内形成新血管外，还显示骨桥蛋白和 DSP 表达，这是修复性牙本质发育的两个重要调控因子，从而导致血管牙本质的生成。在体外培养中，Biodentine 在牙髓细胞、成骨细胞和牙周韧带的培养中表现出较低的细胞毒性作用，增加了增殖潜能。体内研究表明，与 MTA 相比，Biodentine 能引起足够的生物学反应。另一方面，生物牙本质诱导了适度的免疫反应，但随着时间的推移，在调节炎症反应中发挥了关键作用。

除了材料本身会引起牙髓炎症反应，材料对牙髓原有的炎症也有影响。对于诱导炎症后的巨噬细胞而言，使用 Biodentine 后，促炎细胞因子下调（IL-6、IL-8 和 IL-1β），而抗炎细胞因子上调（IL-10 和 TGF-β）。前面也提到过，健康牙齿的牙髓组织通常与巨噬细胞等其他免疫细胞直接参与免疫反应，巨噬细胞起源于单核细胞，这些单核细胞在静止状态下高度分布于牙髓组织。冠状生物材料治疗龋齿可引起免疫反应，引发炎症反应，巨噬细胞可隐匿于炎症部位。巨噬细胞与填充过程中使用的生物材料直接接触，刺激这些免疫细胞产生更多的细胞因子，导致强烈的炎症。细胞因子的分泌代表了修复和破坏过程。充填材料使用后的炎症第一步是分泌促炎细胞因子、IL-1、IL-6、IL-1β、肿瘤坏死因子（TNF）、单核细胞趋化蛋白（MCP）、巨噬细胞炎性蛋白 1（MIP1）。巨噬细胞有两种不同的类型：促炎的 M1 型会产生 IL-6、IL-1 和 TNF-α，而抗炎的 M2 型会产生 IL-10 和 TGF-β，因此我们可以发现 Biodentine 能诱导巨噬细胞向 M1 向 M2 极化，这可能是材料调控牙髓炎症的机制之一。当我们把 Biodentine 应用到炎症牙髓细胞模型中，同样能导致促炎细胞因子下调（IL-6、IL-8 和 IL-1β），而抗炎细胞因子上调(IL-10 和 TGF-β)。因此 Biodentine 另一个调控牙髓炎症的机制可能是促进牙髓干细胞释放抗炎因子。

生物活性材料除了能促进细胞释放抗炎因子,对牙本质基质也有作用。牙本质内储存有大量生物活性蛋白,包括 TGF-β。TGF-β 在牙本质-牙髓复合物的形成和修复中发挥着多种作用,是炎症反应启动和消退的有效调节因子。当作为冠部封闭应用时,Biodentine 显著促进了牙本质中 TGF-β1 的释放。这些释放的 TGF-β 也能对牙髓炎症进行调控。对于不含树脂基的硅钙类材料如 MTA、Biodenine,它们本身对牙髓的刺激较小,可能会引起轻微的炎症反应。对于牙髓原有的炎症,这些材料能减少炎症细胞的募集、促进参与再生的细胞因子的表达。目前的研究结果显示,生物活性材料可能通过多种机制对牙髓炎症进行调控,比如影响巨噬细胞的极化,或促进细胞或牙本质释放细胞因子。但就其具体机制还需要更深更全面地研究。总的来说,未来的盖髓材料应该基于生物基础,精准调控牙髓炎症过程,来促进牙髓再生修复。

参考文献

[1] Galler KM, Weber M, Korkmaz Y, et al. Inflammatory response mechanisms of the dentine-pulp complex and the periapical tissues[J]. Int J Mol Sci, 2021, 22(3): 1480.

[2] Farges JC, Alliot-Licht B, Renard E, et al. Dental pulp defence and repair mechanisms in dental caries[J]. Mediators Inflamm, 2015: 230-251.

[3] da Rosa WLO, Piva E, da Silva AF. Disclosing the physiology of pulp tissue for vital pulp therapy[J]. Int Endod J, 2018, 51(8): 829-846.

[4] Demant S, Dabelsteen S, Bjørndal L. A macroscopic and histological analysis of radiographically well-defined deep and extremely deep carious lesions: carious lesion characteristics as indicators of the level of bacterial penetration and pulp response[J]. Int Endod J, 2021, 54(3): 319-330.

[5] Moussa DG, Aparicio C. Present and future of tissue engineering scaffolds for dentin-pulp complex regeneration[J]. J Tissue Eng Regen Med, 2019, 13(1): 58-75.

第二章

乳牙牙髓疾病

儿童牙科治疗对牙科医师而言，可以说是一项独特的挑战。毕竟儿童不同于成人，儿童的年龄和行为很大可能会影响疼痛作为判断牙髓炎症程度这一指标的可靠性。此外，治疗目标是以发展为导向的，与成人牙髓病的长期恢复性、持久性相比，治疗目标可能相对较短。基于以上，小儿牙髓治疗的主要焦点是如何利用有愈合潜力的剩余的部分牙髓，以适应生理根吸收乳牙和年轻恒牙的继续发育。儿童牙髓治疗的最终目标："牙髓受累牙齿的成功治疗是将该牙齿保持在健康状态，以便它可以作为乳牙和年轻恒牙列的有用组成部分发挥作用"。只要有可能，受累牙髓的牙齿就应保持在牙弓内，保持功能正常且无疾病的状态。保留乳牙的其他目的是美观和咀嚼，防止舌的异常习惯，帮助言语，并防止可能与牙齿脱落相关的心理影响。3 岁之前过早失去上颌切牙已被证明会导致言语障碍，并可能在以后的几年中持续存在。对于儿童来说，意外失去恒牙同样是不可取的，应该注意的是，牙根短、牙本质壁脆弱的未成熟牙齿的终身保留要比成熟的恒牙差得多。因此，针对未成熟恒牙的特殊治疗，重点是保留重要的牙髓功能，至少直到牙齿发育完成为止。因为乳牙因龋齿和感染而过早脱落可能会导致以下后遗症。

- 牙弓长度损失。
- 萌出恒牙的空间不足。
- 前磨牙的异位萌出和阻生。
- 邻近乳磨牙缺失的磨牙近中倾斜。
- 对殆恒牙的挤压。
- 中线移位，可能存在反殆。
- 某些异常舌位的发展。

正是由于这些原因，儿童牙科医师都会尽最大努力使乳牙保持健康状态直到乳牙正常脱落。本章后面将更详细地讨论相关话题。活髓治疗是基于牙髓组织具有愈合能力的前提。除了牙髓愈合能力的生物学基础之外，乳牙和恒牙之间还存在形态学和组织学的差异。临床医师必须熟悉掌握这些差异，才能成功治疗儿童患者牙髓发炎的乳牙。发炎的乳牙可能会对后续的恒牙胚造成创伤，因此如何处理牙髓受累的乳牙是最具挑战性的临床场景之一，其最终目的是保留乳牙直至其自然脱落，保护和保存年轻恒牙直至其正常的根发育和成熟。

保存牙髓活力的步骤可以通过盖髓、部分切髓和根尖形成来完成，这使得未成熟牙齿的根区能够继续发育、根尖闭合和次生牙本质的形成。这些步骤本质上是利用氢氧化钙或先进的生物相容性牙科材料，如矿物三氧化物聚合体和其他生物陶瓷材料，这些材料对未完成根发育的牙齿有显著的帮助。新的生物相容性材料已被证明具有良好的成牙本质潜能，并确保更可预测的牙本质桥的形成和牙髓健康。此外，诸如富血小板血浆和富血小板纤维蛋白等辅助物也被用于再生目的。在未成熟恒牙的无生命牙髓根尖化的情况下，氢氧化钙是最常用的，但它涉及多次预约复诊，临床上需要视根的发育阶段而定治疗时长。然而，最近先进的替代品，如矿物三氧化物聚集物或生物性牙本质可形成根尖屏障，因为它提供了更少的预约次数，减少治疗时间和能更好的临床效果。儿童口腔科医师还必须精通各种相关技术应用，如间接牙髓治疗，直接牙髓治疗，活髓切断术，根管治疗，为年轻恒牙根的发育而保持健康或诱导的生物学方法，或使用补偿性方法以增加年轻恒牙牙根的营养。接下来我们分几部分来介绍相关概念和临床常见诊疗规范。

第一节　乳牙的解剖特点

一、乳牙和恒牙之间的解剖学差异

1. 乳牙和年轻恒牙的牙髓腔和根管之间的解剖学差异

(1)乳牙的牙髓腔解剖结构比恒牙更接近牙冠的表面形状。

(2)乳牙的牙髓比例较大，且牙髓角比恒牙更靠近牙尖的向外表面延伸。

(3)牙髓腔和牙本质釉质交界处之间的保护性牙本质厚度小于恒牙。这三个因素增加了机械准备、龋齿和创伤导致牙髓暴露的可能性。

(4)与恒牙相比，乳牙的副根管和微孔的数量及牙髓底的孔隙度增加。

2. 乳牙根管与年轻恒牙根管的比较揭示了以下特征

(1)乳牙的牙根比例较长且较细。

(2)主根管呈带状，副管内有多根髓丝。

(3)乳磨牙的牙根从牙颈部向外张开的程度大于恒牙，并继续向根尖张开以容纳下面的继承恒牙胚。

(4)乳前牙牙根近远中向比恒前牙的近远中向牙根窄。

(5)与恒牙不同，乳牙牙根发生生理性吸收。

这些因素使得在治疗时完全拔净残髓几乎不可能，同时还增加了根管器械治疗过程中根管穿孔的可能性。因此，对牙根管充填材料的要求必须包括很好的杀菌作用、良好的封闭性和再吸收能力。见图 2-1。

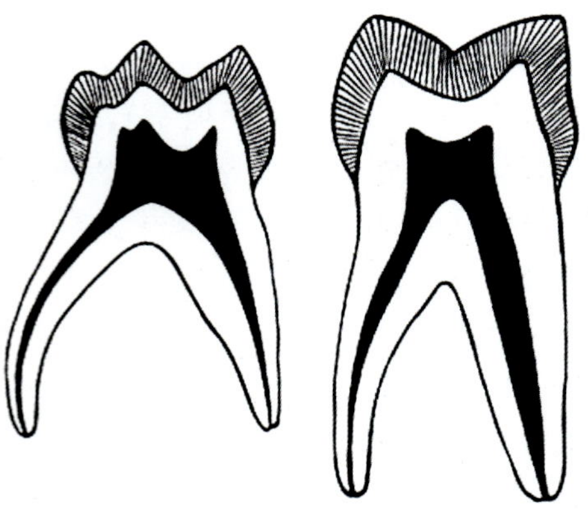

图 2-1　第一乳磨牙(左)与恒磨牙(右)的比较解剖

乳牙在所有尺寸上都较小；牙釉质帽更薄，保护牙髓的牙齿结构更少。乳牙髓角较高，特别是近中髓角。乳磨牙的根较长、较细，在牙的颈部被“夹住”，并向牙根的顶端伸展，以适应恒牙胚的生长。这些因素都增加了牙髓患龋的发生率或使根管预备和封闭复杂化。

二、乳牙根管解剖

为了成功治疗乳牙牙髓，临床医师必须全面了解初生根管系统的解剖结构及其内部存在的变化；了解原发根管系统的一些变化需要了解牙根的形成。根长完成后，牙本质在根管内继续沉积，沉积在根管内的牙本质可能会改变根管的数量、大小和形状。通常，根管乳化在临床射线照相图像上是不可见的。前牙通常有一个根管，但下颌切牙偶尔有两个。在前牙中，副管、侧管和根尖分支很少见。

1. *乳前牙*　乳前牙的根管形态与牙根本身的形状和形状相似。恒牙萌芽位于乳前牙的舌侧和根尖部，因此乳切牙和尖牙的生理性牙根吸收从根尖 1/3 的舌侧开始。

2. *上颌切牙*　上颌乳切牙的根管横截面几乎是圆形的。通常这些牙只有一根根管，没有分叉。分支以及副根管和侧根管很少见，但也有可能会发生。

3. *下颌切牙*　下颌乳切牙的根管在近中和远中表面上是扁平的，有时有凹槽，沿根尖方向发展，最终分为两个根管(颊根和舌根)。出现双根管的概率不到 10%。偶尔会观察到侧根管或副根管。

4. *上颌尖牙和下颌尖牙*　乳上下颌尖牙的根管与外部牙根形状相对应，为圆形、三角形，基部朝向颊侧表面。有时，根管腔在近远中方向受到压缩。尖牙的根管系统是所有乳牙中最简单的，在牙髓治疗过程中几乎没有什么挑战。通常不会发生根管分歧。侧管和副管很少见。

5. *上颌第一乳磨牙*　上颌第一乳磨牙有 2～4 个根管，大致对应于外牙根形状，变化很大。通常，腭根是圆形的，并且通常比两个颊根长。近中颊根分叉成两个根管的情况很常见，约 75%的上颌第一乳磨牙中出现这种情况。腭根和远颊根的融合发生在约 1/3 的上颌第一乳磨牙中。这些牙齿大多数都有两个独立的根管，有一个非常狭窄的峡部将它们连接起来。牙根管之间可能存在牙本质岛，有许多连接的分支和原纤维。

6. *上颌第二乳磨牙*　上颌第二乳磨牙有 2～5 个根管，大致对应于外部牙根形状。近颊根通常分叉或包含两个不同的根管。这种情况发生在 85%～95%的上颌第二乳磨牙中。可能会发生腭根和远颊根的融合。这些融合的牙根可能有一个共同的根管，两个不同的根管，或者两个根管之间有一个狭窄的牙本质岛连接峡和许多连接的分支。

7. *下颌第一乳磨牙*　下颌第一乳磨牙通常具有 3 个根管，但它可能有 2～4 个根管。据报道，约 75%的近中牙根含有两个根管，而有 25%的远中根含有多个根管。

8. *下颌第二乳磨牙*　下颌第二乳磨牙可能有 2～5 个根管，约 85%的近中根有两个根管，而只有 25%的远中根管包含多个根管。

通常，第一磨牙的根数和位置与相应的恒磨牙相同(图 2-2)。上颌磨牙有 3 个根部(2 个颊根，1 个腭根)；下颌磨牙有两个牙根(近中牙根和远中牙根)。与牙冠的长度和宽度相比，乳磨牙的根部又长又细，并且它们分叉以允许恒牙胚的形成。当乳磨牙的全长牙根形成刚刚完成时，每个牙根中仅存在一个根管。牙本质内部的持续沉积可能会将牙根分成两个或多个牙根管。在此过程中，根管之间存在连通，并且可能保留在完全发育的乳牙中，作为连接根管的峡部。据报道，在乳牙中，继发性牙本质的沉积发生在根长完成后。这可能会导致基本根管形态的变化，从而产生根管数量和大小的变化和改变。这种沉积大约在根吸收开始时开始。在显示出牙根吸收证据的牙齿中，形状的变化更为明显。根管形态的最大变化发生在上颌和下颌乳磨牙的近中根。这种变化起源于根尖区域，因为根尖部根管的颊舌侧之间的狭窄峡部变薄。随后的继生牙本质沉积可能会导致根管完全分离成两个或多个单独的根管。许多细小的连接分支或侧原纤维在根管的颊舌部之间形成连接交通。在乳磨牙近中牙根中发现的变异也存在于远中牙根和舌根中，但程度较小。副根管、侧根管、根尖管牙髓的分支在乳磨牙中很常见，发生率为 10%～20%。

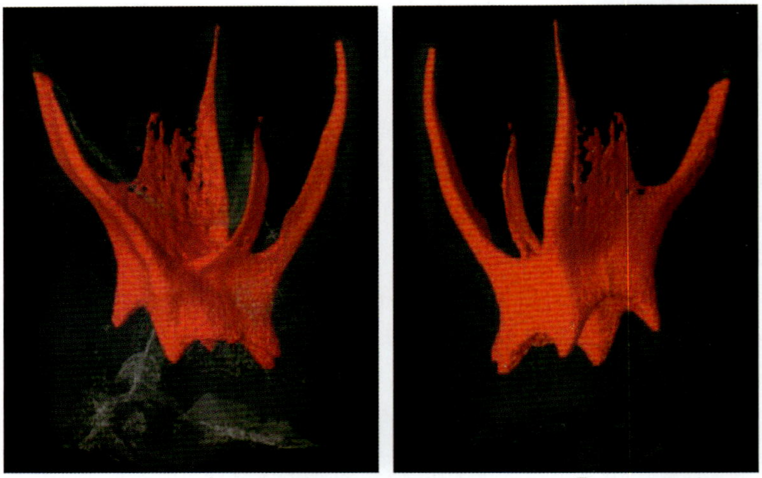

A　　　　B

图 2-2　上颌第二磨牙的三维断层图像

A. 有 4 个根管的初级磨牙近中位图。注意在颊管和腭管之间的牙髓组织。B. 远端相同的牙齿。值得注意的是，在颊侧和腭侧根管之间有大面积的牙髓组织连接。

第二节　乳牙牙髓疾病的病理特点

人类牙齿的发育需要相当长的一段时间，从胚胎发生的第二个月开始诱导乳牙列，一直到青春期结束时完成恒牙列。乳牙列在妊娠第 5 周诱导，生物矿化在妊娠第 14 周开始。与此同时，第一颗恒牙已经进入萌芽阶段，它们在出生之前就开始生物矿化。儿童的第一颗乳牙在 6 个月大的时候开始长出来，而第一颗恒牙则在 5 到 6 岁的时候长出来。第三颗磨牙是最后形成的牙齿，它们的牙冠发育在 12－16 岁完成。因此，人类牙列的诱导和发展持续在胚胎、胎儿、新生儿和出生后儿童阶段的发展。

牙髓主要是结缔组织，具有相当大的愈合潜力。牙髓病学将牙髓组织与其他结缔组织区分开来的特征，包括成牙本质细胞的存在、释放组胺的肥大细胞的缺乏、组织局限在硬腔中且侧支循环很少、血管通路仅限于根尖。牙髓的愈合能力受冠状细胞和根尖血管分布的内源性因素影响。在乳牙和年轻的恒牙中，两者都增加。随着年龄的增长，牙髓变得更纤维化，细胞和血管更少。影响牙髓愈合的外源性因素，包括细菌入侵和化学、热损伤。目前在牙髓生物学和修复材料的研究有力地证实了需要细菌微渗漏控制，以最大限度地提高牙髓的生存率。从组织学上讲，除了在初级冠髓中存在网状和胶原纤维的帽状区之外，初级牙髓组织和年轻恒牙组织之间不存在结构差异。乳牙过度的炎症反应可能是氢氧化钙活髓切断术导致牙根内、外吸收增加的原因。氢氧化钙的碱性可产生严重的牙髓炎症和随后的牙髓化生，导致乳牙牙根内吸收。研究表明，炎症越严重，吸收也就越严重。虽然人们怀疑乳牙牙髓的功能与恒牙牙髓不同，如果乳牙在口腔中的寿命不那么短，它们的神经末梢可能终止于成牙本质细胞和前牙本质中，就像恒牙一样。而乳牙的神经分布密度不如恒牙的神经分布密度大，这可能是乳牙对手术操作不太敏感的原因。然而，随着乳牙吸收，神经成分与其他牙髓细胞一样发生退化。神经组织是牙根吸收开始时最先退化的组织，正如它是牙髓发育时最后成熟的组织一样。乳牙和恒牙对刺激、创伤和药物的细胞反应也不同。例如，研究表明，乳牙龋损下修复性牙本质形成的发生率比恒牙更高。而乳牙牙髓中感染和炎症的定位比恒牙的牙髓差。乳牙和年轻恒牙中深层龋损和牙髓炎症的管理乳牙和年轻恒牙的牙髓治疗在历史上一直存在变化和争议。牙髓治疗使用的药物，如氧化锌-丁香酚（ZOE）水泥、氢氧化钙和甲醛甲酚，已经成为这种争议的基础。随着时间的推移，通过组织学技术的改进，人们对牙髓和牙本质对这些药物的反应有了更深入的了解。有学者认为牙髓和牙本质应该被视为一个器官。牙髓牙本质系统反应与龋齿、创伤、药物或修复材料等有害因素的强度和持续时间成正比。所以说，对乳牙牙髓状况的正确诊断对于治疗计划非常重要。牙髓炎症引发的内吸收（图 2-3），可以有以下的诊断辅助方法。早期 X 线片显示明显的内吸收，提示晚期退行性改变。没有单一的诊断方法可用于明确确定牙髓疾病的诊断。乳牙牙髓对牙本质龋的炎症反应比恒牙牙髓更快。然而，尽管乳牙在龋坏的过程中发炎和感染，但乳牙仍然能够产生与恒牙相似的明显防御反应。所以说，管理深层龋损的目标是在进行牙髓治疗之前尽量保护牙髓的活力。

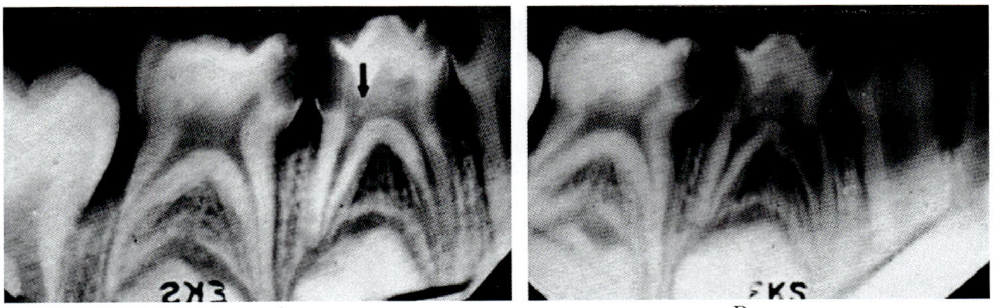

A　　　　　　　　　　B

图 2-3　牙髓炎症引起的内部吸收

A. 5 岁儿童龋齿晚期。注意第一磨牙钙化（箭）（牙髓治疗禁忌证）。B. 同一个患儿 6 个月后。早期 X 线片预测有明显的内部吸收，表明有严重的退行性变化。

第三节　乳牙牙髓疾病的临床表现

诊断过程应遵循有序的模式，注意病史和牙科病史、临床检查和特殊检查，还会包括适当的放射线检查。

关于如何确定儿童龋齿累及牙齿的牙髓状态，我们还有以下的一些建议。

- 龋坏牙本质和相关牙周组织的视觉和触觉检查。
- X 线检查；观察包括根周和分叉区域、牙髓腔、牙周膜间隙、正在发育的继承恒牙。
- 自发痛史。

- 咬合痛史。
- 牙周情况。
- 与牙髓暴露相关的出血量和颜色，以及止血情况。

可以说，在没有一个有效的诊断和治疗计划的情况下，不应该开始修复性牙齿治疗。虽然临床医师在给患儿治疗前应尽一切努力来辨别牙髓的状况，但详尽的牙髓激发试验可能对儿童没有帮助，还有可能加深孩子的恐惧和对牙科治疗的抗拒心理。从临床的角度来看，疼痛的特点往往是我们至关重要的判断参考，特别是当总结了临床和放射学检查之后。进一步的参考还是可以通过手术操作过程中的临床观察来提供。所以，我们应该认识到，儿童口腔疾病中关于牙髓的诊断既是一门科学，也是一门艺术。

一、关于疼痛

评估牙齿没有不可逆的牙髓炎或坏死的迹象或症状，但表现出短暂的疼痛，可通过刷牙、镇痛药或去除刺激缓解，可评估为可逆性牙髓炎，并能够愈合。有证据表明，乳磨牙的疼痛可持续 20min，但仍然是可逆的牙髓炎，因为孩子在吃糖或食物时可能会抱怨疼痛，而自发性疼痛是一种持续性或搏动性疼痛，它在没有任何诱因的情况下发生，或者在去除致病因素后仍持续很长时间。只要有可能，应区分激发性疼痛和自发性疼痛。在一项对乳牙深层龋损的组织学研究中发现，自发性牙痛的历史与广泛的组织学髓质退行性改变有关，这些改变可延伸至根管。有原发性牙自发性疼痛史的儿童不应接受重要的牙髓治疗，因为他们是进行根管治疗或拔牙的适应证。正常牙髓是指没有任何症状的牙齿，对适当的牙髓测试有正常反应。对于乳牙，合适的临床测试是触诊、叩诊和松动度的检查。因为热和电牙髓测试对于儿童来说结果是不可靠的。被诊断为“不可逆牙髓炎或坏死”的牙齿，对乳牙可能要进行拔除或根管治疗。此类治疗都必须考虑到牙齿的可修复性、患儿的病史、是否要拔牙、牙齿可能脱落的时间，以及间隙保持的重要性(特别是第一恒磨牙出牙前的第二乳磨牙)。

一些激发的疼痛通常是由热刺激或渗透性刺激(如冷饮、糖果)引起，并且在刺激被移除时停止。这类病史提示属于轻微的、可逆的牙髓炎症。激发性疼痛有时会与食物嵌塞引起的疼痛(图 2-4)、牙齿脱落引起的疼痛或恒牙萌出引起的疼痛相混淆。相比之下，自发性疼痛并不总是与外部刺激相关，可能在一天中的任何时间出现，或者可能将儿童从睡眠中唤醒。在乳牙

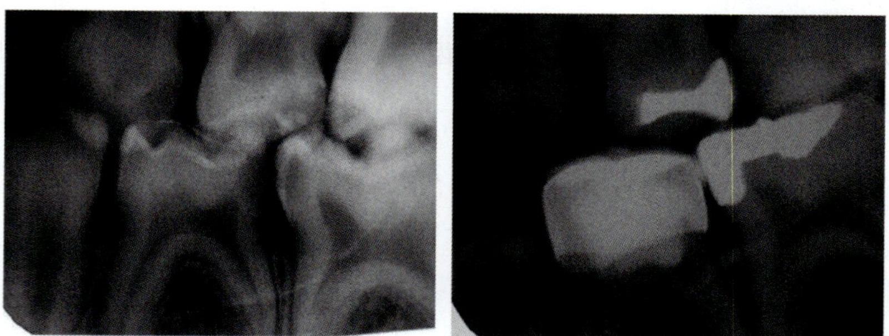

A　　B

图 2-4　乳磨牙邻面间隙食物嵌塞引起的骨丢失(和疼痛)

A. 下颌第一、第二乳磨牙因食物嵌塞引起的龋齿和边缘骨丢失。B. 牙齿修复后骨健康。

和年轻恒牙中，自发性疼痛和诱发性疼痛在致病因素消失后仍持续很长时间，通常与延伸到根管的广泛的、不可逆的牙髓炎症有关。有自发性牙痛史的乳牙不适合进行活髓治疗，不应考虑进行除牙髓摘除或拔除外的任何形式的治疗。而对于未成熟的恒牙来说，情况就大不相同了。由于失去重要牙髓功能的后果非常严重，具有类似疼痛史的未成熟恒牙应始终考虑进行活髓切断术，根尖诱导术，甚至牙髓再生技术，以促进牙齿可以继续发育。年轻恒牙相关的治疗可以参见后面年轻恒牙部分。

临床医师面对一个明显的疼痛史患儿，不应该忽视进行适当的临床检查，因为其他条件，如乳头炎引起的间隙食物嵌塞，可以类似于牙髓疼痛。同样，没有疼痛的主诉，临床医师不应认为是没有问题，因为不同程度的牙髓变性，甚至完全坏死，可以遇到没有任何报告的疼痛。因此，尽管有广泛的龋损和引流窦道，儿童可能没有任何主诉。那些患有早期儿童龋齿的人(例如奶瓶龋)可能没有任何其他牙齿感觉的经历，因此没有特殊的疼痛史可报告。

二、关于病史

询问病史要掌握一定的技巧，首先孩子由于年龄不同表达的可信度不同，另外就是家长有时只注意到孩子牙齿的某一部分，比如说孩子说右侧牙痛，家长可能会误以为疼痛来自右下第一磨牙，因为他每次只看到了右下方有龋坏的牙齿。然而，疼痛实际上是来自父母从未看过的右上第一磨牙。寻找缺牙、软组织发红、波动或有窦道的龋齿。

临床仔细的口内外检查对于识别牙髓受累的牙齿非常重要。如牙齿变色，严重龋齿，前庭红肿，或引流窦道的迹象可能强烈提示牙髓病变。此外，还应注意有大面积折裂或缺失的牙齿，或有复发性龋的牙齿。所有这些都可能表明牙髓通过洞底相对较薄和多孔的牙本质参与了病变的发生。

三、叩诊与松动度检查

在诊断牙齿是否因感染而发生不可逆的牙髓炎时，叩诊是一种有价值的辅助手段，可引起牙周韧带的压力。然而，关于理解能力和孩子的成熟度不一样，孩子反应的可靠性也需要医师来评估。建议先用手指按压一颗不可疑的牙齿；然后，再按压可疑的牙齿，看看孩子的表情和反应是否有任何不适的迹象。不要使用工具手柄轻敲牙齿，因为这可能会被孩子误解为疼痛。受感染的乳牙出现牙齿松动可能是牙齿感染的唯一临床体征，特别是当诊断 X 线片无法拍摄时。在 4 岁以下的儿童，上颌乳切牙松动与龋齿可能是牙髓感染的表现。医师必须意识到牙根会有生理性吸收，但是 6 岁或更小的孩子的第一乳磨牙有轻微的活动可能表明有脓肿。然而，许多感染的乳磨牙并没有松动的表现。其他对乳牙进行的牙髓测试，如冷、热、电牙髓测试，由于不可靠的反应，在儿童中也很少使用。可以说，电牙髓活力测试和牙髓热测试在乳牙列和根尖发育不完全的年轻恒牙中的价值有限，它们不能提供关于牙髓炎症程度的可靠数据。年轻患者也可能会因为焦虑、恐惧或一般管理问题而对此类试验给出不可靠的回应。

关于触诊、叩诊和松动度检查，如果通过触诊发现了肿胀的黏膜，可能是急性牙槽脓肿的表现，但可能在外部不够明显，而牙槽脓肿引起的骨质破坏也可通过触诊发现。虽然显著的炎性骨丧失可以使乳牙松动，但这不能算一个可靠的、客观的牙髓状态测试。不同程度的牙髓炎症的牙齿可能有很小的松动度，而有松动度的牙齿也可以是显著地活跃生理根吸收阶段的乳牙与健康的牙髓。这时比较可疑牙齿和对侧牙齿的松动度，特别有助于明确可疑牙齿的情况。

叩诊疼痛可帮助找到疼痛的牙齿，如急性根周牙周炎或者最近受过外伤的牙齿。

四、术前检查及知情同意

在进行重要的治疗前，应拍摄根尖周X线片，以确认根髓的健康状况、是否有根内或根外吸收，并评估自初始治疗计划以来已经过一段时间的龋齿的进展情况。内部吸收总是与广泛的炎症一起发生在乳牙列。第一乳磨牙的根很细，如果能在X线片上看到根内吸收，那么穿孔通常已经发生，这样的患牙就需要拔除了。同样的标准也适用于根外吸收。

关于放射线检查，临床检查应酌情辅以高质量放射线照片。根间(分叉)射线可透性是患有牙髓病变的乳磨牙的常见现象，最容易在咬合翼片中观察到。如果无法清楚观察根尖区域，则应获取根尖周X线片。应将受影响牙齿的硬膜完整性与相邻或对侧牙齿的完整性进行比较。X线根尖照片对于检查乳牙和年轻恒牙的龋齿、修复体完整性、先前的牙髓治疗，以及吸收和根尖周变化至关重要。在儿童中，由于乳牙的生理性牙根吸收和恒牙的牙根不完全形成，使X线片的判读变得复杂。如果临床医师不熟悉儿童射线照片的判读或没有高质量的射线照片，这些正常情况很容易被误解为患牙是一个需要治疗的病理状态。对于未成熟的恒牙，应始终考虑与对侧牙齿的牙根形成情况进行比较。X线片并不总能显示根尖周病变，也不能总是准确地确定龋齿与牙髓的接近程度。因为牙髓看似完整的二级或三级牙本质屏障，实际上可能是覆盖在具有广泛炎症的牙髓上的不规则矿化和(或)龋齿牙本质的穿孔团块。牙髓内钙化团块的存在是一个重要的诊断标志。对牙髓的轻度、慢性刺激会刺激三级反应性牙本质的形成。当刺激剧烈且迅速发生时，防御机制可能没有机会产生反应性牙本质。当病变进展到牙髓时，牙髓可能在远离暴露部位的地方形成钙化肿块。这些钙化肿块可能与乳牙冠牙髓变性和根髓炎症有关。在缺乏其他临床证据的情况下，尚不清楚这是否需要在所有病例中进行侵入性治疗。当然，对于未成熟的恒牙，冠状牙髓室内钙化变态的存在并不能单独确定是进行牙髓切断还是根管治疗。乳磨牙周围根尖周组织的病理变化在根分叉区域最明显，而不是在根尖区(恒牙中常见)。病理性骨和牙根吸收表明晚期牙髓变性，扩散到根尖周组织。即使发生如此严重的退行性变化，牙髓组织仍可能保持活力。不过与恒牙一样，乳前牙的根尖部射线可透性通常位于根尖。牙髓受累后，乳牙列经常发生内部吸收。它总是与广泛的炎症相关，并且通常发生在邻近分叉或三叉区域的磨牙根管中。由于乳磨牙根较细，一旦在X线片上可见内部吸收，通常临床上已发展到了牙根穿孔。然而，在某些情况下，该过程是可逆和自我纠正的，吸收区域会充满矿化组织。如果乳牙因内部吸收而发生牙根的穿孔，那么所有形式的牙髓治疗都是禁忌的。选择的治疗方法只有观察(如果吸收区域仅限于牙齿)或拔牙(如果该过程已到达牙槽骨)。在未成熟的恒牙中，通常很难评估根尖闭合的程度。普通胶片图像经常出现具有误导性，因为在正常情况下，它们显示牙齿的近远中平面，但几乎没有提供有关颊舌尺寸的信息。除上颌中切牙和侧切牙外，其余恒牙的根管颊舌向均比近远中面宽。根管的颊舌向的宽度是近远中宽度的2～3倍，并且是随着牙根发育而最后向顶端汇聚的。因此，牙科X线片有可能显示根尖汇聚的根管，而颊舌平面上的根管是分散的。同样，在颊舌视图中顶端分叉的根管在近远中视图中可能是平行的或汇聚的。如前所述，当代三维成像技术正在开始提高研究实验室和临床的理解。

总之，射线照片可以在以下方面辅助医师的诊断。

1. 可能或明确牙髓受累的深龋。

2. 靠近髓角的深部修复体。

3. 成功或失败的牙髓盖、活髓切断术或牙髓摘除术。

4. 牙髓内部的变化，如钙化屏障形成、髓腔钙化团等。

5. 病理性牙根吸收，可能是内部（根管内）或外部（影响牙根或周围牙槽骨）。内部炎症吸收表明活髓炎症，而外部炎症吸收表明非活髓炎症伴有广泛的炎症，包括邻近骨的吸收。外部替代性吸收通常发生在创伤之后，后续会有更全面的讨论。

6. 根尖周和根间射线可透性。在乳磨牙中，透射影像通常位于分叉区域，而不是位于根尖。这是因为牙髓底区域存在副根管。咬合翼片通常是一种有用的诊断辅助工具，特别是在上颌磨牙中，在根尖周射线照片中，发育中的前磨牙遮盖了分叉。

7. 年轻恒牙的牙根形成程度，对于未成熟的恒牙，应始终考虑与对侧牙齿的牙根形成进行比较。需要再次强调的是，临床医师应熟悉儿童射线照片的解读方法，包括较大的髓腔空间、发育中的恒牙胚的叠加、正常的牙根吸收牙齿和未发育成熟的恒牙根尖。

五、牙髓出血

关于牙髓暴露和出血的情况，暴露髓孔的大小、牙髓的外观状态，以及出血的颜色和出血量是诊断因龋露髓的牙髓炎症程度的重要因素。暴露或切断的牙髓出血过多或出血颜色呈深红色是乳牙和年轻恒牙牙髓出现广泛炎症的证据。因龋洞露髓总是伴随着牙髓炎症，只有程度不同，是与广泛的炎症或坏死相关，这时患牙成为牙髓治疗适应证。如前所述，这一规则不适用于牙根发育不完全的年轻恒牙。在这种情况下，重要牙髓功能的过早丧失应尽量避免，因此应尽一切努力保护牙根的继续发育。有时，只有通过直接评估牙髓组织才能得出最终的诊断，并据此做出治疗决定。例如，如果计划在乳磨牙中进行活髓切断术，则切断部位的出血应该是正常的，并且在用湿润的棉球轻轻按压 2～3 min 后应该明显止血。而超过此标准的明显出血表明炎症已波及根髓，应考虑更彻底的治疗，如根管治疗。相反，如果存在牙髓息肉，冠状牙髓切断术后出血正常停止，则可以进行活髓切断术，而不需要更彻底的牙髓摘除。

六、局部麻醉

上颌骨浸润下牙槽神经（IAN）阻滞的局部麻醉。在一些病例中，仅颊部浸润可以提供足够的下颌骨麻醉，但如果孩子从一开始就哭喊，则应执行 IAN。如果患儿表现舒适，在牙髓腔打开之前没有表示疼痛，应立即给予额外的局部麻醉。如果不舒服很轻微，在冠状腔内滴入几滴 2%的利多卡因和 1∶10 万肾上腺素，就能提供足够的麻醉，无须再次注射。

七、橡皮障隔离

进行重要牙髓治疗时，应常规使用。橡皮障的使用提供了患牙与咽喉部隔离，防止器械的误吞误咽，并保护口腔组织免受药物的伤害。橡皮障布颜色鲜艳，有大小尺寸可以选择。除了橡胶过敏的孩子，都推荐在临床常规使用。正确地使用橡皮障，能够提供更好的密封效果，将治疗牙齿与口腔其他组织隔离开来。橡皮障夹推荐用牙线扎紧，牙线末端置于口角外，以便于橡皮障夹的取出，同时也防止橡皮障脱落引发的危险。如果在口内将橡胶布放置在钳上有困难，可以使用翼形钳。橡胶布放置在钳口外，然后将橡皮布和橡皮障夹作为一个单元放置在磨牙上。覆盖在夹钳翼上的橡胶夹的部分用器械分离开，并塞在翼下面以进行良好的湿度控制。

由于牙齿是麻醉的，当和小孩表演“Tell-Show-Do”时，上了橡皮障布的患牙可以说成是用毯子盖住睡觉的牙齿。

总结一下，橡皮障的优点有以下几点。

- 操作时间缩短。
- 提高了牙科医师的可视性。
- 舌和脸颊受到保护。
- 口腔保持湿润，让患者更舒服。
- 保护患者不吸入或吞咽多余的物质、水喷雾、受感染的牙齿物质或破碎的器械碎片。
- 更好地保护手术区域的软组织，避免意外接触。
- 一旦暴露出牙髓空间，牙髓污染的风险就会降低。
- 减少患者多余的谈话。
- 患者变得更放松，感觉更安全。
- 更容易建立和维护干燥的作业场地。

参考文献

[1] Innes NP，Evans DJ，Stirrups DR. The Hall technique：a randomized controlled clinical trial of a novel method of managing carious primary molars in general dental practice—acceptability of the technique and outcomes at 23 months[J]. BMC Oral Health，2007(7)：18.

[2] Innes NPT，Stirrups DR，Evans DJP，et al. A novel technique using preformed metal crowns for managing carious primary molars in general practice：a retrospective analysis[J]. Br Dent J，2006(200)：451.

[3] Bevelander G，Benzer D. Morphology and incidence of secondary dentin in human teeth[J]. J Am Dent Assoc，1943(30)：1079.

[4] Hibbard EDI，Ireland RL. Morphology of the root canals of the primary molar teeth[J]，J Dent Child，1957(24)：250.

[5] Geurtsen W，Leinenbach F，Krage T，et al. IgE allergy due to formaldehyde paste during endodontictreatment. Apropos of 4 cases：2 with anaphylactic shockand 2 with generalized urticaria[J]. Oral Surg Oral Med OralPathol Oral Radiol Endod，1998，(85)：592.

[6] Fayle SA，Welbury RR，Roberts JF. British Society of Paediatric Dentistry：a policy document on management of caries in the primary dentition[J]. Int J Pediatr Dent，2001(11)：153.

[7] Milsom KM，Tickle M，Blinkhorn AS. Dental pain and dental treatment of young children attending the general dental service[J]. Br Dent J，2002，(192)：280.

第三章

乳牙牙髓疾病的治疗

进行牙髓治疗的目的是将牙齿保持在舒适、功能性和理想的无病状态。以下各节描述了一系列旨在实现乳牙和年轻恒牙列目标的临床程序，但它们不应仅仅被视为技术练习。读者应记住，临床管理不仅仅是简单的恢复程序。从需要对龋齿乳磨牙进行牙髓治疗的学龄前儿童，到未成熟上颌切牙遭受创伤的 8 岁儿童。从纯粹的牙科角度来说，采用的原则是最好的根充物是健康的牙髓，并强调乳牙和年轻恒牙列牙髓的保存方法。用于部分保留牙髓组织的活髓切断术技术也被认为是合理的治疗方法——在乳牙中，年轻且灌注良好的组织与牙列相对短暂的性质相结合，以取得成功，而在年轻的恒牙治疗中，应努力维持牙髓组织的完整性。尽量保留活力良好且有弹性的根髓，至少在根形成完成之前。随着再生疗法的新机遇，无髓未成熟牙齿的传统根管治疗方法可能会受到质疑，关于牙髓再生的相关内容，后面章节还会具体讲解。

第一节　乳牙牙髓治疗的技术

乳牙和年轻恒牙的儿童牙髓治疗涉及以下技术。①间接盖髓；②直接盖髓；③冠状活髓切断术；④牙髓摘除术。前三种技术，包括非手术治疗部分发炎的牙髓组织，保留剩余的活髓。牙髓摘除术包括完全拔除不可逆的发炎和(或)坏死的牙髓，然后在乳牙中使用可吸收药物进行根管充填，在恒牙中使用传统的根管充填。间接盖髓是指在去腐后，在没有暴露牙髓的情况下，将药物应用于剩余龋坏牙本质的薄层上。1961 年，Damele 将间接盖髓的目的描述为使用“重建的”牙本质来防止牙髓暴露。治疗目的是避免牙髓暴露，以及通过刺激牙髓在龋损下方生成修复性牙本质来进行更具侵入性的牙髓治疗措施的必要性。这可以阻止龋齿的发展，并保持未暴露牙髓的活力。这种技术可以用作一次性手术或更经典的两次手术。后者包括在 6～8 周的间隔后再次进入，以去除任何剩余的龋坏牙本质并放置最终修复体，有临床研究发现，在对选择进行间接治疗的牙齿进行组织学评估时，如果最初去除所有龋齿，则 75％的牙齿将是牙髓暴露。使用临床标准，同一研究显示间接盖髓的失败率仅为 1％，而直接盖髓的失败率为 25％。然而，组织学检查将这些失败率分别提高到 12％～33％。可以认为，完全去除软化的牙本质，随之而来的牙髓暴露，可能对判断现有牙髓疾病的程度没有任何诊断价值。事实上，其他研究表明，牙髓疾病的真实情况不能根据疼痛史等诊断标准进行评估。

一、间接盖髓

间接牙髓治疗(IPT)被认为是在没有不可逆牙髓病证或症状的情况下治疗深部龋损的有

效方法。IPT 包括不完全去除龋质的牙本质。龋坏的牙本质分为两层。冠状面到牙髓的层称为感染层或感染牙本质。在这一层中含有可存活的致龋细菌。这一层是“有机和无机成分不可逆转地恶化的死亡组织，被认为是感染和不可恢复的”。在 IPT 过程中，这一层被移除。靠近牙髓的剩下的那一层叫受影响层或受影响的牙本质。在受影响的层中，“有机和无机成分具有良好的结构和特性，但轻微而可逆地退化，未受感染，并可在生理上再矿化”，在这一层上放置生物相容性材料以帮助再矿化。为了手术成功，牙齿必须被密封，防止细菌侵入。建议最后的修复是一个尽量密闭的无渗漏的边缘。考虑到这一点，最终修复的密封已被证明可以减少或防止边缘泄漏，从而提高治疗的成功率。

概念最早由 Pierre Fauchard 描述，John Tomes 在 18 世纪中期报道，他建议所有的龋齿都不应该在深的敏感的蛀牙中去除，“因为害怕暴露神经，这样会使治疗比疾病更糟糕”。John Tomes 在他 19 世纪中期的教科书中说：“为了保护牙髓，最好留下一层变色的牙本质，而不是冒牺牲牙齿的风险”。虽然这些牙科先驱都没有提到任何软化牙本质的特定药物，但他们认识到牙髓有它自己的愈合能力。与这些早期的报道相反，有的学者提倡非手术治疗深部病变，G. V. Black 认为，无论牙髓是否暴露，都不应在洞腔准备中留下任何腐烂或软化的材料。间接盖髓的原理是基于牙本质脱矿先于牙本质内细菌侵入。这项技术的前提是去除含有大部分微生物的龋牙本质外层，减少较深层牙本质因细菌毒素而持续脱矿，并封闭病变以使牙髓产生修复性牙本质。在急性龋齿中，牙本质变色远早于微生物发生，多达 2 mm 的软化或变色牙本质未受感染。在随后的研究中，龋坏牙本质实际上由两个不同的层组成，具有不同的超显微镜和化学结构。外部龋坏层不可逆地变性、感染，并且不能再矿化，应该去除。内龋层是可逆变性的，不受感染，并且能够再矿化，应该被保存。在临床上可以通过碱性品红溶液来区分这两层。在所有软化的牙本质从洞底去除后，他们发现 51.5％的恒牙没有任何生物体迹象，另外 34％的恒牙在任何一个部分只有 1～20 个感染的牙本质小管。然而，在所有软化的牙本质去除后，乳牙在洞底的细菌比例要高得多。这些结果得到了 Shovelton 的进一步支持，他发现，虽然牙本质最深的脱矿层通常没有感染，但确实存在少数牙本质小管含有微生物的可能性，特别是在乳牙中。因此，临床上彻底去除龋齿牙本质并不一定能确保所有受感染的小管都被根除。相反，软化牙本质的存在不一定表明感染。Reeves 和 Stanley 及 Shovelton 研究表明，当龋损接近牙髓＞0.8 mm 时（包括修复性牙本质，如果存在），在恒牙牙髓内没有发生显著的干扰。Rayner 和苏瑟姆在研究龋齿乳牙时发现，细菌牙本质渗透引起的牙髓炎性变化的平均深度在牙髓附近为 0.6 mm，而在牙髓附近为 1.8 mm 时会发生一些变化。Massler 认为，深度龋损下的牙髓反应是由细菌毒素而不是细菌本身引起的。Massler 和 Pawlak 使用术语“受影响”和“感染”来描述牙髓对深度龋损的反应，在深度龋损下的“受影响”牙髓和细菌之间有一层薄薄的牙本质，通常发炎和疼痛，但不含明显的细菌。然而，当在“感染的”牙髓内发现大量细菌时，在显微镜下，龋性牙本质中也能观察到。由于受影响牙本质的酸性，较深层的龋牙本质倾向于阻碍牙髓的细菌侵入。这些研究的结果表明，龋损中存在三层牙本质。①坏死的、柔软的、棕色的牙本质外层，充满细菌，去除时并不痛苦。②牙本质层较硬，变色，细菌较少，但去除时疼痛，提示有活的成牙本质细胞前体的存在。③坚硬、变色的牙本质深层，具有小量的细菌侵入，对器械会有疼痛反应。

不同类型的龋齿会影响间接盖髓的治疗计划。在活动性病变中，大多数与龋有关的生物体存在于最外层的龋坏中，而较深的脱钙层中则几乎没有细菌。在停滞的病变中，表面层并不总是被污染，特别是在表面硬且革质的情况下。最深的层非常硬化，没有微生物。深龋牙本质比正常牙本质更耐酸分解和蛋白质分解。这在阻生龋齿中尤其如此。间接盖髓术的程序基于临床和影像学评估的病例选择，以证实牙髓的健康对于成功至关重要。只有那些没有不可逆体征和症状的牙齿才应考虑进行间接盖髓。对于适合该技术的牙齿，应采用以下措施。

1. 适应证　进行间接盖髓手术的决定应基于以下结果。

(1)病史：①来自化学和热刺激的轻度不适；②无自发性疼痛。

(2)临床检查：①大龋损；②邻近牙龈外观正常；③牙齿颜色正常。

(3)放射学检查：①接近髓腔的大龋损；②正常牙周膜间隙；③无根尖或根尖周透射影像。

2. 禁忌证

(1)病史：①迟缓痛，刺激撤销后持续的尖锐的穿透性疼痛；②持续的自发痛和夜间痛。

(2)临床检查：①牙齿松动；②牙齿变色；③对牙髓活力测试无反应。

(3)放射学检查：①大龋损明显露髓；②牙周膜间隙增宽。根尖或根分叉区的透射影。

适合间接盖髓的病例，这种治疗可以作为两次疗法或一次治疗法。①进行局部麻醉并用橡皮障隔离。②使用高速手机去除窝洞边缘的龋坏层。③使用低速手钻中的大圆钻去除大部分柔软、坏死、感染的牙本质，但不暴露牙髓。④用锋利的匙形牙本质挖除器清除周围的龋坏牙本质。冲洗窝洞并用棉球擦干。⑤用硬固化氢氧化钙敷料覆盖剩余的受影响牙本质。⑥玻璃离聚物黏固剂以实现良好的密封。⑦6～8 周内不要使用这个患牙。可能需要使用银汞合金、复合树脂或不锈钢冠作为最终修复体来保持这种密封。

两次治疗术(第二次，6～8 周后)。如果牙齿一直没有症状，周围软组织没有肿胀，临时填充完好，可以进行第二步。①治疗牙齿的咬合翼片应评估修复性牙本质的存在。②再次使用局部麻醉和橡皮障隔离。③小心清除所有临时填充材料，尤其是洞底深部的氢氧化钙材料。④剩余的受影响的龋牙本质应表现为脱水和“片状”，并应易于去除。潜在暴露的区域看起来应该发白，可能是软的。⑤应冲洗并轻轻干燥窝洞。⑥用硬固化氢氧化钙敷料覆盖。⑦使用增强型 ZOE 或玻璃离子黏固剂，牙齿应接受最终修复。

一次治疗方法。鉴于大量研究报道氢氧化钙间接盖髓的成功率范围为 73%～98%，一些临床医师对二次去腐是否有价值提出了质疑。第二次复诊治疗，牙髓是否由于过度去腐而面临潜在的暴露风险？在用氢氧化钙覆盖后，深层龋损中的细菌显著减少将持续 1～15 个月的时间。这些研究者认为，如果最终修复体保持密封且牙齿无症状，则在氢氧化钙覆盖后重新进入以去除残留的微小龋性牙本质可能是不必要的。在牙洞制备后，如果除暴露牙髓的部分之外的所有龋坏牙本质都被去除，则二次去腐可能是不必要的。相反，如果临床医师由于患者症状而不得不留下相当多的龋坏牙本质，则建议重新去腐以确认修复性牙本质和牙髓暴露状态。如果在二次去腐期间发生牙髓暴露，则指示更具侵入性的活髓治疗技术，如直接盖髓或活髓切断术。

在间接盖髓治疗中最常用的药物是氢氧化钙制剂。也有学者推荐 ZOE，因为它的密封性和阻塞性，可以减少牙髓症状。而氢氧化钙，能刺激修复性牙本质更快地形成。两种药物都没有直接接触牙髓组织，而且两种药物均可增加深部病变的牙本质厚度。但是，如果在去腐质过程中有未被发现的显微牙髓暴露，氢氧化钙可以更好地刺激牙本质桥的生成。当然，窝洞上方严密封闭对于防止微渗漏的发生也是非常重要的工作。

二、霍尔技术(Hall technique)

霍尔(Hall)技术是一种新兴的治疗乳磨牙龋齿的方法,在间接牙髓治疗中值得注意。这项技术是由苏格兰初级保健临床医师 Norna Hall 博士引入的,当时他对龋齿儿童的数量感到不知所措。在苏格兰,55%的儿童在 5 岁的时候就出现了明显的牙本质龋坏,16%的儿童经历过拔牙。这位临床医师决定通过将预制金属(不锈钢)牙冠固定到位来处理乳磨牙病变(无症状且无根尖周病变的放射学迹象),无须局部麻醉、牙齿预备或任何龋齿尝试移动。这在英国无疑被视为是一种新颖的龋齿管理方法,并引起了苏格兰临床学者的关注。Hall 记录的数据表明,她的技术可能会产生与初级保健机构中更传统方法类似的结果。随后,进行了一项随机对照临床试验,将 Hall 技术与初级保健中龋齿乳磨牙的传统修复体进行比较。有趣的是,大多数儿童、监护人和临床医师更喜欢 Hall 技术而不是传统修复体。经过两年的回顾,使用 Hall 预制金属(不锈钢)冠治疗的牙齿与传统修复体进行比较,“霍尔冠”在牙髓健康和修复体寿命方面显示出更好的治疗效果。在英国,这进一步引发了一场持续的争论,即普通临床医师在初级保健中提供的修复性治疗是否是治疗乳牙列龋齿的有效方法。当然,这种新的方法似乎包含了当今的理论。潜在的致龋微生物需要非常特殊的环境才能引发或进展龋损。通过将病变密封在牙齿内,可以消除营养供应并阻止或减缓龋坏病变的进展。然而,获得有效且完整的冠方密封应该是最重要的。

三、乳牙直接盖髓

乳牙从最初发育到脱落的平均寿命明显短于恒牙。乳牙在相对较短的时间内经历剧烈的生理和物理变化。临床医师应记住,牙髓组织本质上不是静态的,同一种手术方式的结果也可能会有所不同,具体取决于患者的年龄。此外,由于牙髓内的老化过程,成功盖髓的可能性随着年龄的增长而降低。这可能是由于随着年龄的增长,牙髓内纤维和钙化沉积物的增加,以及牙髓体积和牙髓成纤维细胞增殖的减少。不应在乳牙的龋齿牙髓暴露处进行直接盖髓。美国儿科牙科学会(AAPD)和英国儿科牙科协会(BSPD)制定的指南建议,直接盖髓仅适用于乳牙的小机械或外伤暴露。

四、牙髓切断术

牙髓切断术是目前儿童牙科应用最广泛的一种活髓保存方法,适用于有龋坏牙髓暴露的乳牙和年轻恒牙。AAPD 乳牙和年轻恒牙牙髓治疗指南将乳牙活髓切断术描述为截除受影响或感染的牙髓冠部,保留全部或部分剩余的活力和功能。活髓切断术的定义是手术切除整个冠髓,假定冠髓部分或全部发炎,并且很可能感染,那么通过治疗来保留根管内相对完整的活髓,然后将杀菌药物放置在剩余的活髓残端与冠髓室底部的连通点上。这个过程是为了促进愈合和保留根髓。牙本质桥接可能是该手术的治疗结果,但这取决于所用药物的类型。目前认为,影响治疗结果的其他变量包括药物类型、浓度和组织接触时间。

1. 适应证　当保留患牙比拔除和用间隙保持器替换更有利时,活髓切断术适用于龋暴露的乳牙。可以实行活髓切断术的患牙,应表现出根髓活力的临床和影像学迹象,无病理变化,至少 2/3 的剩余牙根长度。活髓切断的牙齿应接受将不锈钢预成冠作为最终修复体,以避免颈部潜在的冠折。年轻恒牙根尖形成不完全,牙髓龋坏暴露,冠部组织广泛炎症,也建议进行活髓切断术。术前常规根尖周X线片，以确认根髓的健康状况、是否有根内或根外吸收。

2. 禁忌证

(1)牙根吸收超过牙根长度的1/3。

(2)牙冠后期不可修复。

(3)术中发现根管口出血黏稠、缓慢或不出血，牙髓部分或全部坏死。

(4)叩痛明显，有自发性疼痛史或持续牙痛、牙龈窦道、根内吸收等。

(5)在根分叉或根周区域存在透射性阴影。

(6)患有先天性或风湿性心脏病、肝炎或白血病等全身性疾病的患者，以及长期接受皮质类固醇治疗的儿童或免疫功能低下者；或乳牙有牙源性或滤泡囊肿。

(7)如果进入牙髓腔后出现大量出血，出血颜色暗红，不容易止血，应该重新评估患牙并更改治疗计划。

3. *治疗方法*　Ranly回顾了指导牙髓切开术历史发展的基本原理和各种药物，提出了三种治疗方法。灭活术是第一种用于“木乃伊化”根髓组织的方法。“干尸化”一词是指经过化学处理、惰性、无菌、代谢抑制和不能自溶的牙髓组织，该方法涉及原始的甲醛甲酚牙髓切开术，其结果是得到了完全失活的根髓。还包括5 min甲醛甲酚和1∶5稀释甲醛甲酚技术，两者都导致部分牙髓坏死和持续的慢性炎症。保存方法包括药物和技术，使孔部组织受到最小的损伤，并保持整个根髓的活力和正常的组织学外观。这类药物包括糖皮质激素、戊二醛和硫酸铁。这一类的非药物治疗技术包括电手术和激光牙髓切开术，再生方法包括具有细胞诱导能力的取髓剂，可以取代丢失的细胞或诱导存在的细胞分化成硬组织形成元素。在历史上，氢氧化钙是第一个被用于“再生”能力的药物，因为它能刺激硬组织屏障的形成。氢氧化钙断髓是建立在牙本质桥下牙髓组织愈合的基础上的。近年来，由于氢氧化钙组织反应的反应性大于诱导性，其再生能力受到质疑。真正的细胞诱导制剂包括骨形态发生蛋白形式的转化生长因子-β(TGF-β)、冻干骨、MTA。这些材料更具有代表性，并为重要牙髓治疗的未来研究提供方向。

临床操作时，推荐提前准备好无菌手术包，包括术中常规使用的器械(口镜、探针、镊子、挖匙、水门汀充填器、棉球等)，在切除冠髓前，应先彻底去除龋齿。去除周围龋坏组织的目的是让感染组织不会进一步污染冠髓。进入冠状牙髓腔后，创建一个宽敞的入口，以便充分显示所有的根管口，无菌刮匙和高速车针可用于去除冠髓组织，如果条件允许，能够在显微镜下操作可提供更清楚的视野，保留更多健康的牙髓组织，使用装有生理盐水的注射器来充分冲洗去除冠髓后的髓腔，不建议使用牙科空气-水注射器中的水，除非水是无菌的。浸润生理盐水的无菌棉球用于止血。将生理盐水湿润的棉球置于牙髓断端，几分钟后如果止血情况良好(图3-1)，可以进行后续的治疗，目前推荐生物活性类盖髓药物置于牙髓断端，上方再分层充填窝洞。但如果出现广泛出血则提示牙髓已出现退行性改变；这是活髓切断术治疗的禁忌。此时的患牙应行根管治疗甚至拔除。后续全冠修复是必要的，可选择的冠类型包括不锈钢冠、氧化锆冠。

一种生物活性水泥，类似于矿物三氧化物骨料(MTA)，最近被引入作为一种药物。次氯酸钠是一种有效的止血和杀菌剂，可以选择性地溶解浅表坏死组织而不伤害深层组织。Shabzendedar等(2013)发现，3%的次氯酸钠溶液与稀释甲醛甲酚的临床和影像学结果相同。最近的另一项研究报道，如果用干棉球可以在60s内止血，则可能不需要使用任何药物。临床

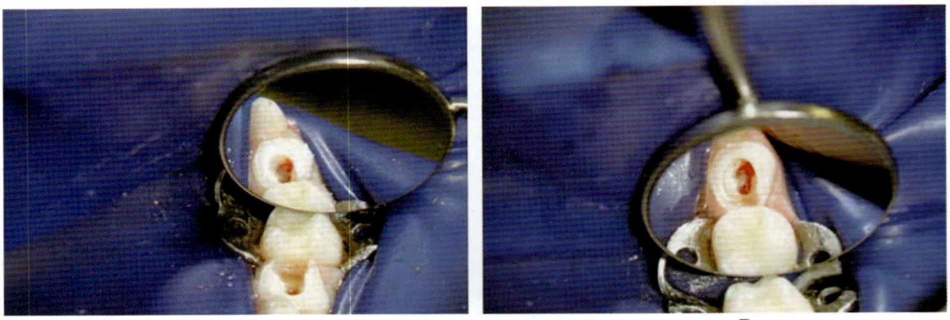

A　　B

图 3-1　切除冠髓后，观察牙髓的出血及止血情况

试验中研究最多的两种药剂是甲醛甲酚和硫酸铁。82%的住院医师目前仍然教授甲醛甲酚在牙髓切开术中的使用；其次是硫酸铁和 MTA。

硫酸铁是一种凝集血蛋白的止血药。血液与铁离子和硫酸盐离子发生反应，凝集的蛋白质形成堵塞毛细血管。它提供了与甲醛甲酚相似的结果，为那些担心使用甲醛甲酚引起争议的人提供了非醛选择。其为 15.5%的水溶液。

MTA 是硅酸三钙、铝酸三钙、氧化三钙、氧化铋、硅酸二钙和硫酸钙的混合物。它是高碱性的，pH 值为 12.5。它为粉状，与无菌水混合成糊状。MTA 的临床成功率与甲醛甲酚和硫酸铁相似。Erdem 等(2011)发现 MTA 比硫酸铁或甲醛甲酚在 2 年的放射治疗成功率更高。MTA 的主要优点是具有良好的密封性能，可防止细菌的迁移，但其成本高和约 3h 的凝结时间是它最大的缺点。MTA 在最终修复前覆盖一层基材，如中间修复材料(IRM)。MTA 粉尘可引起眼损伤和呼吸道刺激。湿或干 MTA 与软组织接触可发生化学烧伤。由于临床结果数量有限，且结果和方法的质量不一致，建议进行更多的临床试验来确定 MTA 作为牙髓切除药物的长期有效性。最近的一项对包括 1585 例患者的随机临床试验进行了系统回顾性研究。作者报道，MTA 牙髓切断术明显比甲醛甲酚牙髓切断术更成功，不锈钢冠修复比汞充填修复更成功。

甲醛甲酚用于重要的牙髓治疗已经超过 80 年，报道的成功率为 62%～100%。甲醛甲酚的甲醛成分提供杀菌性能和可逆抑制多种酶存在的炎症过程。浅层固定、保留深层根状组织、适当使用甲醛甲酚牙髓切除预后根管治疗的乳牙，以加速吸收和脱落的形式产生的负面后遗症一直是许多临床医师关注的主要问题。Starkey 认为继承恒牙的延迟萌出有时是在原发磨牙进行牙髓切除和牙髓切除治疗后发生的，萌出路径可能有些偏斜。还有研究表明，含甲醛的水泥经常引起牙周韧带不同程度的强直。在一项关于牙髓切除结果的回顾性研究中指出，有两个参数是成功的最高预测因素。前处理的病理性牙根吸收，在恒牙萌出后导致其牙釉质缺损的发生率为 44.4%。在没有预处理的病理性根吸收情况下，牙髓切除成功率为 91.7%。根管填充质量相对于根尖是另一个结果决定因素，根尖不足的根管填充成功率为 86.5%，根尖以上根管填充成功率为 88.9%。

最后修复时建议全覆盖冠，以保证良好的密封性，防止细菌渗入和微渗漏。不锈钢冠是修复的典型选择，但出于美学考虑，可能会选择另一种修复方式。第一磨牙如果预计在 2 年内脱落，可以用汞合金或复合树脂修复(美国儿科牙科学会，2014)。在 Hutcheson 等的一项研究中，采用白色 MTA 治疗原发性断髓，并用复合材料和不锈钢冠进行修复。在复合材料中发现了更多的充填体边缘的变化。1 年后，使用复合材料修复的原磨牙 94%变成灰色，而不锈钢冠和氧化锆冠则提供了一个更美观的选择。而我们临床常使用的 IROOTBP 可以替代 MTA，并且它不存在使牙体变色的缺点。

4. 激光活髓切断术　一些学者报道了使用二氧化碳激光对乳牙进行活髓切断术。甲醛甲酚和激光处理组之间没有显著差异。孤立的内部吸收的地区被确定在一个甲醛甲酚治疗的牙齿和两个激光治疗的牙齿。这些作者得出结论，根据症状、临床和组织学结果，二氧化碳激光似乎优于甲醛甲酚治疗。当然还是需要进行更多的研究，以建立理想的应用激光能量，以最大限度地提高最佳的残余牙髓反应，并探讨激光活髓切断术对先前因龋损暴露的牙髓的影响。

五、乳牙根管治疗术

乳牙根管治疗术（root canal therapy）也称牙髓摘除术（pulpectomy）。通常被视为无法保存活髓后尝试保留乳牙的最后手段，不能进行根管治疗术的患牙往往需要拔除。

1. 适应证　乳牙根管治疗术适用于不可逆性牙髓炎、牙髓坏死、根尖周炎等无法应用保髓治疗的患牙。乳牙的根管治疗最佳时期是牙根稳定期，也就是乳牙牙根形成至牙根开始吸收的时期。其适应证分别如下。

(1)乳中切牙 2—4 岁。

(2)乳侧切牙 2—5 岁。

(3)乳尖牙 4—7 岁。

(4)第一乳磨牙 3—8 岁。

(5)第二乳磨牙 3—8 岁。

2. 禁忌证　乳牙根管治疗术的禁忌证如下。

(1)根尖周广泛病变，病变波及恒牙胚。

(2)龋坏或者机械性致髓室底穿孔或剩余牙体组织过少。

(3)牙源性囊肿和滤泡囊肿等。

(4)过度的病理性牙根吸收，牙根吸收超过 1/3 的牙齿。

(5)X 线片上可见牙根内吸收、骨支持的过度病理性丧失，以及正常牙周附着的丧失。

是否对乳牙进行根管治疗，而非直接拔牙，往往是口腔医师感到困惑的问题。口腔医师的困惑一部分可能是由于担心损害正在发育的恒牙胚。的确有一些研究认为，根管填充物可能会对恒牙胚造成潜在损害。据报道，在对乳牙进行根管治疗后，恒牙的发育不全概率会轻微增加。但也有研究报道恒牙发育概率并没有受到根管治疗术的影响，其发育缺陷是由根管治疗术前就存在的感染引起的，而不是治疗本身造成的。值得注意的是，这些研究都是回顾性的，结果还应谨慎看待。另一部分可能是担心来自乳牙复杂的根管系统能否被充分清洁、成形和填充。

但保留乳牙也至关重要，可能有一部分牙髓受累的乳牙原本可能通过根管治疗保留一段时间，但还是被拔除了，并且拔牙后需要放置间隙保持器。而与乳牙本身相比，如果人为放置了间隙保持器，但没有提供适当的监测和预防性护理，可能会发生进一步的问题。例如，对于常用的带环丝圈式间隙保持器，松动的带环和不良的口腔卫生会增加发生龋齿和牙龈炎症的风险。没有及时去除间隙保持器则可能会导致萌出的恒牙偏斜，间隙保持器过早脱落则可能会导致间隙丧失，特别是在患儿没有及时复诊的情况下。在第一恒磨牙萌出高度不足时，有时会保留预后较差的第二乳磨牙用于维持间隙，在能够制作间隙保持器时再进行拔除。

对于预期保留时长＜12 个月、目前已有牙根吸收的乳牙，美国儿童牙科学会（American Academy of Pediatric Dentistry，AAPD）指出，也可以采取局部消毒和组织修复（lesion sterilization/tissue repair，LSTR）作为治疗策略。该疗法通过将三联抗生素糊剂及液体乙二醇、丙二醇放置在根管口预备出的空间进行根管消毒，不需要对根管进行机械预备。这与牙髓病的早期治疗技术（牙髓失活法、干髓术、塑化治疗，塑化治疗不可应用于乳牙）不同，关键是在使用药物完成根管内消毒后，机体将对病变组织进行修复。

3. *目的*　消除患儿疼痛或不适症状，防止影响继承恒牙胚的发育和萌出，维持乳牙列完整。

4. *方法*　治疗开始前，应当向家长交代乳牙根管治疗的意义、疗程、预后、术后反应等，尤其是根管治疗常常无法一次完成，术后建议定期复查，需要让家长有相应的心理准备。

在拔髓成形等情况下，可以在一次治疗中完成根管治疗的全过程。但一次性根管治疗术是否适用于根尖周病变或牙髓坏死的患牙仍存在争议，一般仍建议采用封药的方法消毒根管，在第二次就诊时完成根管充填。对处于炎症急性期的患儿，初诊时可能麻醉效果不佳，患儿正处于应激状态，无法完成根管预备，需要先进行牙髓开放或牙髓失活，则就诊次数需要相应增加。对计划进行预成冠修复的患牙，也需要预估能否在一次就诊中完成根管充填与预成冠修复。

（1）术前摄 X 线片：用于评估牙根及根管情况，初步确定工作的长度。

乳前牙多数为单根管，下前牙偶尔出现双根管。乳磨牙的牙根和根管数目常常存在变异。上颌乳磨牙多为 3 根，多见颊侧有 2 个根，舌侧有 1 个根；下颌乳磨牙多，多见近中有 2 个根管、远中有 1 或 2 个根管，共 3～4 个根管。

乳牙一般不使用电子根管长度测量仪，通过平行投照技术拍摄 X 线片，根据 X 线片根尖上方 2mm 及手感确定长度。中国人第一乳磨牙的平均全长为 14～16mm，乳中切牙、乳侧切牙和第二乳磨牙的平均全长为 16～17mm，乳尖牙的平均全长可达 18mm。乳牙的长度一般不超过 16mm。

（2）局部麻醉、隔湿与软组织保护：乳牙牙髓感染扩散到根周组织时，由于常存在髓底副根管，首先侵犯的部位常在根分支部，在发生慢性根尖周炎时仍可能为活髓。因此，对于慢性根尖周炎的患牙也需要进行局部麻醉，建议后续操作在橡皮障保护下进行，避免误吞误吸及药物刺激等意外发生。

（3）开髓、牙髓失活和摘除，最佳的处理是摘除牙髓：关于开髓洞型，乳前牙根管治疗一般位于腭面。但如果乳牙在失去牙髓活力后出现变色，并且出于美学考虑可能需要改善牙齿的颜色，以及在乳牙列中不建议漂白，因此可以采用唇面入路，术后进行酸蚀复合修复以改善美观。从唇面入路时，洞型比正常的舌侧入路更靠近切端，以获得直线通路。

乳磨牙的开髓洞型基本上与恒牙相同。乳牙和恒牙之间的重要区别是牙冠的长度、牙冠的球根状，以及牙髓底和牙根间牙本质壁的厚度。进入牙髓腔所需的深度远小于恒牙，从咬合面到牙髓室的髓底的距离也比恒牙小得多，髓室底较薄。所以对于乳磨牙来说，髓室底穿孔的风险相对较高，在处理髓室底时一定注意避免底穿。

选择合适粗度的拔髓针伸入根中部，与根管方向尽量一致，遇阻力应停止插入，旋转拔髓针将牙髓拔出。操作时注意避免拔髓针折断，不能超过工作长度，更不能超出根尖孔。处于牙根稳定期的患牙，拔髓后应无活动性出血。若拔髓时牙髓组织已经不成形或仍有大量血性渗出，则在根管预备步骤需要更多地冲洗。

必要时可以先进行牙髓开放或放置失活剂，但慎用金属砷失活制剂，避免从未发育完成或有吸收的根尖孔进入根尖周组织，或从封闭不严密的冠方渗漏，以及发生药物脱落和误吞。开放处理后建议次日复诊，失活术后建议1周左右复诊，进行牙髓摘除等后续治疗。

(4)根管机械预备：与恒牙牙髓治疗一样，乳牙根管的机械和化学预备的主要目的是根管清创。但由于乳牙根尖孔常呈开放状态，并且牙根呈抱球状，所以与恒牙不同，主要通过化学方法去除感染物质，并不强调根管扩大和成形。

乳牙根管机械预备可以选用不锈钢K锉、手用镍钛根管锉和机用根管镍钛锉，其中镍钛锉的弹性可较好地适应乳磨牙自然弯曲的根管，使用机用镍钛锉时则需要评估儿童的耐受性和配合程度。考虑到乳牙的长度，推荐的根管锉长度不超过21 mm。

选用不锈钢K锉时，根管锉需要常规预弯。先确定初锉号数，按照确定的工作长度配合大量冲洗进行逐级预备，一般不强调回锉，最终预备至35～40＃，避免过度预备造成侧穿和根折。

与普通K锉相比，镍钛锉的锥度较大，使用时一定要注意按照根管长轴的方向进行预备，避免较大角度进入根管造成根管口区域牙体组织的过度切削引发带状侧穿。预备过程中需要严格按照测量的工作长度进行预备(或者工作长度－0.5mm)，并保持根管湿润，特别是根尖1/3部分；预备时不是一次性到达工作长度，而是逐步从冠方向根方逐步进入，并需要不断短促提拉，保证器械不在根管某一点停留。临床使用中应记录使用次数，按照器械说明书的指导适时更换。

专门研发的乳牙机用镍钛锉的品牌有益锐M3、华益、萨尼、欧罗德卡等。其中M3机用乳牙镍钛锉长度为16mm，包括04锥度(20＃，25＃，30＃)和06锥度(25＃，30＃，35＃)两类型号，04锥度较为常用。华益机用乳牙镍钛锉为16mm，包括04锥度(20＃，25＃，30＃)和06锥度(20＃，25＃，30＃)。萨尼机用乳牙镍钛锉有两种长度，分别为16mm和19mm，均为03锥度(20＃，25＃，30＃)。欧罗德卡机用乳牙镍钛锉长度为16mm(20＃/04锥度、25＃/05锥度、30＃/04锥度)。

(5)根管冲洗与消毒：乳牙根管化学预备一般推荐使用1%次氯酸钠溶液或2%氯己定溶液，常用药物还有乙二胺四乙酸(EDTA)等。不过也有研究显示，用氯己定或1%～5%的次氯酸钠或无菌水/生理盐水冲洗的成功率无显著差异。根管冲洗时不能超出根尖孔，避免药液进入根尖周组织。大量冲洗对清除根管系统难以机械预备区域组织中的感染起着重要作用。

诊间封药可选用氢氧化钙制剂、碘仿糊剂、樟脑酚(camphorated parachlorophenol，CP)等，其中氢氧化钙制剂消毒效果最好，CP效果最差。不建议使用FC。冠方可使用玻璃离子水门汀或氧化锌丁香油暂封膏封闭，1～2周复诊。

(6)根管充填：患牙症状基本消失后可进行乳牙根充，可酌情采用局部麻醉。

乳牙牙髓治疗的早期报道通常涉及在活髓牙中使用砷进行失活，在非活髓牙中使用杂酚油、甲醛甲酚或多聚甲醛糊剂。根管填充有各种材料，通常由氧化锌和许多添加剂组成。常用的乳牙根管充填材料有氧化锌丁香油糊剂(zinc oxide-eugenol paste，ZOE)、Vitapex糊剂(碘仿和氢氧化钙的复合制剂)等。也有观点认为，如果乳牙需要进行根管治疗术，并且继承恒牙缺失，可以用牙胶填充乳牙的根管，以保持乳牙长期存在。

ZOE 糊剂是最为传统的乳牙根管充填材料，但可能对敏感个体的根尖周组织有刺激性（丁香油酚），并且吸收速率常低于乳牙根的吸收，乳牙脱落后可能仍有糊剂残留，影响继承恒牙的萌出。

Vitapex 糊剂是一种常用的注射式成品乳牙根管充填材料，具有良好的生物相容性，对周围组织的刺激较小，超充后可被吸收，并有一定的抗感染能力；缺点是溶于水、修复体发生微渗漏或患牙已经启动牙根吸收时糊剂可迅速被吸收；材料本身为黄色，有时造成前牙变色。

目前缺乏证据说明乳牙根管充填材料哪种表现最好，在预估可能发生超充时，更可能建议选用 Vitapex 糊剂，在考虑到美学因素时更可能建议选用 ZOE 糊剂。

常用的充填方法有螺旋输送器充填法和加压注射充填法，两者可结合使用。螺旋输送器充填法把蘸有根管充填剂的螺旋输送器针送入根管至距根尖 2 mm 处，开启输送器并轻轻上下提拉数次，使糊剂充满根管，使用时必须注意避免器械折断。若器械折断且无法取出，应考虑拔牙或密切随访至恒牙胚接近吸收牙根中的螺旋输送器边缘时立即拔除。加压注射充填法是用特殊的根管内注射器伸入根管下 1/3，把根管充填药物加压注入根管的同时逐渐后退至根管口，使药物充满根管。之后清除髓腔内多余的根充糊剂，用少量氧化锌水门汀封闭根管口，可用小棉球向根管口轻压。拍摄 X 线片确定根充效果，欠填的原因可能是根管预备不足、注射时加压不够或插入根管内深度不够，不必取出糊剂，疏通根管后前端接近根尖孔继续注入即可。

根管充填技术的选择可以灵活组合所使用的材料和相关的充填器械。以 ZOE 为例，在将其混合至合适的稠度后，可以用螺旋充填器将其导入牙髓室及根管内，再用棉球压实，这一步骤能有效地将 ZOE 压入根管；也可以使用根管压力注射器将 ZOE 置入根管。在一项关于根尖封闭和 X 线片充填质量的研究中，螺旋充填器、压力注射器之间并没有统计学的显著差异。

无论使用何种方法填充根管，都应注意防止材料挤入根尖周组织。据报道，ZOE 过度充填的失败率明显高于仅充填至根尖或轻微充填不足的失败率。但如果少量 ZOE 无意中超过根尖孔，临床中可以将其保留，因为材料总体来说可以被吸收，有研究认为 ZOE 填充物是否超充不影响后续恒牙是否存在发育缺陷。

（7）牙体修复：当根管被合适地充填时，将快速凝固的临时黏固剂放置在髓室中以密封根管填充物，再进行牙体修复。乳前牙应进行光固化复合树脂充填，乳磨牙根管治疗后的首选修复方法是不锈钢预成冠，以确保良好的冠密封，防止牙齿可能的折裂（图 3-2）。通常在根管治疗当次就进行金属预成冠修复，不过应当结合儿童的配合情况综合考虑。金属预成冠的修复详见本章第二节。

（8）瘘管处理与全身用药：不建议对乳磨牙牙龈瘘管进行深搔刮术，以免损伤继承恒牙胚。一般不需要使用抗生素，仅在间隙感染或有全身症状时用药，用药前必须确认有无药物过敏史，必要时可能需要验血、静脉输液治疗。可酌情使用镇痛药物。

5. 术后注意事项　完成根管治疗后，应当向家长交代如下注意的问题。

（1）麻醉后注意事项。

（2）术后反应。若采取 ZOE 糊剂进行根管充填，由于丁香油酚对根周组织有一定刺激性，术后可能会引起较为严重的牙齿疼痛（特别是夜间痛）、松动和牙龈肿胀等反应，常在 3～5d 缓解，必要时可口服镇痛药。

（3）若病情加重，出现间隙感染或有全身症状时及时复诊。

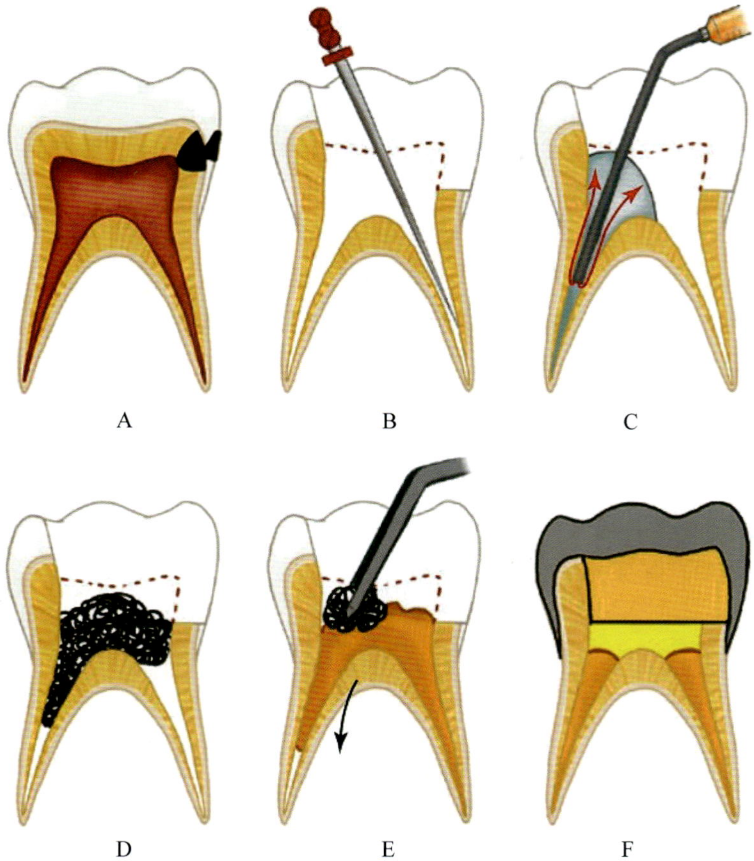

图 3-2　下颌第二乳磨牙牙髓切除术及根管充填的分期

A. 广泛邻面龋。注意冠髓和根髓中存在不可逆的炎症。B. 在去除龋齿和髓室去顶后，冠髓被切断。不可逆的发炎组织大量出血。将预先测量的手锉放置在距离 X 线摄影顶点约 2 mm 处；轻轻清洁根管，尽量减少整形。C. 在清洁阶段应使用次氯酸钠进行冲洗。D. 如果根管不能在同一次就诊时进行充填，可以用不凝固的氢氧化钙进行充填；或者，可以将根管用小棉片和临时冠内修复来修复牙齿。在随访中，根管可以用可吸收的根管充填材料，如氧化锌丁香酚(ZOE)或 Vitapex 糊剂。E. 充填过程中确保使用合适的器械将材料压实。F. 根管充填后，在用预成形金属(不锈钢)冠进行最终覆盖之前，对牙齿进行内部修复。

定期复诊十分必要。根管治疗失败很少会出现急性症状，通常是在定期随访时发现，一般建议术后 3 个月、6 个月、12 个月进行临床和根尖 X 线摄片检查，至少应当每 12 个月复诊一次，以检查治疗是否成功，及时处理可能出现的任何问题。

即使是原以为牙髓治疗成功的乳牙，可能也会发生早失或滞留。例如，ZOE 滞留在组织中是乳牙根管治疗术的常见后遗症，在牙根的正常生理性吸收到达髓室后，大量 ZOE 可能会影响吸收过程并导致牙冠的长期滞留。一项长期研究报道，在牙齿脱落后，50%的病例保留了 ZOE。一项研究描述了乳牙牙髓切除后约 1/5 牙齿因为前磨牙异位萌出或经治疗的乳磨牙脱落困难而需要拔除。当发现炎症未得到控制的证据，可能需要拔除乳牙及间隙保持。

乳牙根管治疗的成功与否可以参照恒牙根管治疗的标准。复查时，临床标准为牙齿无异常症状与体征，保持牢固的附着和功能，没有疼痛或感染。影像学检查牙根无病理性内外吸收；根周组织无病变出现，或原有根周组织病变消失或缩小；恒牙胚继续发育，周围的骨硬板应完整，发育程度应与对侧同名牙相仿，乳牙应能正常吸收，不影响恒牙的发育或萌出。使用Vitapex糊剂进行根管充填的患牙，术后复查的影像学表现可能与牙髓切断术后患牙的表现相似，这并不意味着治疗失败。

有5个预先存在的因素会对乳牙根管治疗的预后存在负面影响：①根分叉穿孔；②过度地吸收根外；③内部吸收；④大面积牙槽骨丧失；⑤牙周病涉及的根分叉病变。当患牙没有这些因素时，临床成功率可明显提高。如果所有感染的症状都能够在根管充填前得到解决时，成功率也会大大提高。

6. 临床病例讲解　患儿，女，4岁，1周前于外院行上前牙牙体治疗，现要求治疗余牙，否认食物嵌塞痛、冷热刺激痛、自发痛、咬合痛等，父母代为刷牙，吃甜食不多。初诊口内照见图3-3。

口内检查见54、64冠部远中墨浸状改变，叩诊等检查无异常；84叩诊不适并且颊侧可见牙龈瘘管。外院X线片显示，54、64冠部低密度影达牙本质深层，牙根未见明显吸收，根尖周未见明显异常；而84根分叉下方密度减低，远中根吸收超过1/3，恒牙胚表面硬骨板已有破坏。

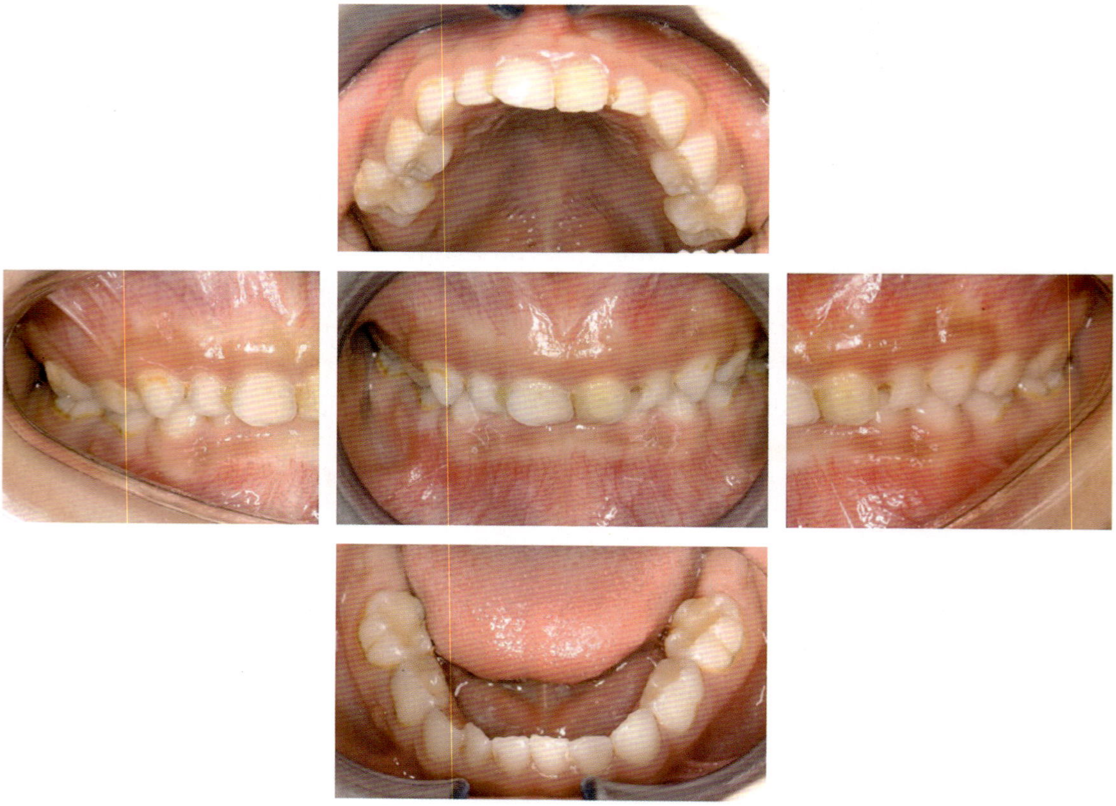

图3-3　初诊口内照片

因此在治疗方案的初步制订上，54、64 可以尝试保留，而 84 根尖周病变已波及恒牙胚，并且牙根吸收明显，应当诊断为慢性根尖周炎，无法通过根管治疗术进行保留，只能拔除后进行间隙保持。对于 54 和 64 的具体治疗计划，则需要结合去腐过程中的表现进行判断。

实际上，54 在局部浸润麻醉并上橡皮障后，去腐未净时便已露髓，主诊医师观察牙髓状态选择了根管治疗术，并计划分两次完成治疗。

首次治疗进行了牙髓摘除，选用不锈钢 K 锉预备到了 35 号，预备过程中使用了 1.25%次氯酸钠溶液和 EDTA 进行化学预备，选用氢氧化钙制剂进行诊间封药，使用氧化锌丁香油暂封膏封闭髓腔后使用玻璃离子水门汀封闭冠方。1 周后复诊进行了根管充填，选用的根管充填材料是 ZOE 糊剂，并使用螺旋输送器充填法，拍摄根充 X 线片时发现近中颊根和远中颊根欠填，疏通根管后重新输送了 ZOE 糊剂。最终使用金属预成冠进行修复。

而 64 在腐质基本去净后才露髓，并且牙髓的状态尚可，因此主诊医师选择了冠髓切断术，但医嘱需要密切观察该牙状态，定期复查，出现牙髓症状后也可能需要进行根管治疗术。家长要求暂缓对该牙进行预成冠修复，因此 64 在本轮治疗中进行了树脂充填。

治疗后口内照片（本轮还对一些龋坏牙齿进行了树脂充填）见图 3-4。

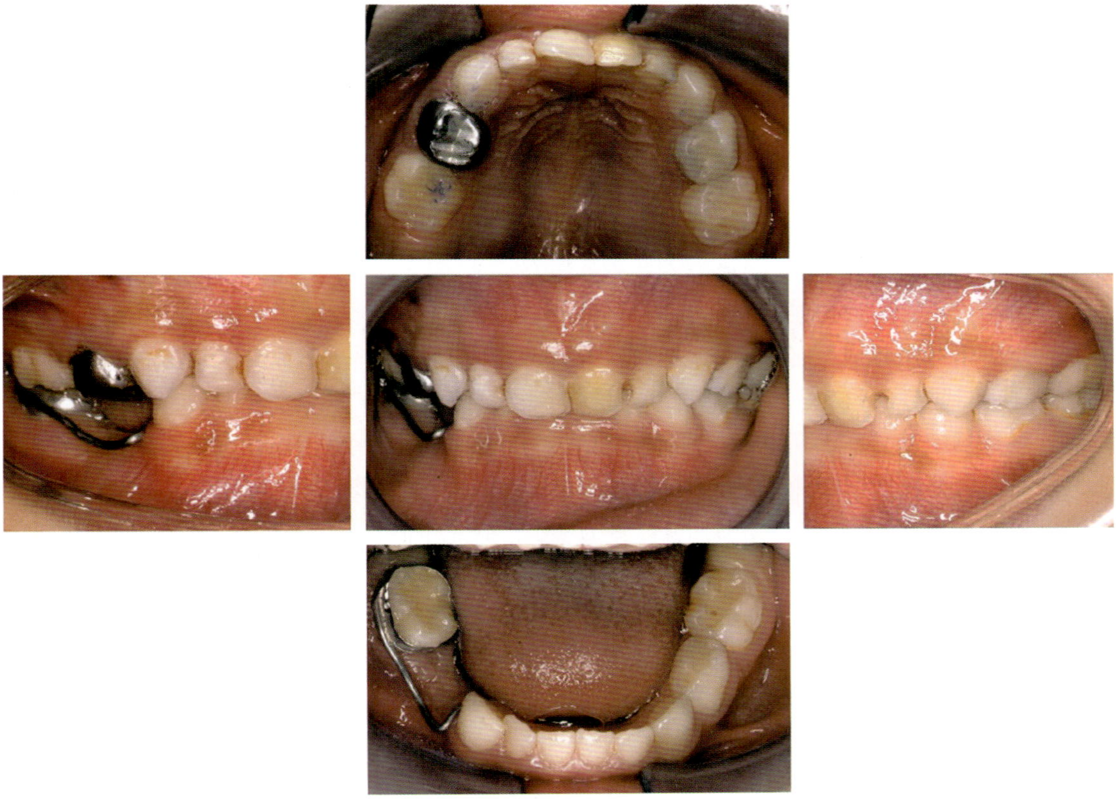

图 3-4　治疗后口内照片

第二节　乳牙预成冠修复

乳牙冠修复包括乳前牙透明冠和磨牙预成冠修复。乳前牙透明冠往往用于重度低龄儿童龋(ECC)的乳前牙。ECC通常见于18－36个月大的儿童，有时也可以见于年龄更小的患儿。最初，上颌切牙沿着龈缘发展出一条白垩色脱矿带，这种表现不太起眼，很容易被家长发现。随着病情的发展，白色病变发展成龋洞，以棕色或黑色的项圈环绕牙齿的颈部。通常当家长意识到龋坏发生，将孩子带到口腔医院就诊时，大部分牙冠已经龋坏或缺损，甚至4颗上颌乳切牙的牙冠都已经严重破坏，留下腐烂的棕黑色残冠。父母早期关注的可能只是孩子前牙的龋坏带来的美学问题及对继承恒牙的潜在影响，随着孩子的长大，也可能影响到儿童自己的心理。治疗这些严重的前牙龋坏对许多牙科医师来说都是巨大的挑战。除了牙齿本身的问题外，一部分压力来自幼儿和学龄前儿童由于年龄小而缺乏认知能力，通常不容易配合，有的甚至还无法进行有效交流。

具体来说，乳前牙透明冠是树脂充填的一种特殊类型，牙冠作为树脂成型的辅助工具。与恒牙牙冠相同的是需要进行牙体预备，相对于正常牙冠形态的切端磨除1.5 mm，邻面磨除0.5～1.0 mm，唇舌侧牙面均匀磨除0.5 mm，不过临床实践中去腐后仅需修整尖锐边缘，去除倒凹和台阶；不同的是试冠时需要制作排溢孔，多余的复合树脂和气泡会从牙冠的排溢孔和龈缘溢出，光固化后需要再拆除整个冠套，磨除多余树脂并进行抛光。

使用透明冠进行修复的优点显而易见，它可以有效恢复患儿前牙的美观。但其缺点也很明确，包括相对易折性、在重压下的断裂风险、牙齿结构的显著去除、费用、有限的色调选择，以及在空间拥挤时修复十分困难。应当强调的是，对于残留牙冠组织过少的牙齿，无法获得足够固位，不应当以部分家长的请求进行树脂冠修复。

与前牙树脂冠相比，磨牙预成冠将作为修复体与乳牙一同替换。临床常用的是不锈钢材质的金属预成冠。一些家长可能会认为不锈钢的外观和颜色是不可接受的，因此在获得知情同意时应出示金属预成冠的图片，以便家长确实明确同意。目前也有乳牙的瓷预成冠，美观性明显更强，可用于前牙修复，但不能调磨，试冠时必须“被动就位”，不适合牙列拥挤的情况或作为间隙保持器的基牙。美国儿科牙科学会推荐，对于龋病风险评估为高龋齿风险的儿童，将不锈钢牙冠是乳磨牙在牙髓治疗后的首选修复体，建议用于大面积、多牙面龋等情形，能够为患牙提供良好的密封和持久、可靠的修复。并且，对于不合作的孩子，选用不锈钢牙冠比美学冠更为适宜，因为美学冠需要更多的牙齿预备量，对于活髓牙可能需要进行活髓切断术，并且通常需要更长的预备时间，而在进行局部麻醉和橡皮障放置的情况下，乳磨牙预备和不锈钢牙冠的粘固可以在10 min内完成。见图3-5、图3-6。

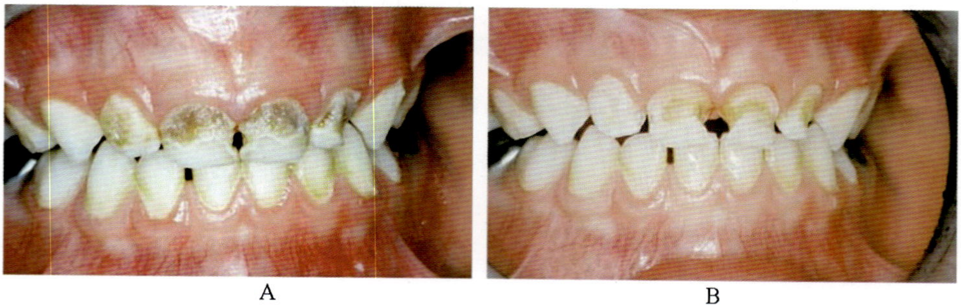

A　　B

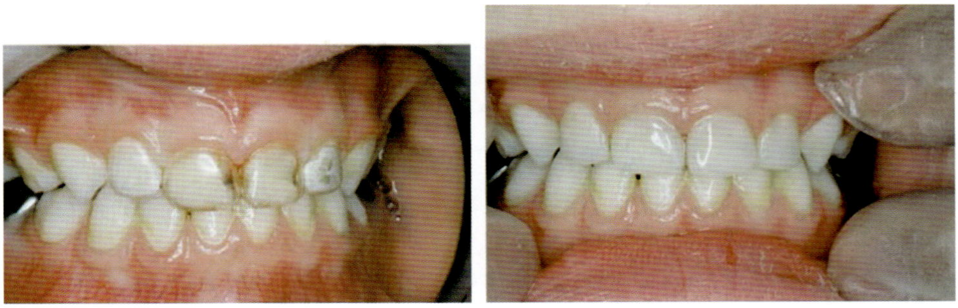

C D

图 3-5 乳牙预成冠修复

A. 术前照片。B. 去除龋齿后放置树脂改性玻璃离子水门汀。此时患儿的牙龈已经恢复正常状态。C. 试戴透明冠。D. 完成修复，术后照片。

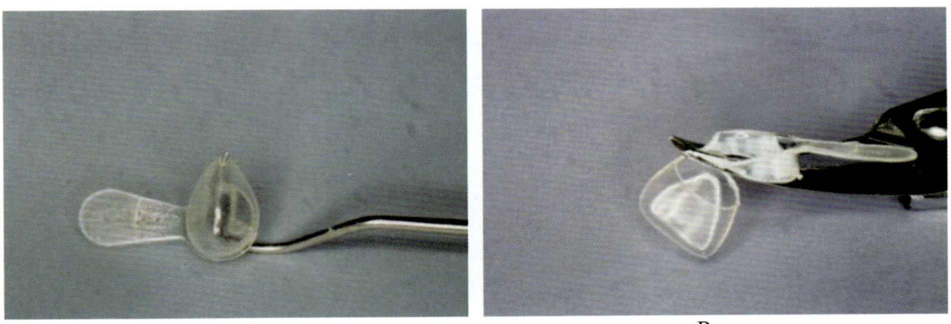

A B

图 3-6 形成核心通气孔和修剪牙冠牙龈缘

A. 在近中或远中切角处用锋利的探测器刺穿牙冠，以形成一个核心通气孔，用于排出牙冠中截留的任何气泡。B. 在准备好排气口后，应使用锋利的弯剪刀修剪牙冠牙龈边缘。

综上所述，下文主要围绕乳磨牙金属预成冠修复进行叙述。

一、适应证

与成人不同，儿童预成冠可以用于活髓牙和牙髓治疗后的牙齿，不过应当注意在牙体预备过程中露髓而需要进行牙髓治疗的可能。适应证如下。

1. 乳牙或年轻恒牙的大面积和(或)多面龋坏、缺损(外伤等)。
2. 牙髓切断术或牙髓摘除术后剩余牙冠结构折裂风险高的乳牙或年轻恒磨牙。
3. 遗传性发育异常的磨牙，如牙本质发育不全或釉质发育不全，粘接性修复材料修复效果不佳者。
4. 需要恢复与邻牙的基础关系或需要建立咬合高度者。
5. 各种固定保持器，不良习惯阻断器的固位体。

二、禁忌证

1. 牙体形态异常或缺损面积过大难以获得足够固位者。

2. 对金属过敏或患系统病需接受磁共振检查者。

对于龋易感性较高的低龄儿童，预成冠相较于树脂充填能起到更好的保护作用，能够避免继发龋的发生。需要注意的是，若为活髓牙进行冠修复，需要评估髓角在牙体预备过程中暴露的风险，如果涉及牙髓需要先完善牙髓治疗，这一点应当事先向家长说明。对于所有计划冠修复的牙齿，都需要检查牙体形态与咬合，对牙体预备与牙冠试戴的难度进行评估，如近远中距离明显丧失或对颌牙明显过长的牙齿，选择合适的金属冠难度较大。

三、目　的

恢复牙体形态，预防继发龋的发生，维持牙弓长度。

四、方　法

治疗开始前，应当向家长交代预成冠修复的效果与意义，许多家长对不锈钢颜色的预成冠存在一定的抵触心理，应当强调预成冠修复的必要性。部分家长可能将预成冠与间隙保持器混淆，错误认为预成冠也需要在某个时刻进行去除，或者认为间隙保持器也不需要移除，医师应当注意进行说明。

在牙髓切断术或根管治疗术中，可以一并完成预成冠修复。但在儿童无法耐受长时间诊疗或希望对炎症控制效果进行观察等情况下，也可以先使用玻璃离子或树脂进行过渡性充填，待复诊时进行预成冠修复。若复诊间隔较短，充填时不需要恢复咬合面高度和邻面接触关系，恢复预备体形态即可。需要重点强调的是，儿童在开始治疗前保持良好的口腔卫生是非常重要的。这是由于牙龈发炎会导致在治疗过程中出血过多，同时也会影响树脂或黏接剂的粘接效果。父母应该得到相关的指导，确保孩子的牙龈在治疗前已经恢复正常状态。通常 2～3 周的适当家庭护理足以获得健康、粉红色、质地良好不出血的牙龈。

1. *术前准备*　完善检查与治疗，进行局部麻醉与橡皮障隔湿。局部麻醉的意义在于牙体预备、试戴牙冠等过程中，车针或未调整好的牙冠的过长、不密合的冠边缘可能引发儿童不适，局部麻醉能够避免疼痛不适影响诊疗过程。橡皮障可以在牙体预备、试冠、粘接等步骤使用，一方面起隔湿与软组织保护的作用，另一方面能够防止牙冠滑脱导致误吞误吸。

2. *咬合面预备*　根据牙齿外形及咬合情况，均匀降低 1～1.5mm，保留咬合面形态，使用橡皮障时用邻牙作为参考。一般使用金刚砂杵状车针进行。

3. *近远中面预备*　预备量约为 1mm，预备至龈下 1mm，使用探针检查时探针应当能顺利通过。一般使用粗金刚砂车针进行预备。目标是形成刃状肩台，不要有悬突和台阶，点线角圆钝，注意近远中面与颊舌面及船面的过渡应当平滑。注意不要伤及邻牙，可以在要预备牙的邻面和其邻牙的邻面之间插入木楔子将两牙分开，或使用邻面成形片作为保护。应当强调的是，在第一恒磨牙未萌出的情况下，即使此时第二乳磨牙远中不存在邻牙阻挡，仍然需要对第二乳磨牙进行预备，否则预成冠易导致或加重第一恒磨牙异位萌出。

4. *颊舌面预备*　一般不需要，除非有明显的凸起可能干扰预成冠就位。

5. *选择、试戴金属冠*　应选择可完全覆盖预备体的最小全冠。冠的尺寸不宜偏大，否则后续易发生脱落或刺激牙龈。注意在邻牙龋坏尚未处理的情况下，不要占用邻牙空间，避免邻牙修复后邻面接触关系异常导致食物嵌塞。具体选择时，应当确定小一号的牙冠已经无法戴入，而非仅对当下试戴的牙冠固位情况进行评估。

首先在橡皮障保护的情况下进行试戴，下颌牙冠从舌侧向颊侧试戴，上颌牙冠从颊侧向舌侧试戴，也可顺应牙体长轴的方向。就位时应发出“咔哒”声响，如无法就位，往往说明预备量不足或选择的牙冠尺寸不合适，应当注意对比。如就位后牙龈明显发白，用金刚砂轮（配合直机使用）修整边缘，也可以使用剪刀进行调整，但修剪后仍然需要金刚砂轮磨光，修整到预成冠对牙龈无压迫，牙龈颜色正常。若无法获得合适的预成冠，常见于下颌第一乳磨牙，那么可以选择不同品牌的牙冠，下颌乳磨牙可酌情试用上颌乳磨牙预成冠，或用邻面成形钳调整近远中径宽度，或减小牙冠颊舌径。多数不锈钢预成冠不需要大幅度调改，仅做局部修整即可。

在佩戴橡皮障时试戴基本合适后拆除橡皮障，检查咬合，预成冠就位后应尽可能达到咬合平衡。若不平衡，可能需要对预备体合面形态进行调整，保证牙体预备量充足。若预备量充足而咬合仍然高，应检查冠是否完全就位，重点检查邻面是否有台阶，线角处是否过于尖锐。若对颌牙由于患牙长期缺损下垂导致咬合过紧，可酌情少量调磨对颌牙。

确定合适后取下预成冠，下颌预成冠从颊侧向舌侧旋转取出，上颌预成冠从舌侧向颊侧旋转取出，与戴入方向相反，同样顺应牙体长轴方向。此时应当注意与儿童交流，必要时头侧向一边，避免取下预成冠时滑脱后误吞误吸。用收边钳收紧金属预成冠的颈部以获得良好的固位，最后用硒粒子磨头抛光边缘。冠的边缘应当形成光滑斜面以包裹牙颈部，以减轻对牙龈的不良刺激并有利于以后的菌斑控制。若修复时冠缘过度插入龈缘下或冠缘与牙颈部不密合，牙龈易发生炎症，有时在短期内会明显红肿。

6. *金属冠粘接* 正式粘接前需再次进行试戴确认咬合关系，确定冠与牙体紧密接触，注意冠缘已修整并检查位置是否合适。注意隔湿，此时可以再次戴用橡皮障。乙醇棉球消毒预成冠，一般用玻璃离子水门汀或聚羧酸锌水门汀等进行粘固。黏接剂应全面覆盖预成冠内侧面，避免因缺少黏接剂而形成空隙。黏接剂硬化前，清洁多余黏接剂。可使用乙醇棉球擦去表面大部分黏接剂，用牙线去除邻面黏接剂，最后用小乙醇棉球擦去表面残余的黏接剂。也可待黏接剂稍硬化，处于半凝固状态时用探针或挖匙去除多余的黏接剂。清除多余黏接剂后使用棉卷继续咬合固位，待黏接剂充分反应。

五、术后注意事项

完成乳牙金属预成冠修复后，应当向家长交代以下事项。

1. 麻醉后注意事项。
2. 替牙时，金属预成冠可随牙齿一起脱落，没有必要提前去除。

参考文献

[1] Milsom KM, Tickle M, Blinkhorn AS. Dental pain and dental treatment of young children attending the general dental service[J]. Br Dent J, 2002(192): 280.

[2] Coll JA. Predicting pulpectomysuccess and its relationship to exfoliation and succedaneous dentition[J]. Pediatr Dent, 1996(18): 57.

[3] 秦满.儿童口腔科诊疗指南与护理常规[M].北京:人民卫生出版社,2015.
[4] 秦满.儿童口腔科临床操作教程[M].北京:人民卫生出版社,2017.
[5] 邹静.儿童口腔科诊疗与操作常规[M].北京:人民卫生出版社,2018.

第四章

年轻恒牙牙髓疾病

恒牙萌出未达到𬌗平面、牙根发育和根尖闭合尚未完成的恒牙称为年轻恒牙(young permanent teeth)。

龋病或外伤引起的牙髓损伤在年轻的恒牙列中很常见,牙髓坏死的年轻恒牙预后不良,可能导致牙齿过早脱落。这些牙齿的牙髓治疗面临着挑战。因此,年轻恒牙所有治疗计划的目的,都是保持牙髓活力、为牙根的持续发育和牙本质的生理性生长提供条件。

第一节　年轻恒牙的解剖特点

当牙根形成 2/3 左右时恒牙开始萌出,此时髓腔宽大,牙根长度不足,根尖孔呈漏斗状,根管壁薄。直到萌出后 2～3 年牙根才能完全形成、根尖闭合,称为成熟恒牙。

年轻恒牙由于萌出时间短、磨耗少,窝沟点隙明显、较深、形态复杂、难以自洁;粗而明显的生长发育线矿化不全,硬组织薄、矿化度低、溶解度高、渗透性强;牙本质小管粗大、管周及管间牙本质矿化程度低,因此年轻恒牙的龋病进展较快,多为急性龋,容易波及牙髓,导致牙髓损伤。

与乳牙类似,年轻恒牙的牙髓组织较成熟恒牙疏松,未分化间充质细胞较多,纤维成分较少,成纤维细胞多,血管丰富,生存力旺盛。由于年轻恒牙具有高度细胞化的牙髓和丰富的血液供应,较成熟恒牙有更好的抗病能力及愈合潜力,这一特点有利于控制感染和消除炎症,这也是临床上进行保存活髓治疗的有利条件。但由于牙髓抵抗力强,炎症也容易局限,表现为慢性过程;又因牙髓组织疏松、根尖孔大、血运丰富,感染容易扩散,故应及时治疗。

牙本质基质被认为是生物活性分子和生长因子的储存库,在牙本质发生过程中被隔离。在牙齿组织损伤(即龋病和细菌酸分泌)期间,这些分子可能与细胞外基质的其他成分一起从牙本质释放,诱导第三期牙本质的形成。转化生长因子(transforming growth factor,TGF)超家族的成员,特别是 TGF-β,在影响间充质细胞和诱导牙本质再生方面受到了相当多的关注,学者们猜测这些生物活性分子提供信号,参与将干细胞募集到牙髓损伤部位,并诱导其增殖和分化,启动组织再生和牙本质桥形成。

第二节　年轻恒牙牙髓疾病的病理特点

刚萌出的年轻恒牙,表面釉质和牙本质矿化程度低,髓腔大髓角高,龋病进展迅速且易波及牙髓。年轻恒牙的牙髓组织体积大、细胞成分多、血运丰富,这样既能使牙髓内的炎症产物很快运送出去，又使牙髓具有较强的修复能力。因此相对而言，年轻恒牙牙髓感染时不易出现坏死，感染局限的持续时间长，这些特点为活髓保存治疗赢得了时间。

年轻恒牙的根尖孔呈喇叭口状，当牙髓出现慢性弥散性炎症时，感染容易波及根尖周组织，但此时牙髓仍保持活力，这一特点与乳牙慢性根尖周炎相似。

由于年轻恒牙的根尖孔呈喇叭口状，牙髓组织在根尖部呈乳头状与下方牙周组织相移行，局部存在有丰富的血液微循环系统，因此年轻恒牙牙髓对炎症有较强的防御能力，这为年轻恒牙尽量保存活髓提供了生理基础。年轻恒牙在萌出后 3～5 年牙根才能发育完成，在此之前，保存活髓，尤其是保存活的根尖牙乳头（vital dental papilla）是牙根继续发育的关键。

第三节　年轻恒牙牙髓疾病的临床表现

年轻恒牙的牙髓暴露主要是由于龋病或外伤。在龋病暴露中，牙髓和牙本质被感染，而在手术过程的医源性暴露中，仅牙本质可能被感染，而牙髓有时甚至可能不会发炎。在外伤性牙髓暴露中，牙本质不会被感染，如果受伤后立即治疗，牙髓组织可能仍然有活力并且不会被感染。

与乳牙类似，年轻恒牙牙髓治疗最重要和最困难的是确定牙髓的健康状况或其炎症阶段，这是实现适当治疗计划的关键因素。如果没有有效的诊断和治疗计划，就不应开始修复性牙科治疗。按照诊断程序，诊断过程应遵循有序的模式，注意全身病史和牙科病史、临床检查和特殊检查，包括适当的影像学检查。父母或照顾者可能有助于澄清病史，并且如果任何系统性疾病可能影响临床管理，则可能需要参与。还应认识到仔细采集病史、诊断程序和病历记录的法医学维度。在麻醉可疑牙齿并用橡皮障将其隔离之前，应尽一切努力建立有效的牙髓诊断。在治疗前还应该讨论因意外事件（如在深龋去腐过程中牙髓暴露）而可能需要采取的应急替代方案。现有的确定牙髓炎症程度的测试即使在最好的情况下也是粗糙的，对于年幼和焦虑的儿童及年轻恒牙来说可能没有什么价值甚至没有价值。关于儿童牙髓诊断的文献大多是基于经验治疗和病例报道的结果。治疗前对牙髓状态的假设通常基于回顾性发现，而不是支持治疗前诊断的组织学或微生物学数据。组织学检查仍然是确定牙髓炎症性质和程度的唯一真实方法，与临床体征和症状的相关性有限。尽管在治疗前应尽一切努力辨别牙髓状况，但详尽的牙髓激发试验可能会导致牙髓炎症，对患儿没有帮助。从临床角度来看，表现出的疼痛特征通常对于诊断至关重要，特别是在与临床和影像学检查的附加信息相结合时。手术过程中的临床观察可以提供进一步的证据，如暴露牙髓出血的性质、量和控制能力。然而，临床医师应该认识到，牙髓状态与临床体征和症状之间的相关性非常有限。因此儿童牙髓的诊断既是一门科学，也是一门艺术。

下面我们将针对年轻恒牙的临床牙髓诊断进行全面梳理。

一、全身病史和牙科病史

应仔细记录全身病史和牙科病史，然后进行彻底的临床和影像学检查。如果发生外伤，应询问患者和家长受伤的时间和性质，以及是否曾经有过治疗或外伤事件。除龋坏和牙外伤以外，前磨牙畸形中央尖折断是导致年轻恒牙牙髓感染引发疼痛的常见病因，检查中要注意确认有无折断的畸形中央尖。

任何出现的疼痛特征首先要在病史中确定。只要有可能，应区分刺激性疼痛和自发性疼痛。刺激性疼痛通常是由热或渗透性刺激（如喝冷饮、吃糖果）引发的，并且通常在刺激消除后停止。该病史表明存在轻微的、可逆的牙髓炎症。引起的疼痛有时可能与食物嵌塞、牙齿脱落相关的酸痛或恒牙萌出引起的疼痛相混淆。相比之下，自发性疼痛并不总是与外部刺激相关，可能在一天中的任何时间出现，或者孩子可能从睡眠中痛醒。在年轻恒牙中，自发性疼痛和刺激性疼痛在致病因素消除后持续很长时间，通常与延伸到髓腔广泛的、不可逆的牙髓炎症有关。尽管在乳牙中，牙髓摘除术是这种情况下的首选治疗方法，但对于年轻恒牙来说，由于失去重要牙髓功能的后果非常严重，因此对于具有自发痛史的年轻恒牙，应始终考虑进行活髓切断术、根尖诱导成形术甚至牙髓再生治疗，以保护牙齿发育。

面对明显的疼痛史临床医师不应忽视，应进行适当的临床检查，因为其他情况，如邻间食物嵌塞引起的龈乳头炎，可以类似于牙髓疼痛。同样，即使没有疼痛在临床上也不能大意，同样，没有疼痛也不应鼓励“临床自满”，因为在没有任何疼痛报告的情况下，可能会出现不同程度的牙髓变性甚至完全坏死。因此，尽管存在广泛的龋损和窦道，但儿童可能不会有任何不适。那些患有早期龋病的儿童可能没有任何牙齿感觉异常的经历，因此没有特殊的疼痛史需要报告。

二、临床检查

仔细的口外和口内检查对于识别牙髓受累的牙齿非常重要。牙齿变色、严重龋病、前庭沟红肿或出现窦道等症状可能强烈提示牙髓病变。此外，还应注意大面积折裂、缺失修复体或修复体有继发性龋的牙齿。所有这些都可能表明牙髓通过相对较薄且多孔的牙本质洞底而受累。口外检查应重点关注是否存在肿胀、局部淋巴结增大和口外的窦道。口内检查应评估怀疑疼痛来源的牙齿，并仔细检查同一侧的所有牙齿，因为可能会发生牵涉性疼痛。口外或口内窦道的存在常提示根尖周组织有感染，需要进行 X 线示踪检查，以揭示感染来源。牙齿变色也是一个重要的发现，尤其是在外伤牙齿中。

波动可通过触诊肿胀的黏膜而感觉到，这可能是急性根尖周炎的表现，但外部可能无法观察到。与慢性根尖周炎相关的骨质破坏也可以通过触诊来检查。对叩诊的敏感性并不表明牙髓炎症的状态，而是牙周膜（PDL）炎症的指示。这种炎症最常见的原因是牙髓炎症延伸至 PDL 或牙外伤。叩诊儿童牙齿时应小心，Pinkham 等建议轻轻使用指尖，而不是使用金属器械的末端。牙齿的叩痛和异常的动度常说明牙根周围组织处于充血、炎症状态，在没有外伤等非龋病因存在时，说明牙髓存在感染，且牙髓感染已通过根尖孔扩散到牙根周围组织，故叩诊和牙齿松动度检查对牙髓状态的判断是有意义的。虽然显著的炎性骨质丧失可以使牙齿移动，但这并不是牙髓状态的可靠、客观的测试。具有不同程度牙髓炎症的牙齿可能具有很小的动度，应将可疑牙齿的松动度与其对侧同名牙齿进行比较，这对于澄清此类难题特别有帮助。如果注意到松动度存在显著差异，这与其他诊断信息一起可能表明牙髓炎症或坏死。年轻恒牙的生理动度比成熟恒牙大，且每颗牙随萌出时间的不同，其生理动度可能存在差异，在临床检查时应与病理性动度相鉴别。

与乳牙中发生的情况类似，温度测试和牙髓电活力测试（electric pulp test，EPT）在年轻恒牙中的可靠性有限，尽管这些测试可能表明存在一些重要的反应组织，但并不能反映牙髓炎症的程度。许多牙齿完全正常的儿童对 EPT 没有反应，即使在更高的设置下也是如此。此外，由于担心、恐惧或一般管理问题，年轻患者可能会对这类刺激性的测试做出不可靠的反应。一些研究报道了在神经支配完成之前(行使功能 4～5 年后)，EPT 并不是确定牙髓活力的可靠方法，因为年轻恒牙的根尖孔尚未形成，不能形成根尖部的高电阻回路。Klein 的研究显示，在 6－11 岁的根尖完全开放的儿童中，11％的儿童有反应，在年龄较大、根尖完全形成的儿童中，有 79％的儿童有反应。温度测试用于确定年轻恒牙中反应组织的存在可能比电测试更可靠，干冰已被证明比冰和氯乙烷更有效，热测试作为儿童的诊断测试是不可靠的。据报道，激光多普勒血流测定仪在诊断年轻恒牙的牙髓活力方面是可靠的，但该设备尚未用于临床，且成本高昂，它还受到牙冠血液色素沉着、大面积或全覆盖牙冠修复体的影响。因此，冷测试对于年轻恒牙牙髓炎症程度判断更为可靠。外伤牙齿敏感度测试的可靠性，特别是在外伤事件临近时期是有限的，因为牙髓神经支配系统可能受到损害。

牙髓诊断基于病史和临床检查的结合，但不能通过组织学验证。因此，出于实际原因，牙髓状态被分类为可复性或不可复性牙髓炎。可复性牙髓炎的诊断表明炎症可以消退，活髓治疗是一种潜在的治疗选择。活髓治疗选择包括间接牙髓治疗、直接盖髓和部分/全冠髓切断术，具体取决于牙髓炎症过程的进展和牙根发育的程度。

临床上，可复性牙髓炎和不可复性牙髓炎之间的区别通常根据疼痛的持续时间和强度来确定。出现冷刺激敏感、自发性疼痛或牵涉性疼痛的牙齿可以诊断为不可复性牙髓炎。如前所述，尽管在乳牙中，牙髓摘除术是这类牙齿的首选治疗方法，但对于年轻恒牙，医师应仔细考虑进行活髓切断术、根尖诱导成形术或再生治疗，以促进牙齿的进一步发育。

三、影像学检查

高质量的影像学照片应该作为临床检查的补充。咬翼片对于评估龋损深度、髓腔形态、髓角高度、龋洞与髓腔的关系、修复体的完整性和深度，以及骨支持水平是必要的。咬翼片还可以证明髓腔中钙化桥的存在，表明牙髓有活力对龋病或牙髓治疗反应而形成第三期牙本质，牙髓存在良好的修复防御能力，相对于外界细菌侵入的速度来说，牙髓的防御能力较强，牙髓可能处于相对健康的状态。此外，还应观察有无根管钙化或内吸收，一般来说，年轻恒牙发生牙根内吸收的概率远低于乳牙。

根尖片用于观察牙根发育情况，了解根尖周组织有无病变、病变范围、病变对年轻恒牙牙乳头的侵害程度，以诊断炎症和吸收性病变。对于年轻恒牙，应始终考虑与对侧牙的牙根形成情况进行比较，其牙根发育程度对牙髓治疗方法的选择有很大影响。对发育程度低、开放根尖孔的年轻恒牙，由于血运丰富，并可以建立一些侧支循环，对牙髓组织的修复性反应有利；待牙根逐渐发育完成，根尖孔狭窄形成，牙髓的血运将变差，逐渐失去了建立侧支循环的能力。所以，越是“年轻”的恒牙对活髓治疗的反应越好。年轻恒牙存在长期慢性轻度感染时，可出现根尖区牙槽骨骨白线增宽，密度增加的现象，这是机体的一种修复性反应。根尖片显示年轻恒牙在根尖部有边界清晰、局限性的透射区(牙乳头)，这是牙根形成过程中的正常影像，需要与根尖部的病变进行鉴别。因此，年轻恒牙的根尖片解读可能很困难，经验不足的医师应避免将病理变化与正常的根尖解剖结构混淆。对于年幼的儿童，可以使用小尺寸咬翼片代替根尖片，以查看后牙的根尖周区域。

在前牙区，每个中切牙的影像学照片应从远端角度单独获得，以防止其牙周膜与侧切牙重叠。以这种方式进行射线照相通常对于外伤后的牙齿很重要。牙根侧方的外部炎性吸收在创伤后坏死的年轻恒牙中很常见。外伤后也可以看到牙根外的替代性吸收。

治疗决策并不总是可以根据单张影像学照片做出，因此经常拍摄对侧的影像学照片来进行比较。受影响牙齿的牙根发育程度和沿根管的牙本质附着量应与对侧牙齿进行比较。重要的是要记住，常规影像学照片经常具有误导性，因为在正常情况下，它们显示牙齿的近远中平面，但几乎没有提供有关颊舌平面的信息。除上颌中切牙和侧切牙外，其余恒牙的根管在颊舌平面均比近远中平面宽。根管的颊舌向宽度是近远中向宽度的2～3倍，并且是随着牙根发育而最后向根尖聚合的。因此，常规影像学照片有可能显示根尖会聚的根管，而颊舌平面上的根管是开放的。同样，在颊舌视图中尖端分叉的根管在近远中视图中可能是平行的或会聚的。因此，在仅显示近远中平面的常规影像学照片中很难确定根尖闭合的程度，在年轻恒牙中通常很难评估根尖闭合的程度。总之，影像学照片通过可视化以下内容的存在或不存在来增强诊断过程：

1. 可能或明确牙髓受累的深龋。
2. 靠近牙髓角的深部修复体。
3. 成功或失败的盖髓、活髓切断术或牙髓摘除术。
4. 牙髓内部的变化，如钙化屏障形成、牙髓钙化和髓石。
5. 病理性牙根吸收，可能是内部（根管内）或外部（影响牙根或周围骨骼）。内部炎症吸收表明活髓炎症，而外部炎症吸收表明非活髓炎症并伴有广泛的外部炎症，包括邻近骨的吸收。外部替代性吸收通常发生在创伤之后。
6. 根尖周和根间骨的透射性。
7. 年轻恒牙的牙根形成程度。

近年来，锥形束计算机断层扫描（cone beam computed tomography，CBCT）在牙髓治疗中的使用显著增加。CBCT是一种能够以比传统CT扫描更低的成本和更少的辐射对牙齿及其周围组织产生不失真的三维数字成像技术。美国牙髓病学会（AAE）和美国口腔颌面放射学学会（AAOMR）表示，在对患者的益处大于暴露于X射线潜在风险的情况下，尤其是儿童或年轻人，使用CBCT是合理的。需要强调的是，只有当需要成像的问题无法通过低剂量常规牙科影像技术或替代成像模式充分解决时，才应使用CBCT。

四、直接牙髓评价

对于牙根发育不完全的年轻恒牙，其重要牙髓功能的过早丧失是灾难性的，因此应尽一切努力保护发育未完全的恒牙。某些情况下，只能在临床治疗过程中通过直接观察牙髓组织才能得出最终诊断。必须评估牙髓组织的外观、质量（颜色）及牙髓直接暴露造成的出血量；大量或深紫色出血，或脓液渗出表明不可复性牙髓炎。根据这些观察结果，可以确认或改变治疗计划。

对于年轻恒牙，使用NaOCl冲洗几分钟后持续出血是一种常见的情况。严重牙髓炎症的迹象，以及最初计划应用三氧化物聚合体（MTA）进行直接盖髓的牙齿可能更适合进行活髓切断术、根尖诱导成形术，或牙髓再生治疗。Guthrie等尝试使用暴露牙髓部位的第一滴出血作为诊断辅助手段确定牙髓内变性的程度。对研究中的53颗牙齿进行白细胞分类计数（即血常规）。获得详细的病史，包括叩诊、EPT、热测试、松动度和疼痛史。拔除牙齿并进行组织学检查。根据组织学检查结果与血常规和病史的相关性，确定叩诊、电和热牙髓测试，以及松动度在确定牙髓炎症程度时并不可靠。血常规并没有提供牙髓退化的可靠证据，尽管涉及根管的晚期牙髓退化的牙齿的中性粒细胞计数确实升高。然而，该研究的一致发现是，有自发性疼痛病史的牙齿牙髓组织严重退化。因此，尽管在这一领域进行了研究，临床医师仍然依赖经验性临床检查结果来诊断牙髓的炎症状态。年轻恒牙牙髓疾病的诊断流程见图 4-1。

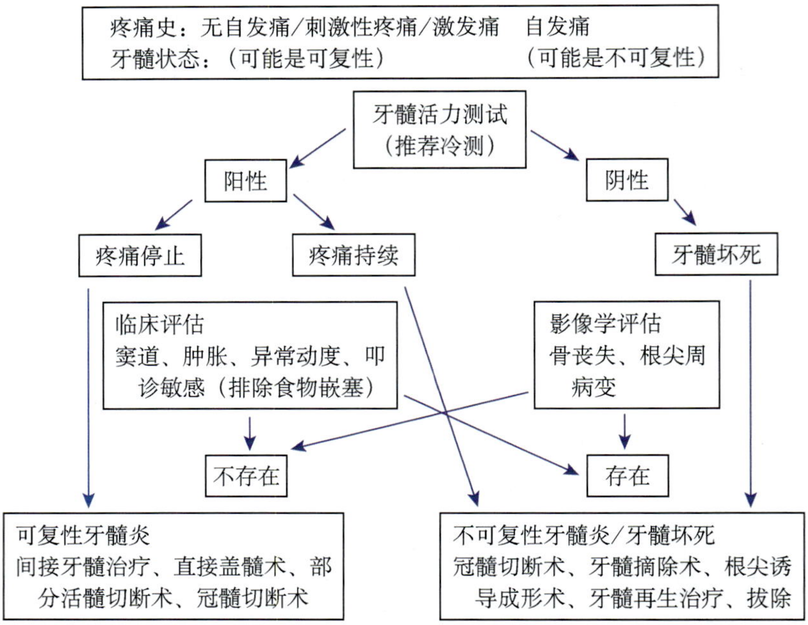

图 4-1　年轻恒牙的牙髓诊断树

［摘自 Fuks AB，Perctz B. Pediatric Endodontics［M］. Cham：Springer International Publishing，2016.］

恒牙早失对于儿童是不可取的，一般情况下，年轻恒牙在牙根形成 2/3 左右开始萌出，萌出后 2～3 年内达到牙根应有长度，萌出 3～5 年后根尖孔完全发育完成。应该注意的是，牙根短、牙本质壁脆弱的年轻恒牙终身保留的预后远不如成熟恒牙，而年轻恒牙牙根的继续发育有赖于牙髓的作用。因此，对年轻恒牙的特殊治疗至少在牙齿发育完成之前，应侧重于保持牙髓的全部或部分活力，作为医师我们要知道，最好的牙根填充是健康的牙髓，在年轻的恒牙中，努力保持灌注良好和有弹性的根尖牙髓，至少直到牙根形成完成。因此，牙根的发育程度是确定治疗计划时的重要参考因素。

年轻恒牙牙髓疾病的治疗方法与乳牙有很多共同点，包括间接和直接盖髓、部分活髓切断术、全冠髓切断术、根尖诱导成形术以及牙髓再生治疗。关于年轻恒牙牙髓疾病的治疗方法将在下一章进行介绍，这些方法的生物学基础得到了临床相关证据的强调和支持，希望能帮助临床医师更好地保护儿童的年轻恒牙。

参 考 文 献

[1] Nowak AJ, Christensen JR, Mabry TR, et al. Pediatric Dentistry: Infancy Through Adolescence [M]. 6th ed. Philadelphia, Elsevier: 2019.

[2] Law Alan S. Considerations for regeneration procedures[J]. Pediatr Dent, 2013, 35(2).

[3] Jones JE, Dean JA. McDonald and Avery's Dentistry for the Child and Adolescent[M]. 10th ed. St. Louis, Mosby: 2016.

[4] Glickman G. AAE consensus conference recommended diagnostic terminology[J]. J Endod, 2009, 35 (12): 1634.

[5] Fayad MI, Nair M, Levin MD, et al. AAE and AAOMR Joint Position Statement: Use of ConeBeam Computed Tomography in Endodontics 2015 Update[J]. Oral Surgery, Oral Medicine, Oral Pathology and Oral Radiology, 2015, 120(4): 508-512.

[6] Fuks A B, Peretz B. Pediatric Endodontics[M]. Cham: Springer International Publishing, 2016.

[7] 秦满，夏斌. 儿童口腔医学[M]. 3 版. 北京：北京大学医学出版社，2020.

第五章

年轻恒牙牙髓疾病的治疗

可以说，成熟的恒牙在没有活髓支持的情况下也可以存活一生。但对于年轻恒牙来说，未来就不太安全了。功能性牙髓的过早丧失会导致牙齿脆弱，冠根壁受损，牙本质壁薄，牙根宽且经常分叉，给牙髓的治疗和牙齿的修复带来挑战。因此，所有临床医师的核心责任是至少在牙齿发育完成之前确保牙髓存活。本章中描述的治疗程序与乳牙的程序有很多共同点，重点是保持全部或部分牙髓处于功能状态。除了护髓、间接牙髓治疗、直接盖髓、活髓切断术等方面外，还应注重根管治疗和非活性年轻恒牙的修复，此外，还要考虑牙髓再生和生物牙根工程的新兴潜力。

年轻恒牙牙髓治疗的原则是，尽量多地保存活髓，尤其是保存活的根尖牙乳头使牙根继续发育完成。

年轻恒牙的牙髓治疗常包括：间接牙髓治疗（indirect pulp therapy，IPT）、直接盖髓术（direct pulp capping）、牙髓切断术（pulpotomy）、根尖诱导成形术（apexification）、根尖屏障术（apical barrier technique），以及牙髓再生治疗术（regenerative endodontic procedures，REP）。见图 5-1。

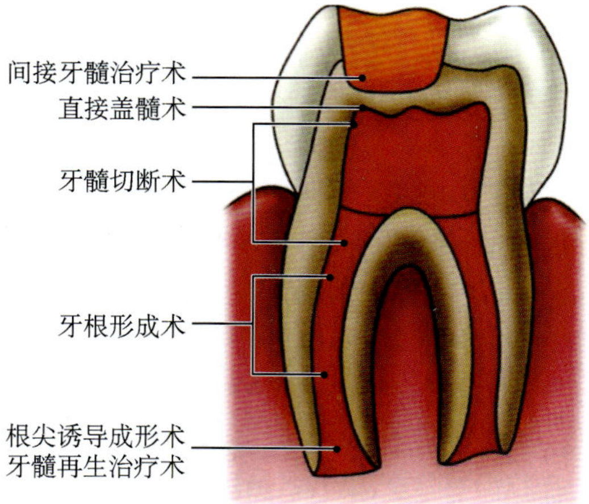

图 5-1　年轻恒牙牙髓治疗示意图
（摘自秦满，夏斌，儿童口腔医学，第 3 版）

第一节　活髓保存治疗

年轻恒牙的活髓保存，主要包括保存全部活髓的间接牙髓治疗和直接盖髓术，以及保存部分活髓的牙髓切断术或部分牙髓切断术。临床上根据牙髓炎症的性质、程度及牙髓是否外露而选择上述不同治疗方法来保留活髓，以保证牙根顺利发育完成。这部分内容与乳牙活髓保存治疗有相似之处，这里不再赘述。下面仅对年轻恒牙治疗的特殊性予以介绍。

一、间接牙髓治疗(IPT)

年轻恒牙的去腐和 IPT 与乳牙类似。IPT 用于不暴露牙髓的正常牙髓或可复性牙髓炎的活髓治疗，主要目的是保持患有深龋和可复性牙髓炎的牙髓的活力，龋坏组织如果被完全去除，则可能需要牙髓治疗。IPT 的适应证应仅限于没有不可复性牙髓炎迹象的牙齿。充分的证据表明，剩余牙本质厚度是窝洞预备后牙髓存活的关键决定因素，并且避免牙髓暴露被认为是有利的。因此，在龋病治疗过程中，将脱矿的龋坏组织去除，并保留近髓的部位——一薄层软化牙本质，以避免牙髓暴露。然后用生物相容性材料覆盖龋坏组织。IPT 最常用的材料是 $Ca(OH)_2$、玻璃离子和 MTA，然后用防止微渗漏的材料修复牙齿。

文献中描述了两种临床程序，即一次去腐和逐步去腐技术(两次预约)。随着时间的推移，现有的研究对于哪种方法最成功尚无定论。多项研究表明，在年轻恒牙中使用 IPT 的成功率很高。Rickets 等已经证明，对于无症状、牙髓有活力的年轻恒牙，逐步和部分去腐可以降低牙髓暴露的风险，因此，这些技术在牙本质龋的治疗中显示出优于完全去净腐质的临床优势。

近年来，通过逐步和部分去腐来治疗深龋已经获得了相当大的支持，降低了牙髓暴露的风险，并利用牙髓的自然防御来形成保护性第三期(反应性)牙本质。在逐步去腐的情况下，二次去腐的必要性最近受到了质疑，尽管人们已经认识到需要进行严密的冠方封闭以确保任何残留龋坏组织均被灭活。研究人员继续研究抗菌治疗的作用，包括臭氧熏蒸、光敏消毒(photoactivated disinfection，PAD)，以及抗菌树脂，用于对受影响的牙本质的深层进行消毒，并为龋病静止和再矿化创造条件。相当大的兴趣还集中在通过将生物活性剂(如 TGFβ 家族分子)应用于窝洞预备的深部来主动上调反应性牙本质形成。这一治疗方法为深龋的牙髓保护带来了希望，但仍存在重大挑战，尤其是在确定最佳制剂并通过充满液体的牙本质小管将其可预测地输送到牙髓中。在这种制剂被广泛应用于实践之前，还需要更多的基础和临床研究。

大量证据支持这样一种观点，即完全去净腐质对于成功治疗深龋并不是必要的，IPT 可能是确保无症状牙齿牙髓健康的最有效手段。见图 5-2。

二、直接盖髓术

即使采用最出色的临床判断和修复技巧进行治疗，在深龋去腐过程中牙髓也可能暴露出来。2007 年的一项调查显示，当预期会出现牙髓暴露的情况时，62%的临床医师会去净腐质，而只有 18%会部分去除腐质，21%会开始根管治疗。在一项可比性研究中，71%的巴西公共卫生牙科医师赞成直接、完全去除腐质，而不是更保守的方法，尽管 2000 年之后毕业的牙科医

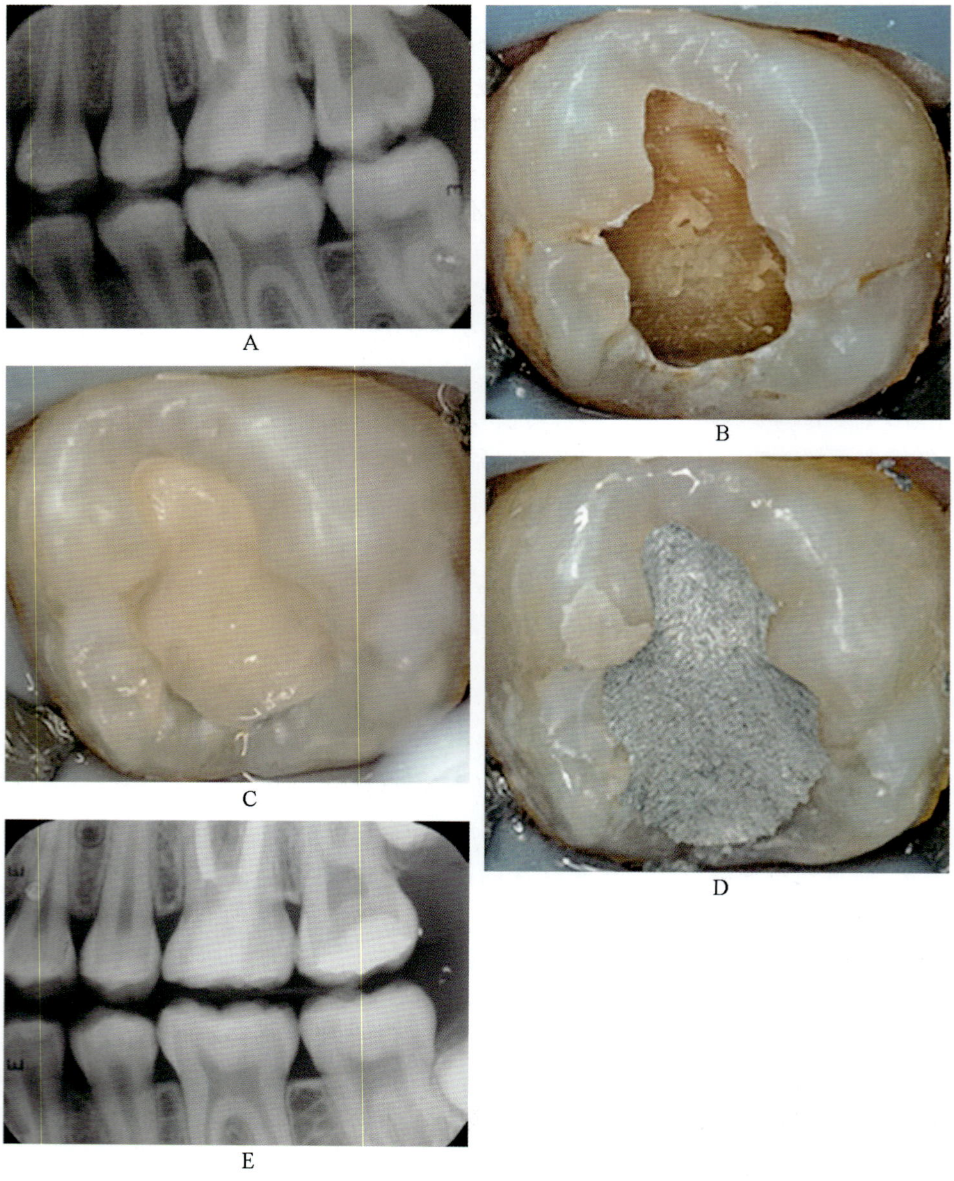

图 5-2 **间接牙髓治疗过程**

A. 上颌恒第二磨牙，深龋几乎到达牙髓；B. 不完全去除龋齿后牙齿的临床视图；C. 窝洞用 $Ca(OH)_2$ 衬垫，并用玻璃离子覆盖；D. 牙齿用银汞合金充填；E. 术后 X 线片；注意所使用的不同材料的分层和剩余受累龋齿(由 A. Kupietsky 博士提供)。

师更有可能采用保守的方法。直接盖髓术在龋齿暴露的牙齿上通常没有取得可预见的成功，一项研究显示，恒牙的 5 年失败率为 44.5%，10 年的失败率为 79.7%。最近的一项系统回顾指出，恒牙 3 年成功率为 73%，但长期结果似乎存在差异且具有不确定性。许多证据都是相对短期的，并且用于未发炎的牙髓，硅酸钙水泥(如 MTA)正在开发一种方案，用于在直接盖髓后促进修复性第三期牙本质桥的形成。在一种完全不同的治疗年轻恒牙深龋的方法中，牙髓诊断可能不确定，牙髓保存的风险很高，Dr Joe Camp 主张对儿童年轻恒牙进行彻底去腐和直接盖髓。具有叩诊敏感、肿胀或其他明显牙髓坏死迹象的牙齿不是好的适应证，并且在去腐过程中暴露的牙髓组织必须有活力、没有变性或化脓的迹象。这种方法得到了两项研究的进一步支持。Farsi 等的一项研究中，在去净腐质、MTA 直接盖髓后，对 30 颗无症状恒磨牙进行了临床和影像学检查，93%在 24 个月时成功，牙根继续发育。在第二份报道中，Bogen 等描述了 53 颗牙齿，这些牙齿在一开始就被诊断为深龋和可复性牙髓炎，但没有根尖周受累。借助龋齿检测染色剂和放大镜，腐质被完全消除，通常会导致多部位、大面积的牙髓暴露，通过用 5.25%～6% NaOCl 浸泡牙髓 1～10 min 来确保止血，继续出血的牙髓被认为不适合直接盖髓，牙齿复查时间为 1～9 年(平均 3.94 年)，召回率 92.5%，根据影像学表现、主观症状和冷测试，97.96%的牙齿预后良好。在治疗时 15 颗年轻恒牙中，100%继续完成牙根形成。

对于龋坏较深预期去腐会暴露牙髓的患牙，保守的普遍共识可能是逐步和部分去除腐质，避免牙髓暴露并试图创造一个上调反应性第三期牙本质形成的环境。然而，越来越多的证据表明，如果病例选择正确，无不可复性牙髓炎或根尖周变化的迹象，当根治性去净腐质并确认止血后，用硅酸钙水泥(如 MTA)直接盖髓，可以在根尖未发育完全的牙齿中取得显著的成功。由于重要牙髓功能的丧失对于根尖未成熟的牙齿来说是毁灭性的，因此建议对严重龋齿的恒牙尝试保守的牙髓保留手术。如果这些手术失败，可以考虑根尖诱导成形术或牙髓再生治疗。

因此，直接盖髓术可用于正常牙髓或可复性牙髓炎的年轻恒牙牙髓暴露治疗，当正常牙髓或可复性牙髓炎的患牙在去腐过程中遇到少量牙髓暴露时，或者在遭受外伤即刻，可以进行直接盖髓。这种治疗的目的是通过形成钙化屏障(修复性牙本质)来隔离暴露牙髓，从而保持牙髓活力。应该记住，在受龋病影响的牙齿中，牙髓会对细菌或细菌代谢产物产生炎症反应，暴露后应立即进行直接盖髓，以防止牙髓污染，直接盖髓后应立即进行彻底的修复。由于临床测试无法准确评估牙髓炎症的程度，因此可复性(可治疗性)牙髓炎的诊断有时可能不正确。在一些受深龋影响的牙齿中，牙髓炎症可能已达到不可复性牙髓炎的阶段，而没有表现出临床症状。

盖髓材料的特性非常重要。理想情况下，它应具有生物相容性、不可吸收性、能够建立和维持良好的密封以防止细菌污染，并能够促进牙髓修复和牙本质桥形成，直接盖髓后形成的牙本质桥应该没有缺陷，以避免细菌在后期渗透到牙髓中。

MTA 和 $Ca(OH)_2$ 是最常推荐的盖髓材料。两种材料在活髓处理中的作用机制相似，MTA 的主要可溶性成分是 $Ca(OH)_2$。$Ca(OH)_2$ 在水环境中溶解成钙离子和氢氧根离子，在封闭环境中产生高 pH 值(约 12)。这种碱性 pH 值是这些材料具有抗菌活性的原因。将 $Ca(OH)_2$ 施用于暴露的牙髓组织的最初效果是由于高 pH 值而导致表面坏死。这种坏死会对组织造成低度刺激，并刺激牙髓进行防御和修复。与 $Ca(OH)_2$ 相反，MTA 会导致下面的牙髓出现轻度炎症和坏死变化。因此，它比传统的 $Ca(OH)_2$ 制剂的腐蚀性小。钙离子从覆盖材料中释放出来，形成无机沉淀，这些沉淀与控制相互作用的牙髓细胞的细胞学和功能变化的机制有关。

$Ca(OH)_2$ 的高 pH 值和低溶解度延长了其抗菌作用。然而，由于它是水溶性的，它可能会在渗漏的修复体下溶解并被冲洗掉，在填充材料下留下空腔。硬质 $Ca(OH)_2$ 可以诱导牙本质桥形成，但它们不能提供有效的长期密封以防止细菌或其副产物。

最近的研究表明，$Ca(OH)_2$ 或 MTA 刺激牙髓愈合过程的机制与 $Ca(OH)_2$ 对牙本质基质成分的增溶作用有关。牙本质发生过程中隔离在牙本质基质内的生长因子和其他生物活性分子(如 TGF-β)可能会通过 $Ca(OH)_2$ 的作用释放，并介导修复性牙本质发生过程中细胞行为的变化。

作为直接盖髓的首选材料，MTA 比 $Ca(OH)_2$ 具有一些优势。它是一种具有抗菌作用的硬质生物相容性材料，可为细胞附着提供生物活性基质。这些特性使得该材料能够有效防止微渗漏，改善治疗效果。如前所述，MTA 刺激修复性牙本质形成，牙髓坏死可忽略不计，暴露牙髓中的炎症反应也极小。Tziafas 的研究表明，在狗牙中应用 MTA 直接盖髓后，下面的牙髓组织始终正常，仅在后期才观察到髓核中的一些出血，2 周后观察到硬组织屏障开始形成，3 周后发现修复性牙本质发生，与坚固的纤维牙本质基质相关。研究还表明，与 $Ca(OH)_2$ 相比，MTA 始终能够以更高的速率诱导牙本质桥的形成，并具有优异的结构完整性。因此，MTA 似乎比 $Ca(OH)_2$ 更有效地维持直接盖髓后的长期牙髓活力。

然而，MTA 的一个主要缺点是会使牙齿染色，无论是灰色还是白色版本。因此，不建议在存在美观问题的牙齿进行活髓治疗手术(盖髓术、活髓切断术)上使用。在这些牙齿中，应考虑 MTA 的替代品[如 $Ca(OH)_2$]。

Biodentine TM(Septodont，Allington Maidstone，Kent ME16 OJZ UK)是新一代硅酸钙基材料(MTA)，制造商将其描述为具有生物活性和生物相容性的牙本质替代品。它于 2009 年被引入牙科市场，其特性被描述为与 MTA 类似。与 MTA 相比，它的主要优点是凝固时间短(约 10 min)，这使得一些临床程序只需一次就可以完成，而不是两次。Biodentine 似乎也不会导致牙齿变色，但这一问题还有待进一步的研究。

直接盖髓技术应用橡皮障隔离牙齿并用次氯酸钠(NaOCl)溶液消毒。在持续喷水的高速车针制备窝洞和低速车针去腐过程中，应不时地用 NaOCl 冲洗窝洞，以减少细菌载量。除了去除龋坏组织外，不再去除牙髓组织。牙髓出血可通过用 NaOCl 溶液大量冲洗来控制。溶液每 3～4 分钟更新一次，并可与暴露的牙髓组织接触 10～15 min。吸出过量的 NaOCl 时必须小心，以防止进一步出血；吸引器尖端应放置在牙冠的侧面，而不是直接放置在牙冠的正上方。NaOCl 对窝洞进行消毒并去除牙髓暴露部位的血凝块。在将盖髓剂放置在暴露的牙髓上之前，应小心去除血凝块，因为它的存在可能会影响治疗结果。已经证明，血凝块可能导致牙髓钙化和内部吸收的形成。它还可能干扰牙本质桥的形成，并成为渗漏修复体中细菌的基质。NaOCl 似乎对牙髓愈合、成牙本质细胞和牙本质桥形成没有不利影响。如果出血无法在 10 min 内得到控制，则表明牙髓炎症更为广泛，并且已经深入到组织中，这类牙齿应改行牙髓切断术。控制出血后，应根据制造商的说明制备 MTA[或 $Ca(OH)_2$]，并将其直接放置在暴露的牙髓组织上(1.5～2 mm 厚)，然后用玻璃离子覆盖该材料，再进行密封完好的永久修复。见图 5-3。

三、牙髓切断术

尽管在成熟牙齿的龋齿暴露牙髓中使用直接盖髓和活髓切断术在牙髓病学中仍然是一个有争议的问题，但这些手术在年轻恒牙中已被普遍接受。活髓切断术涉及去除有炎症或退行性变化的牙髓组织，保留剩余的临床表现健康的组织，然后用盖髓剂覆盖以促进切断部位的愈

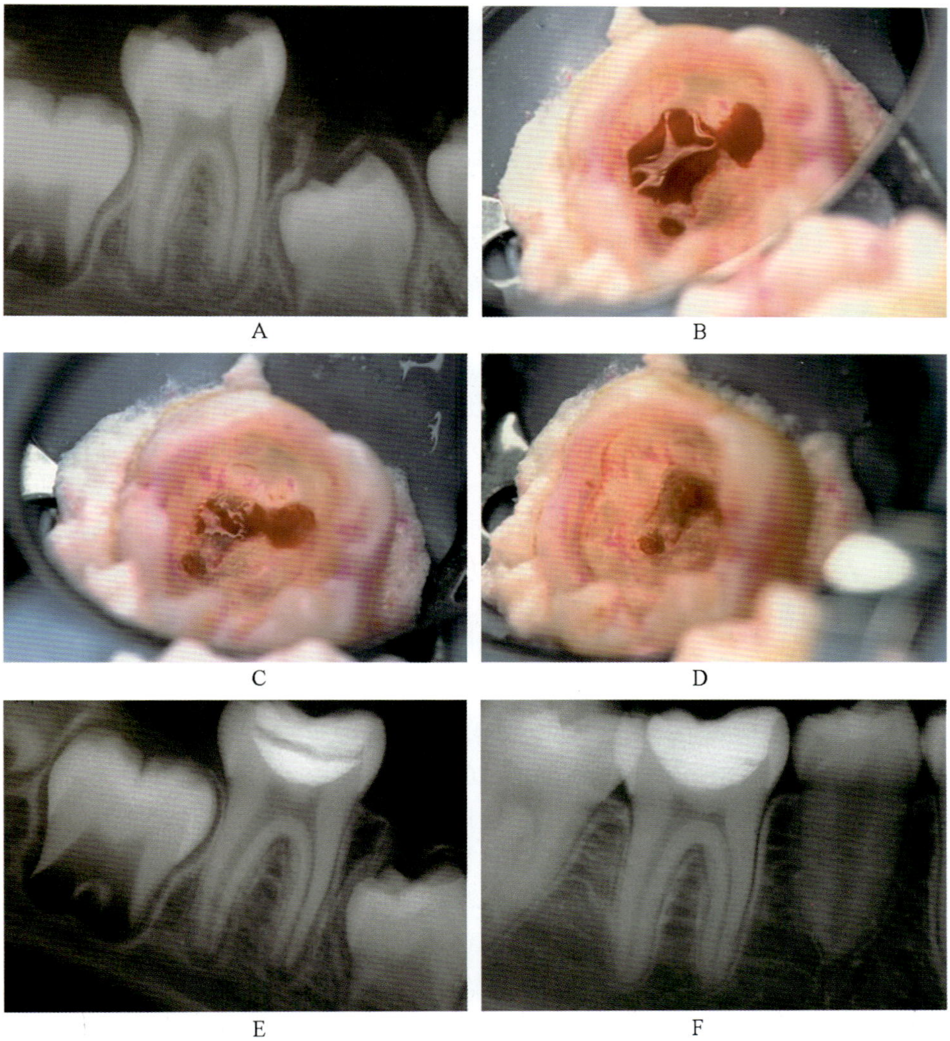

图 5-3 一名 9 岁女性右下颌第一磨牙应用 MTA 直接盖髓的影像学和临床序列

A. 治疗前 X 线照片显示最初的深龋和未成熟的根尖；B～D. 两个 1.5～2 mm 露髓孔使用 5.25% 次氯酸钠止血 5 min；E. 初次就诊后使用 MTA、饱和水湿棉球和未粘接 Clearfil Photocore(日本冈山 Kuraray Medical)临时修复的磨牙 X 线照片；F. 5.5 年召回预约时拍摄的 X 线照片显示永久修复和完全牙根形成的证据。牙齿对冷测试表现出正常反应(摘自 Bogen G，Kim JS，Bakland LK. Direct pulp capping with mineral trioxide aggregate：an observational study. J Am Dent Assoc，2008，139：305)。

合。活髓切断术和盖髓术之间的唯一区别在于，在活髓切断术中，从暴露的牙髓中去除了部分的组织。传统上，活髓切断术意味着切除整个冠部牙髓直至颈部区域。如今，组织去除的深度基于牙髓受影响深度的临床判断，即只有大量出血、被判断为发炎或感染的组织才应被去除，因为盖髓材料应放置在健康组织上。部分活髓切断术可以使术野更加可视化，但存在留下可能继续分解的受损组织的风险。对于多根牙，可以通过去除根管口的组织(全冠髓切断术)来简化手术过程。

尽管许多材料和药物已被用于活髓切断术后的盖髓剂，但 MTA 似乎是刺激牙髓暴露的年轻恒牙形成牙本质桥的首选治疗方法。在美学领域，不推荐使用 MTA，因为它会使牙齿产生变色。可以使用 $Ca(OH)_2$，因为在一些研究中其结果相似。Aguilar 报道说，对于因龋病导致牙髓暴露的牙齿，部分活髓切断术和冠髓切断术比直接盖髓提供了更可预测的结果。

1. *部分(Cvek)活髓切断术* Cvek 首先提出部分活髓切断术作为复杂冠折后创伤性牙髓暴露的治疗方式。研究表明，在未经治疗的创伤性牙髓暴露中，牙髓炎症反应通常是增殖性的(增生)，并且即使在 7 d 后，炎症也不会扩展到牙髓组织中超过 2 mm。在实验动物中，无论牙冠折断还是磨削，结果都是相同的。尽管牙髓暴露在唾液中，但细菌并未直接侵入活体牙髓组织。因此，他们建议在这些情况下，需要去除暴露下方不超过 2 mm 的牙髓。应用橡皮障隔离并用 NaOCl 溶液消毒。在外伤暴露的牙髓中，仅应去除被判断为发炎的组织(约 2 mm)。对于暴露于龋齿的牙齿，可能需要更深地去除组织才能到达未发炎的牙髓。应小心去除切断部位冠方的所有组织，以防止牙髓继续出血、污染和变色。已证明，使用带有水冷却的高速金刚砂车针切割组织，对下面的组织造成的损害最小。牙髓切断后，用 NaOCl 制剂彻底清洗以消毒和控制出血。如果出血持续存在，应向根尖方向进行切断。控制出血后，将 MTA 敷料[或美容区域的 $Ca(OH)_2$]轻轻放置在切断部位上。应注意不要将材料推入牙髓中。MTA 应覆盖玻璃离子，并放置永久修复体。如果活髓切断术成功，将形成第三期牙本质桥，偶尔可能会发生根管闭锁。

Cvek 报道称，在 94%～96%的病例中取得了令人印象深刻的成功。最近的报道表明，硅酸钙水泥(如 MTA)的组织学组织反应可能比 $Ca(OH)_2$ 更有利。因此，在未深入到牙根的情况下，建议选择 MTA 作为盖髓剂。应优先选择白色 MTA 产品，以尽量减少牙齿染色的风险，尽管不能排除这种可能性。那么，问题是这种技术是否可以应用于后牙，尤其是那些有症状的患龋并影响到牙髓的后牙。从历史上看，答案是否定的，除非作为短期的缓解疼痛的治疗。研究表明，窝洞预备会留下受食物、碎片和细菌影响的区域与牙髓组织相接触，导致炎症延伸到牙髓 1～9 mm，形成脓肿和脓液。因龋造成牙髓暴露的患牙其牙髓炎症程度很难判断。因此，与创伤性牙髓暴露相比，因龋造成牙髓暴露后，牙髓切断术在保留重要牙髓功能方面具有不可预测性。

2. *无症状年轻恒牙的部分活髓切断术* 研究人员报道了一种称为部分活髓切断术的技术，用于治疗年轻恒磨牙的固龋牙髓暴露。这种方法通常适用于很少或没有疼痛史的牙齿，并且没有影像学征象、叩诊敏感度、肿胀或活动度。该程序通常涉及去除暴露部位下方疑似发炎的 1～3 mm 牙髓组织，以到达下方的健康组织。止血后，暴露部位传统上会用 $Ca(OH)_2$ 覆盖，并用 ZOE 密封牙齿并进行永久修复。Mejàre 和 Cvek 对 31 颗最初无症状的牙齿进行了平均 56 个月(范围为 24～140 个月)的随访，发现治愈率为 93.5%。Mass 等报道称，随访 12～48 个月的 35 例成功率为 91.4%，露髓直径超过 2 mm 及 1～2 min 内无法控制出血的患牙被排除在本研究之外。使用 MTA 作为盖髓剂已经取得了成功，尽管在适当选择的病例中使用更传统的材料后也取得了长期的成功。见图 5-4。

3. *对有症状的年轻恒牙进行活髓切除术* 尽管已有一些成功的报道，但对有疼痛史的恒牙进行活髓治疗通常是禁忌的。然而，有报道确实支持这种保留牙髓的方法，即使对于有症状的牙齿也是如此。在 Mejàre 和 Cvek 的研究中，对 6 颗出现暂时性疼痛、牙周膜间隙增宽或致

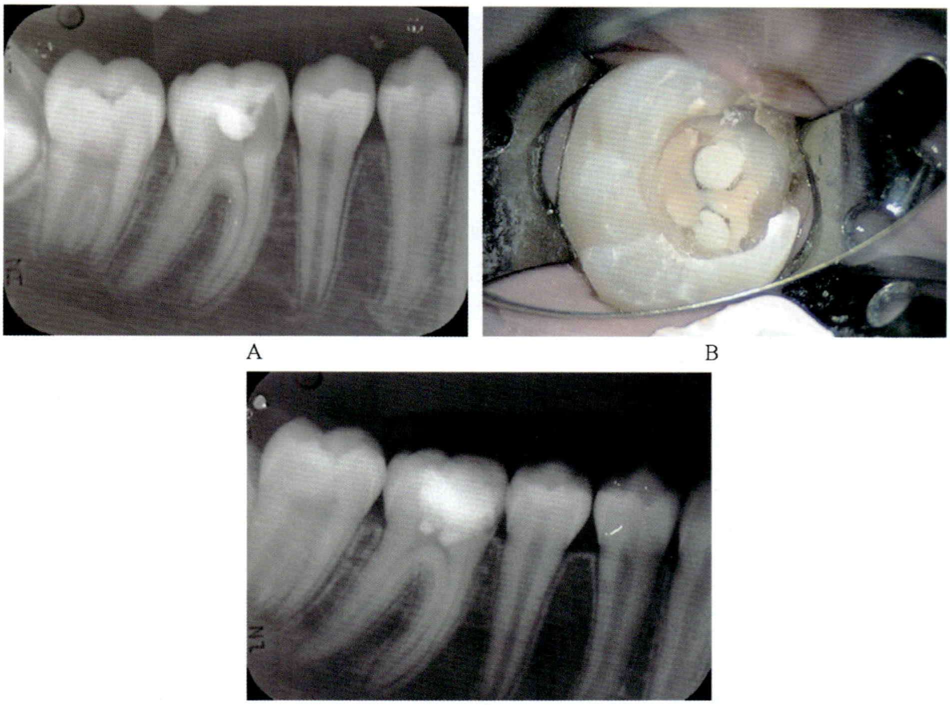

A　B　C

图 5-4　**部分活髓切断术**

A. 下颌第一恒磨牙，临时填充物破损且有广泛的龋齿。B. 牙齿的临床视图，显示两个牙髓切断部位覆盖白色 MTA。C. 2 个月后的同一颗牙齿。不存在任何症状，X 线片上也没有明显的病理变化。建议用更具确定性的修复体（牙冠）代替复合体，以防止因微渗漏而导致治疗失败（由 E. Nuni 博士提供）。

密性骨炎的牙齿采用 $Ca(OH)_2$ 进行活髓切断术治疗，66.7%的患牙治愈。Calişkan 的一项研究对 26 颗因龋牙髓暴露和根尖周炎的恒磨牙进行了类似的 $Ca(OH)_2$ 活髓切断术，16～72 个月的观察显示，24 例（92.3%）无临床症状，对牙髓敏感度测试有反应，并显示硬组织屏障形成、根尖周受累消退，以及影像学上无根内病变的证据。一项随机对照试验还发现，部分活髓切断术是成功的。该试验比较了儿童恒磨牙（$n=64$）的 $Ca(OH)_2$ 和 MTA 活髓切断术，平均随访时间为 34.8 个月（范围为 25.5～45.6 个月），$Ca(OH)_2$（91%）和 MTA（93%）组的成功率相对较高。在牙髓炎症深度难以预测的有症状病例中，全冠髓切断术的预后可能更容易预测。对 15 例儿童的未成熟磨牙进行 MTA 活髓切断术的随访显示，12 个月时没有临床或影像学失败，尽管有 4 个牙髓发生了钙化。在 2006 年的一项临床报道中，Witherspoon 等描述了一系列 23 个诊断为不可复性牙髓炎的儿童和青少年的前牙和后牙，行全冠髓切断术，6% NaOCl 止血 1 min，MTA 盖髓，随访 6～53 个月（平均 19.7 个月）显示 79%已治愈，16%正在愈合，只有 5%有持续性疾病的证据。尽管需要更多的研究，但 MTA 活髓切断术似乎正在获得证据基础，作为一种可靠的技术以保护儿童无症状和有症状牙齿的重要牙髓功能。大量证据表明，年轻的牙齿具有丰富的血管供应，进行非手术的牙髓保护治疗是好的选择。同样，尽管风险很高，但为确保重要的牙髓功能所做的努力值得赞扬。无症状病例的结果可能比有症状病例更容易预测，术前应注意区分可复性牙髓炎和不可复性牙髓炎症状的病例。然而，临床症状与组织学状态的相关性较差。

对年轻恒牙进行全冠髓切断术，保留健康的牙髓组织在根管中，以期产生牙本质桥并完成牙根的继续发育。

全冠髓切断术与部分活髓切断术相似，只是牙髓组织截断的水平不同。在全冠髓切断术中，使用锋利的挖匙或慢速的大圆钻将整个冠髓小心地切除至根管口水平。MTA[或 $Ca(OH)_2$]用作盖髓剂，以保持牙髓活力和功能。最重要的是尽快进行永久性修复，以防止细菌渗漏并确保治疗成功。

全冠髓切断术经常在牙髓残端的组织病理学状态不清楚的牙齿中进行。如果症状持续并且需要进行牙髓摘除术，可以使用超声仪器和手术显微镜轻轻去除 MTA。

4. 牙根形成术(apexogenesis)　牙根形成术是当牙髓组织的炎症太深，以至于只有根管内的部分组织被认为是有活力和健康的时候，保留基本正常的根髓和牙乳头组织，使牙根继续发育形成的方法。该过程允许根尖到盖髓材料的持续生理发育和成熟。形成的牙根可能不规则，但仍然为牙齿提供额外的支撑。牙根形成术在临床上可以被视为非常深的活髓切断术，通常在单根前牙中使用小型挖匙或圆形金刚砂车针进行，在后牙，如果要在根管内切除组织，可能需要使用根管锉或扩孔钻。只有当医师对更浅层的盖髓或牙髓切断术是否成功几乎没有信心时，以及迫切希望在具有大开口、粗根尖的牙齿中保留牙髓功能时，才可以将切断部位延伸到根管中。因此，这一技术与牙髓切断术是相似的，建议使用手术显微镜，以便正确执行这一细致的手术。通常用盐水浸泡的棉球或 NaOCl 来控制出血，如果常规方法无法止血，则可能表明深部牙髓也发炎，治疗效果也会受到影响。尽管存在风险，但在用氯化铝或硫酸铁等止血化学品控制出血后尝试保留牙髓治疗是合理的，然后将 MTA 或 $Ca(OH)_2$ 放置在牙髓断端上，严密进行冠方封闭。

由于很难确定根管深处的牙髓状态或预测钙化屏障的形成和持续的牙根发育，因此临床和影像学随访是强制性的，如果出现病理体征和(或)症状，应进行根尖诱导成形术或牙髓再生治疗。

由于执行此术式的深度，通常优先使用 $Ca(OH)_2$ 而不是 MTA，因为如果失败，这可能有助于重新进入根管以进行根尖诱导成形术或牙髓再生治疗。此外，如果根尖发育完成、需要进行常规根管治疗，则可以重新进入根管。目前尚不清楚这些担忧在显微镜和当代显微仪器时代是否成立。$Ca(OH)_2$ 粉末通常优于硬质产品，通过用于 MTA 的充填器将其带入根管。使用圆端塑料仪器(最好是在显微镜下)将少量的 $Ca(OH)_2$ 粉末小心地贴在牙髓残端的整个表面上。必须注意不要将 $Ca(OH)_2$ 填充到牙髓组织中，因为这会导致更大的炎症并增加失败的可能性。即使活髓切断术成功，剩余的牙髓组织在受影响的 $Ca(OH)_2$ 颗粒周围矿化的风险也会增加。也可以螺旋输送或注射非凝固 $Ca(OH)_2$ 糊剂，使其在牙髓残端上轻轻流动。使用此类产品时必须小心避免产生气泡，建议先用硬质 $Ca(OH)_2$ 或玻璃离子水门汀覆盖，再仔细清洁牙洞壁并使用粘接复合树脂修复体进行修复。尽管关于这一主题的出版物很少，但 MTA 可能是 $Ca(OH)_2$ 的可行替代品，前提是认识到再次进入根管中的挑战。见图 5-5。

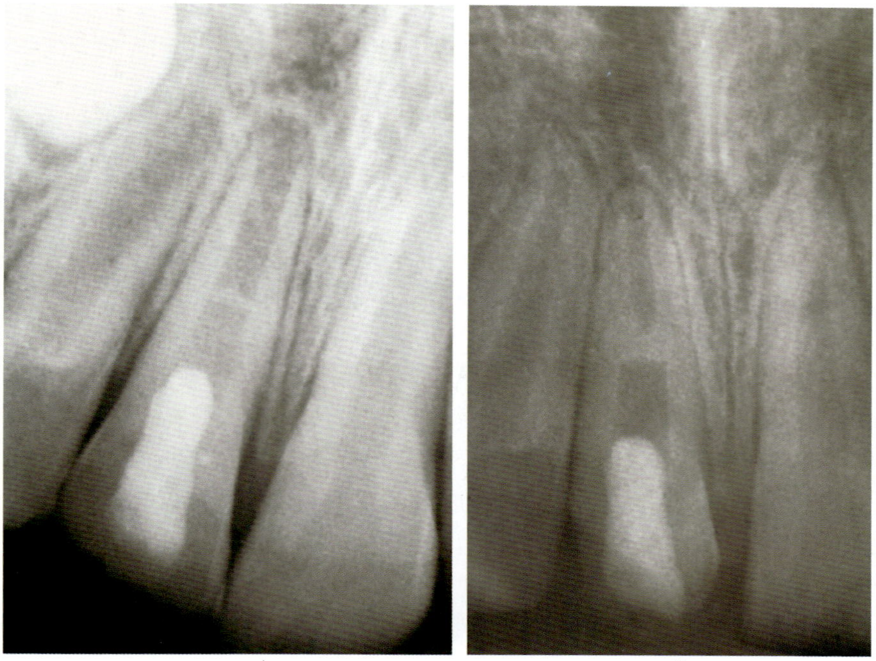

A　　　　B

图 5-5　牙根形成术用于外伤后牙髓暴露的右上中切牙的根尖发育

A. 行深部活髓切断术用 $Ca(OH)_2$ 盖髓后 10 周。注意牙本质桥的早期形成。B. 3 年回顾时牙本质桥已增厚，牙根形成完成；患牙仍无症状，无须进一步治疗。注意根尖部根管中不存在不受控制的矿化。[摘自 Berman LH. Hargreaves KM. Cohen's Pathways of the Pulp[M]. 12th Ed. Elsevier Health Sciences，2020.]

5. *活髓治疗后的随访*　接受盖髓和活髓切断术的患者应定期复诊 2～4 年，以确定成功。虽然正常的牙髓敏感度测试(如电活力测试和热敏感度测试)在盖髓术后是可靠的，但它们通常对活髓切断术治疗的牙齿没有帮助。由于无法确定组织学成功，因此临床成功是通过没有任何临床或影像学病理迹象，以及牙根不完全形成的牙齿中是否存在持续的牙根发育来判断的。对于经过活髓切断术治疗的牙齿牙根发育完成后是否应重新进入存在争议。Langeland 等认为，盖髓术和活髓切断术总是会导致根管进行性钙化，他们主张，牙根发育成功后，应在根管消失之前进行牙髓摘除和根管治疗，否则一旦感染则难以进行根管治疗。然而，根据其他人的经验，通过良好的病例选择，采用温和的技术去除感染组织和牙本质碎片，并小心避免盖髓剂压实到下面的牙髓组织中，牙髓钙化是可以避免的。显微镜的常规使用也改变了许多过去可能被认为无法治疗的病例。因此，成功进行活髓切断术后对牙齿进行预防性根管治疗很难证明其合理性。在一项临床上成功的活髓切断术的后续研究中，研究人员出于修复原因在 1～5 年后摘除了牙髓，发现其在组织学上是正常的。他们得出的结论是，观察到的变化并没有提供足够的组织学证据来支持对意外冠折且牙髓暴露进行活髓切断术后的牙齿常规行牙髓摘除术。因此，在牙根发育完成后，常规重新进入去除牙髓并放置根管填充物是禁忌的，除非出于修复考虑，如需要保留位置。然而，钙化闭锁、内吸收和牙髓坏死是盖髓术和活髓切断术的潜在并发症，临床医师应在召回预约时筛查这些问题。尽管未必出现，但它们是可能的，应明确告知患者。

第二节　非活髓治疗

根尖诱导成形术，或称为根尖封闭术，是诱导失去牙根进一步发育能力的牙髓坏死的年轻恒牙在根尖形成钙化屏障的过程。该屏障形成基质，根管填充物或修复材料可以通过长度控制压实在基质上。与之前描述的盖髓术、牙髓切断术和牙根形成术不同，根尖诱导成形术最多只能导致根尖闭合，并不能期望在长度或壁厚度方面引起牙根的进一步发育。因此，根尖诱导成形术被认为是治疗失去牙髓活力的年轻恒牙的最后手段。越来越多的关于牙髓再生的最新证据出现，即使是在受感染的、牙髓坏死的年轻恒牙中也成为可能，在未来几年，根尖诱导成形术或将成为历史。根尖封闭术，包括产生生物钙化屏障技术和使用 MTA 等材料进行人工根尖封闭技术，目前在实践中仍有一席之地，应予以考虑。在引入保守根尖封闭技术之前，解决这个问题的常用方法是手术。尽管这可能会成功，但是患儿的心理和管理问题带来了许多禁忌证，但从患牙角度考虑，也有很多限制因素，包括如果需要根尖切除则会减少冠根比，以及传统密封材料易碎、很难形成根尖。因此期待出现一种更可预测且创伤更小的方法。

近来，最被广泛接受的技术是用临时糊剂[最常见的是 $Ca(OH)_2$]清洁和填充根管，在几个月内每隔一段时间更换一次，以刺激根尖钙化屏障的形成。根尖未完全形成的牙齿牙髓坏死的诊断通常很困难；牙髓电活力测试仪很少提供有意义的数据，而热测试通常会在幼儿和外伤牙齿中给出模棱两可或错误的结果。急性或慢性疼痛、叩诊敏感、松动度、牙冠变色或窦道的存在可能有助于诊断，而影像学诊断可能因发育中牙齿根尖处出现的正常透射性的牙乳头而变得复杂。应始终考虑与对侧牙齿进行牙根形成的比较。

如果仍然存在任何疑问，通常明智的做法是在对未成熟的牙齿进行牙髓治疗之前观察并等待。只有当有令人信服的证据表明牙髓坏死时才应进入牙齿，在此期间，应覆盖暴露的牙本质，以减少微生物进入受损牙髓的风险。通过 X 线片可能很难确定根尖闭合的程度。三维成像为了解根尖的复杂性提供了新的机会，根尖在近远中和颊舌维度上可能具有不同的结构。实际上，传统方法可以填充的根尖开口的精确极限尚不清楚。据报道，许多材料可以成功刺激根尖形成。Kaiser 于 1964 年首次报道了非凝固 $Ca(OH)_2$ 的使用。该技术因 Frank 的努力而得以推广。从那时起，$Ca(OH)_2$ 单独或与其他药物组合是促进根尖形成最广泛接受的材料。直到 MTA 的发展，并具有快速形成人工屏障的潜力。实现根尖形成的最重要因素似乎是彻底清创根管以去除所有坏死的牙髓组织和微生物感染，并密封牙齿以防止细菌和基质的进入。当牙齿的根尖穿透皮质骨时，不会发生根尖形成，根尖必须完全位于骨髓腔的范围内治疗才会成功。

由于传统的根尖诱导成形术去除了牙髓和一些牙本质组织，削弱了牙本质强度、免疫反应和本体感觉功能，导致再次感染和牙折的风险更高，因此，过去十余年的文献提出了牙髓再生作为其替代方法，即使在感染坏死的年轻恒牙也是如此。如何重建重要牙髓并恢复牙齿的生物功能成为当代牙髓病学的目标。牙髓组织再生的概念最早由 Nygaard Ostby 等在 20 世纪 60 年代提出，为再生牙髓病学奠定了基础。他们的研究显示，在人类或狗的根管系统中使用器械刺破根尖引起出血后，纤维结缔组织和牙骨质向内生长(修复)。2001 年，Iwaya 等在患有根尖周炎的年轻恒牙中使用血运重建成功诱导牙根发育并恢复牙髓敏感度。2004 年，Banchs

和 Trope 报道了一例应用改良血运重建的病例，特别是消毒后在根管内形成血块，作为新组织生长的基质，并严密冠方封闭，以防止细菌侵入牙髓空间，为再生牙髓病学的临床应用提供了证据。功能性牙髓组织的再生是牙髓坏死年轻恒牙的理想治疗方法。2007 年，Murray 等引入了牙髓再生治疗术（regenerative endodontic procedures，REP）这一术语，定义为“基于生物学的程序，旨在替换受损的结构，包括牙本质和牙根结构，以及牙髓-牙本质复合体的细胞”，以概括牙髓再生的组织工程学本质，新组织的形成将再现原始组织的解剖结构和功能。然而，组织修复替代组织的形成，如瘢痕组织，但没有功能恢复。在最近的报道中，重新填充根管空间的新组织其确切性质尚不清楚，因此，研究者提出了几个术语来描述将新的活组织引入根管，包括牙髓血运重建、牙髓再生、再生牙髓治疗和牙髓再生治疗术。对于这些术语中哪一个最适合描述该治疗的结果，研究人员之间仍存在争议，其中，“牙髓血运重建”一词在出版物中最常用。然而，需要强调的是，牙髓再生不仅旨在重建牙髓组织中的血管结构，还旨在实现牙髓-牙本质复合体的功能再生。从这个角度来看，牙髓再生简单地命名为“牙髓血运重建”是不准确的。AAE 在其临床指南中采用了“牙髓再生治疗术”这一术语，并将其纳入了《2020 年牙髓病术语汇编》，而 ESE 将这种基于生物学的方法称为再生。在最新的专家共识中，“牙髓再生治疗术”被用来描述这一策略。

目前，牙髓再生的策略主要包括干细胞移植、细胞归巢和 REP。据报道，干细胞移植在临床上成功地再生了牙髓组织，但是只有 REP 在临床实践中得到了广泛应用。REP 是一种基于生物学的方法，结合了组织工程的概念来替换受损结构，包括牙髓-牙本质复合体的牙本质和细胞，其目的不仅在于根尖损伤愈合、体征和症状的消除，而且还可以继续牙根发育，增强牙本质，以防止潜在的牙根断裂风险。最终目标是再生功能性牙髓-牙本质复合体，并恢复免疫能力和正常的伤害感受。因此，对于牙髓坏死的年轻恒牙应用 REP 替代根尖诱导成形术在临床广泛应用正在成为可能。

一、根尖诱导成形术（apexification）

根尖诱导成形术是一种治疗年轻恒牙的方法，其中牙根生长和发育由于牙髓坏死而停止。其目的是通过形成钙化屏障来诱导根尖闭合，因为不存在赫特维希上皮根鞘，所以不会使根管壁增厚，也不会持续延长牙根。

仅当牙髓坏死诊断明确时才应进行根尖诱导成形术。它可以通过两种方式实现：传统的长期治疗，使用 $Ca(OH)_2$ 刺激生物硬组织屏障的形成，以及现在的短期治疗，使用 MTA 人为创建根尖屏障。根尖诱导成形术最常用于因外伤或深部龋损而失去活力的前牙，以及具有解剖变异的牙齿，如牙根未成熟的内陷牙。

年轻恒牙的开放根尖孔可能会出现一些形态变化。它可以与开放的根尖孔分开、平行或会聚。由于常规影像学照片获得的是二维图像，因此很难确定确切的形态。在所有这些变型中，无法进行牙髓治疗，因为即使不是不可能，也很难在实现根尖密封的过程中防止填充材料挤出根尖孔。

当手术成功地在具有弥散性骨炎的影像学改变的牙齿上进行时，将逐渐观察到骨的愈合，牙齿将继续萌出，牙槽骨将继续与相邻的牙齿一起生长。

1. *使用 $Ca(OH)_2$ 进行长期根尖诱导成形术*　传统上使用 $Ca(OH)_2$ 进行根尖诱导成形术，这是一个可预测的过程，74%～100%的病例会形成根尖屏障。该手术需要多次就诊，并且需要患者和家长的配合，因为可能需要 1 年或更长时间才能实现完整的根尖屏障，从而允许应用牙胶进行根管充填。目前尚不清楚治疗开始时根部发育的阶段或治疗前感染的存在是否影响屏障形成所需的时间。

$Ca(OH)_2$ 有助于根管清创，因为单独使用或与 NaOCl 结合使用时，会增加坏死组织的溶解。$Ca(OH)_2$ 的高 pH 值和低溶解度使其在根管内能长时间保持其抗菌作用。关于是否应更换 $Ca(OH)_2$ 及多久更换 1 次 $Ca(OH)_2$ 封药仍存在分歧。一些研究支持单次使用该材料，并声称仅需要启动愈合反应，而另一些研究人员则建议仅在症状出现或影像资料观察到该材料似乎已从根管中吸收时才更换 $Ca(OH)_2$。

钙化屏障是由邻近结缔组织细胞形成的，但 $Ca(OH)_2$ 诱导根尖屏障的作用机制仍存在争议。钙化屏障虽然在临床和影像学上看起来完整，但在组织学上是多孔的，可能由牙骨质、牙本质、骨或骨样牙本质组成。

$Ca(OH)_2$ 介导的根尖诱导成形术最严重的并发症是颈部根折。研究表明，长期封药会使牙根牙本质暴露于 $Ca(OH)_2$ 超过 1 个月，导致牙本质结构发生变化，更容易发生牙根折裂。

橡胶障隔离是强制性的。开髓洞形应足够宽，包括髓角，以防止未来的污染和变色。在前牙中，Gates-Glidden 钻头可用于去除根管颈部的牙本质领，从而有助于清洁根管的各个方面。根管的长度应使用大号牙胶或根管锉通过 X 线片检查确定，因为电子根尖定位仪对于根尖开放的牙齿并不可靠。将大尺寸纸尖插入有出血也有助于确定长度。工作长度应比 X 线根尖短约 1 mm。

根管清创主要是通过用 NaOCl 溶液冲洗来实现，利用其优异的组织溶解特性和抗菌功效。冲洗时应在无压力的情况下小心进行，确认针头在根管内是否松动且未达到工作长度。建议使用 NaOCl 溶液进行被动超声波冲洗，以促进这些宽大根管的消毒和碎片清除。建议尽量少用器械或不使用器械，以防止损坏薄的牙本质壁。然后可以使用 Lentulo 螺旋、专门设计的注射器或锉将奶油状的 $Ca(OH)_2$ 导入根管腔中。

第二次复诊应在 2～4 周后进行。其目的是完成清创，去除第一次就诊时无法机械去除的被 $Ca(OH)_2$ 变性的组织残余物，并进一步对根管进行消毒。消毒后，使用根管内充填器将浓稠的 $Ca(OH)_2$ 糊状物填充在根管内。药物填充至牙骨质-牙釉质交界处（CEJ）的根方，以减少该牙折敏感区域的牙本质弱化。应使用提供长期冠状密封的填充物来修复开髓孔。

应每隔 3 个月对牙齿进行临床和影像学监测，以检查根尖硬组织屏障的形成并确保不存在病变。如果钙化屏障不明显并且 $Ca(OH)_2$ 已被吸收，通常需要更换。当 X 线照片上可以看到钙化屏障时，重新打开牙齿并通过大量冲洗去除 $Ca(OH)_2$。应使用牙胶尖和（或）通过手术显微镜轻轻检查根尖区域，以确定根尖屏障的完整性。如果屏障不完整，则重新进行根尖诱导成形术，直到形成完整的屏障。

形成完整的根尖屏障后，用永久性根管填充材料（如热塑牙胶）和封闭剂封闭根管。当在根尖冠方形成钙化屏障时，不应将其穿孔以将根管填充至根尖；形成根尖屏障的组织应被视为健康组织，此时应进行根管充填。

牙本质壁薄的年轻恒牙，特别是在 $Ca(OH)_2$ 诱导形成根尖屏障后，牙折的风险很高。牙根的发育阶段似乎是一个关键因素。为了降低这种风险，建议通过在根管内放置粘接复合树脂进行永久修复。见图 5-6。

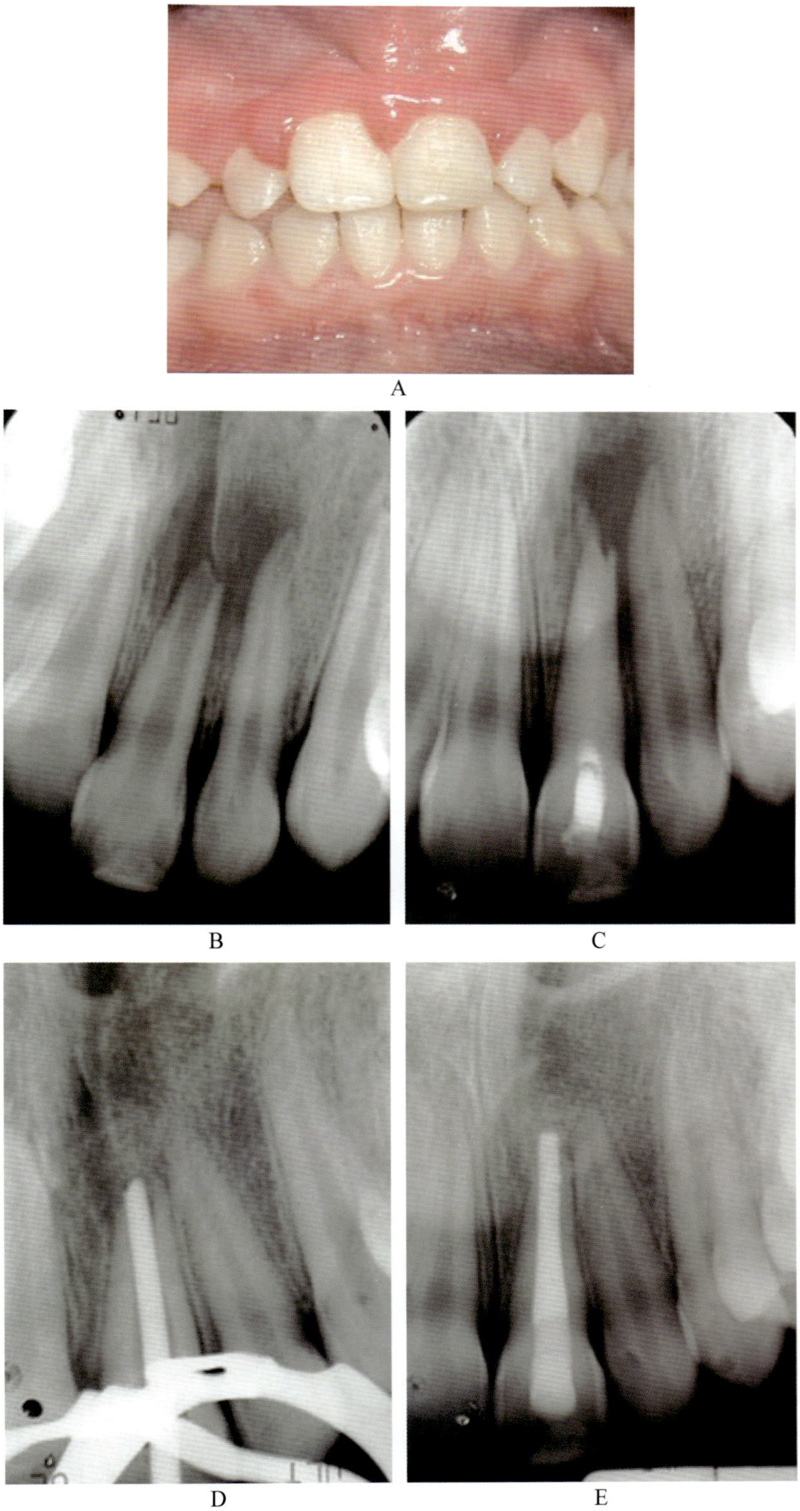

图 5-6　**使用 $Ca(OH)_2$ 进行根尖诱导成形术**

A. 外伤后左上中切牙的临床照片，伴有急性根尖脓肿（注意前庭沟肿胀）；B. 同一颗牙齿的 X 线照片显示牙根未完全形成、牙尖开放和根尖周牙槽骨破坏；C. 用 $Ca(OH)_2$ 糊剂填充以实现根尖闭合的牙齿 X 线照片；D. X 线照片显示用牙胶尖检查根尖屏障的完整性；E. 用牙胶和根管封闭剂填充根管后的牙齿（由 Z. Elazary 博士提供）。

2. MTA短期根尖诱导成形术(一次就诊根尖诱导成形术)　十多年来,使用MTA作为人工根尖屏障代替传统的$Ca(OH)_2$根尖诱导成形术已得到广泛应用。其主要优点在于减少完成根管治疗和牙齿修复所需的时间。一次就诊即可放置人工根尖屏障,而整个治疗只需几次频繁的就诊即可完成。其低溶解度、优异的密封性、生物相容性、$Ca(OH)_2$释放、高pH值和阻射性等特性使得MTA作为根尖屏障材料具有更好的临床效果和受欢迎程度。

根管消毒是在第一次就诊时实现的,如使用$Ca(OH)_2$进行长期根尖诱导成形术中所述。第二次就诊时,MTA可以放置在未成熟牙根的根尖部分,并在凝固后充当屏障。MTA凝固后很难将其从根管内取出(即使使用手术显微镜和先进的超声仪器),如果治疗失败,可能需要进行根尖手术。因此,必须对根管和牙本质壁进行彻底清创和消毒。

一次就诊根尖诱导成形术具有许多优点:缩短治疗时间,提高患者依从性,降低成本和临床时间,牙本质不会失去其物理特性,并且可以在根管内快速放置粘接修复树脂,从而最大限度地减少根折的发生。

根管消毒的实现如长期根尖诱导成形术的首次就诊中所述,还需要使用$Ca(OH)_2$,以便在MTA放置之前提高炎症根尖周组织的pH值。Lee等已经证明酸性环境对MTA的凝固和微观硬度不利。

第二次就诊时,在放置橡皮障后,对根管进行冲洗和干燥。根据说明混合后,将MTA压入根管根尖4～5 mm处,距离X线照相根尖约1 mm。将MTA放置在根尖部比使用$Ca(OH)_2$更复杂。使用特殊载体或根管充填器将材料引入根尖区域,并使用间接超声激活的手动压缩来压实。建议在根部放置可吸收材料(如硫酸钙、CollaCoteTM、Zimmer Dental、卡尔斯巴德,加利福尼亚州,美国),MTA可以压实,使其保持在根管空间的范围内,但似乎没有必要。通过X线照片验证材料的正确放置。将饱和湿棉球或纸尖放置在MTA上,为其凝固提供水分,并用临时填充物密封牙齿。

几天后,重新打开髓腔,并用根管器械检查MTA的硬度。如果MTA未放置好,则应按照上述所描述的方式重复放置。凝固后,可使用热塑牙胶和密封剂完成根管充填。然后用伸入到根管的粘接复合树脂永久修复牙齿,以强化牙根。在短根中,复合树脂可以直接与MTA接触。

使用新一代硅酸钙基材料(如BiodentineTM Allington Maidstone,Kent ME16 OJZ UK)可以进一步缩短治疗周期。这种材料的凝固时间短(约10 min),可以在放置根尖封闭的同时进行永久性牙根填充和牙齿修复。见图5-7。

二、牙髓再生治疗术(REP)

对于根尖未闭合的年轻恒牙,在发生牙髓坏死和根尖周炎时传统上推荐的临床治疗方法是如上所述的根尖诱导成形术。接受根尖诱导成形术的牙齿不能继续发育成熟,未成熟的患牙牙根短、脆弱且容易断裂,由于冠根比受损,存在牙齿活动度增加的风险。如何重建重要牙髓并恢复牙齿的生物学功能成为当代牙髓病学的目标。

十多年来,REP一直受到文献报道(主要是病例报告/系列)的关注,表明临床诊断为非活髓和根尖周炎或脓肿的年轻牙齿,在临床术后在影像学上可能会出现牙根持续发育的迹象,最常称为血运重建。该手术基于以下事实:在某些条件下,具有开放根尖的创伤或自体移植牙齿的血运重建是可能的,有时甚至是可预测的。研究表明,失活的牙髓组织充当支架,新的血管化组织可以在其中生长。已经证明,宽的根尖孔(超过1 mm)可以使新组织更好地向内生长,

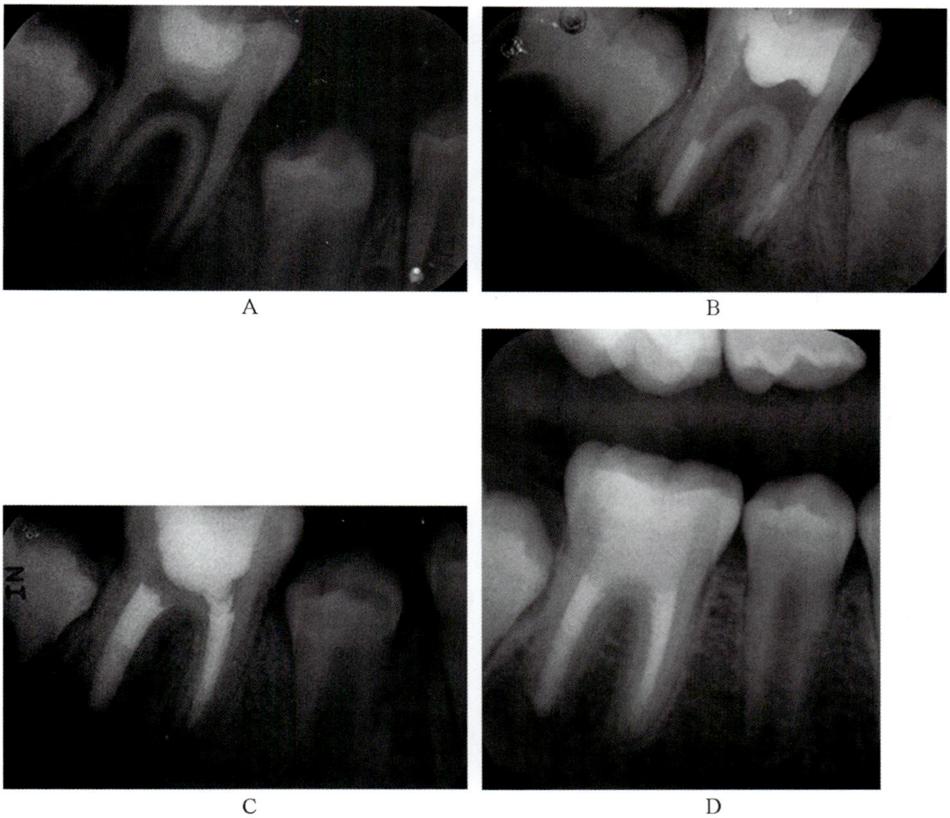

图 5-7　MTA 短期根尖诱导成形术

A. 未成熟的右下颌第一磨牙，具有根尖周病理性透射区域；B. MTA 封闭根尖；C. 在硬化的 MTA 上填充热牙胶；D. 15 个月后随访，显示根尖周病变愈合，治疗成功（由 E. Nuni 博士提供）。

并且较短的口外时间（少于 45 min）可以降低感染风险，提高血运重建的机会。因此，在坏死甚至感染的年轻恒牙中创造类似的条件可使新的血管和组织向牙髓空间内生长。

（一）REP 的生物学基础

在过去的几十年里，组织工程的进步深刻地重塑了我们的医疗思维，并重振了再生医学。牙髓组织工程的研究为 REP 的开发和推广奠定了坚实的生物学基础，它涉及三个关键要素：干细胞、生长因子和支架。

1. *干细胞*　到目前为止，不同群体的成体干细胞已被鉴定出来，并且可以在特定条件下诱导分化为成牙本质细胞样细胞，显示出它们在 REP 中的应用潜力。其中包括牙髓干细胞（dental pulp stem cells，DPSC）、根尖牙乳头干细胞（stem cells of the apical papilla，SCAP）、牙周膜干细胞（periodontal ligament stem cells，PDLSC）、炎性根尖周祖细胞（inflammatory periapical progenitor cells，iPAPC）和骨髓干细胞（bone marrow stem cells，BMSC）。即使牙齿发生牙髓坏死、根尖周炎或根尖周脓肿，根尖区也可能存在一些残留的活髓组织，这些组织可用于 REP 中以促进组织再生。2006 年首次从根尖周组织中鉴定出 SCAP，它具有增殖、牙源分化能力，并有利于牙根发育。此外，结合靠近根尖的位置，SCAP 将成为 REP 最有前途的干细胞来源。PDLSC 和 BMSC 也是 REP 的潜在干细胞来源，因为根尖周组织引起的出血可能会诱导这些细胞的释放。根尖周祖细胞似乎主要位于根尖肉芽肿组织内的血管系统中，代表 REP 另一个重要的潜在干细胞来源。研究证明，在未成熟和成熟的牙齿中，刺破根尖周组织会导致根管内血液 BMSC(marrow stem cells，MSC)标志物的表达增加。然而，由于缺乏干细胞的特殊标志物，无法证实这些 BMSC 的明确来源。

2. 生长因子　牙本质基质被认为是生长因子的储存库，可以通过细菌产酸、次氯酸钠(NaOCl)和乙二胺四乙酸(EDTA)冲洗、$Ca(OH)_2$ 和硅钙生物材料(如 MTA 和 Biodentine®)刺激，使牙本质基质脱矿。此外，在 REP 期间形成的血凝块还含有某些生长因子。牙本质源性生长因子被认为在祖细胞募集、增殖、分化和促进组织再生中发挥关键作用。例如，转化生长因子-β1(transforming growth factor-β1，TGF-β1)和成纤维细胞生长因子 2(fibroblast growth factor 2，FGF2)参与促进细胞迁移和增殖，血管内皮生长因子(vascular endothelial growth factor，VEGF)在细胞增殖和血管生成调节中发挥重要作用，而骨形态发生蛋白(bone morphogenetic protein，BMP)和 FGF2 介导牙本质形成中的信号传导。非胶原蛋白(non-collagenous proteins，NCP)，包括牙本质基质蛋白(dentin matrix protein)和牙本质磷蛋白(dentin phosphoprotein)在内的蛋白质可能参与牙本质形成。外源性生长因子也被用来与 REP 中的自体生长因子产生协同效应。富有人重组血小板衍生生长因子(human recombinant platelet-derived growth factor，rPDGF)的胶原支架已成功促进牙髓坏死的未成熟牙齿的牙根成熟。一项临床试验表明，含有碱性成纤维细胞生长因子(bFGF)的可注射水凝胶支架实现了牙髓坏死的根尖愈合和牙根的持续发育。

3. 支架　支架是组织工程中引导干细胞定位并调节细胞增殖、分化或代谢的关键要素。它还有助于促进营养物质和气体交换。血凝块、自体血小板浓缩物和合成生物材料都可以作为 REP 的支架，其中，血凝块和自体血小板浓缩物是 REP 过程中最常用的支架。在大多数进行 REP 病例中，血凝块被用作支架，这是一种相对直接和简单的方法。它允许细胞表面的整合剂黏附到纤维成分上并选择性地吸附细胞，提供生长因子以促进组织再生。然而，血凝块不易获得，并且缺乏作为理想支架的一些特性，包括易于输送、良好的机械性能、可控的生物降解，以及生长因子的加入。此外，血凝块含有大量的造血细胞，可能会释放有毒物质，细胞死亡期间细胞内酶进入微环境，损害干细胞的存活。创建支架的另一种方法是使用自体血小板浓缩物，包括富血小板血浆(platelet-rich plasma，PRP)、富血小板纤维蛋白(platelet-rich fibrin，PRF)和浓缩生长因子(concentrated growth factor，CGF)。这些自体支架需要最少的体外操作并且易于制备。它们由三维纤维蛋白基质和丰富的生物活性分子组成，并且可以随着时间的推移而降解。这些自体支架已在多个 REP 病例中取得了成功。然而，在临床使用中也存在一些缺点，如需要使用特殊设备采集静脉血液，并且在制备过程中难以控制生长因子的类型和浓度。此外，它们缺乏暂时退化控制和支持冠部修复的机械强度不足进一步影响了它们的应用。几种外源性支架，包括Ⅰ型胶原、水凝胶和羟基磷灰石胶原，已在临床上用于 REP。这些支架通常在放入未成熟根管之前加入生长因子。临床症状和根尖透射影的解决，以及牙根的持续发育，表明其在临床应用中取得了成功。此外，脱细胞牙髓作为牙髓再生的潜在支架，在研究中也引起了一些兴趣。一项体内研究表明，将猪的脱细胞牙髓植入狗的已摘除牙髓的牙齿中，可以诱导具有成牙本质细胞标志物表达的血管化髓样组织的形成。

(二)REP 的组织学评估

尽管大多数病例报告和临床研究已经证明 REP 后未成熟牙齿的牙根根长增加、牙根壁增厚和根尖孔缩小，但对 REP 治疗的牙齿进行组织学评价显示，新形成的组织是异位骨、牙骨质和牙周膜，而不是牙髓或牙髓样组织。动物研究也证实了上述结果。免疫组织化学染色结果显示，成骨标志物的表达显著高于矿化组织中的表达，表明 REP 可能促进修复，而不是诱导真正的再生。然而，Torabinejad 等报道了当白鼬未成熟牙齿重要的根尖 1～4 mm 牙髓保持完整时，牙髓-牙本质复合体再生存在可能性。最近的一份病例报告表明，在根管中发现了带血管的健康纤维结缔组织，在 REP 后的 54 个月内，在临床上取得成功牙齿新形成的牙本质壁上发现了成牙本质样细胞。此外，免疫组化结果显示，血管和神经元标志物染色呈阳性，表明牙髓-牙本质复合体成分的部分再生是可能的。

成功的 REP 需要的因素，包括根管内不存在感染、物理支架、干细胞、信号分子和有效的冠方封闭。自 2001 年报道第一例病例以来，使用 REP 治疗患有根尖周炎的年轻恒牙的研究有所增加。目前，有两个关于 REP 的指南可供牙科医师使用。美国牙髓病医师协会（AAE）于 2013 年发布了关于 REP 的临床指南，并于 2016 年、2018 年和 2021 年更新了版本。欧洲牙髓病学会（ESE）于 2016 年发布的声明提供了类似的手术细节，但在药物选择、血凝块形成、封闭材料的放置和成功标准方面存在一些差异。本章的建议基于 AAE 的最新指南。

(三)诊疗流程

1. 病例选择

（1）牙髓坏死、根尖未发育成熟的牙齿。

（2）最终修复不需要在髓腔或根管内放置桩、核。

（3）得到患者及父母的知情同意。

（4）对完成手术所需的药物和抗生素不过敏（ASA 1 或 2）。

REP 不适用于某些情况，如撕脱后立即重新再植的牙齿、牙齿隔离不足的情况、需要修复冠部组织大范围缺损的牙齿或牙髓-牙周联合病变的牙齿。

2. 注意事项

（1）一般情况：制订治疗计划时应首先考虑一般健康状况。美国麻醉师协会（ASA）的健康分类系统可用于评估患者的身体健康状况。REP 可用于分类为 ASA 1 和 ASA 2 的患者。患有免疫受损疾病（如糖尿病控制不佳或长期使用激素药物）的患者很难控制根管感染。而高血压控制不佳、近期（＜3 个月）心肌梗死、脑血管意外或冠状动脉疾病不建议进行 REP。重要的是，在以下情况下应谨慎进行 REP。①有心理健康问题、牙科恐惧症或过度焦虑的患者；②患者无法遵守多次就诊和更长时间随访。

（2）年龄：年龄是报道的病例中 REP 考虑的另一个系统因素。超过 90％的接受 REP 的患者年龄在 17 岁以下。一项临床研究发现，与 14－18 岁的患者相比，年轻患者组（9－13 岁）的牙根发育和治疗效果更好，这表明 REP 可以在 9－18 岁的任何年龄实施，但年纪小的患者（9－13 岁）比年龄大的患者（14－18 岁）更适合进行 REP。此外，一些研究报道称，在 18 岁以上的患者中，REP 后未能诱导未成熟牙齿的牙根发育。这可能归因于年轻患者更好的愈合能力或干细胞再生潜力，研究表明，血液 BMSC 的增殖和分化潜力随着年龄的增长而降低。与年龄有关的另一个重要因素是牙根发育阶段。开放性的大直径根尖允许组织向内生长到根管中，其中来自根尖牙乳头的血液 BMSC 来源丰富。在这方面，患者的年龄似乎是病例选择的一个重要因素。然而，还需要进一步的研究来阐明 REP 的年龄限制。临床医师还应该意识到，乳牙不适合使用 REP，因为这会有干扰后续恒牙萌出模式的风险。

（3）牙根形态：研究支持在病例选择中也应考虑根系形态。最近的研究表明，在术前根尖直径较宽（≥1 mm）的牙齿中，牙根厚度、长度和根尖孔闭合的增加更多。值得注意的是，REP 所需的最小根尖直径仍然存在争议。Laureys 等在根管中发现新形成的组织，其最小的根尖孔直径在 0.24～0.53 mm，与此同时，Abada 等发现在根尖孔直径越大的根管内发现向内生长的组织越多。根据根尖周愈合和牙根持续发育的临床和影像学结果，REP 后根尖直径＜1 mm 的牙齿取得了临床成功，其中根尖直径 0.5～1.0 mm 的牙齿临床成功率最高，为 95.65%。总体而言，在当前文献的限制范围内，REP 可能适用于根尖直径 0.24 mm 或以上的牙齿。然而，牙根形态与 REP 结果之间的相关性尚未得出确切的结论。如 Cvek 所述，牙根发育分为 5 个阶段。REP 处于治疗的前沿，建议牙髓坏死后牙根发育处于第 1 阶段（＜1/2 牙根形成且根尖开放）、第 2 阶段（1/2 牙根形成并根尖开放）和第 3 阶段（2/3 牙根发育且根尖开放）的年轻恒牙进行 REP。对于牙根发育到第 4 阶段的患者，建议将根尖诱导成形术和 REP 作为治疗方式，前提是牙根的厚度和强度足够，而建议对第 5 阶段的年轻恒牙进行根管治疗，如图 5-8 所示。然而，近来有报道对患有牙髓病和根尖周病的成熟牙齿（闭合根尖）进行了 REP。临床研究表明，REP 可以解决各种临床症状和不同面积的根尖透射影，并且进行 REP 之后一半牙齿对牙髓电活力测试呈阳性反应，然而，在将 REP 应用于患有根尖周炎的成熟牙齿之前，应该进行更多的循证研究。

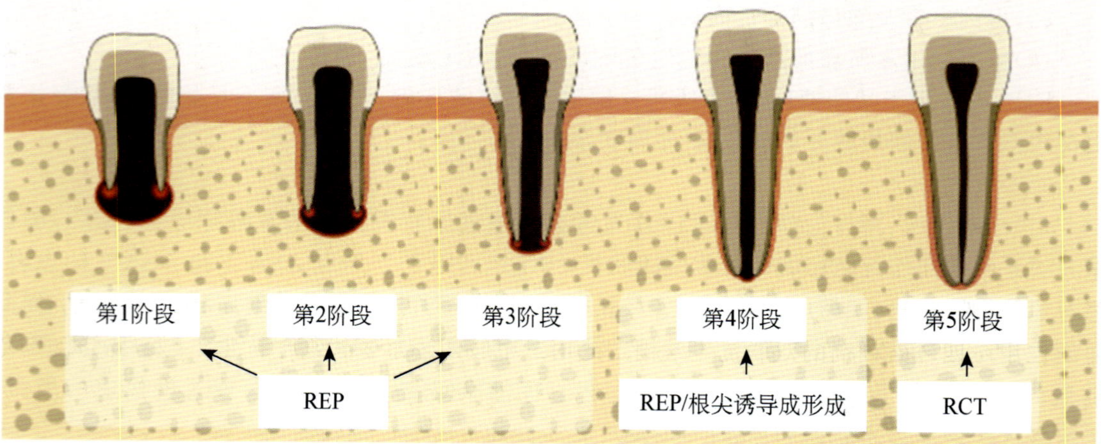

图 5-8　牙根发育阶段和建议治疗方式示意图

［引自 Wei X，Yang M，Yue L，et al. Expert consensus on regenerative endodontic procedures［J］. International Journal of Oral Science，2022，14（1）：55.］

3. 术前准备

（1）知情同意

①两次（或两次以上）预约。

②抗菌药物的使用。

③可能的不良反应，如牙冠/牙根染色、对治疗缺乏反应、疼痛/感染。

④替代方案，如 MTA 根尖诱导成形术，不治疗，拔除(当认为无法保留时)。

一旦讨论并充分理解了上述信息，应在开始治疗前签署知情同意书。

(2)一般健康评估：在制订治疗计划之前，应完成对患者健康状况的全面评估，如患者的医疗状况、麻醉和过敏史，并妥善记录。

理想情况下，应在手术开始前的咨询预约期间收集信息，这将有助于确认 REP 是否是一种合适的治疗选择。例如，长期接受皮质类固醇治疗或患有严重系统性疾病(如未控制的糖尿病)的患者可能不适合进行再生手术，因为他们在治疗过程中的耐受性值得怀疑并且免疫力低下。

除了健康状况外，还应确保就患者先前的局部和全身麻醉经验进行明确的沟通。即使对于那些几乎没有或根本没有任何麻醉经验的人，在治疗前也应该考虑预防不良反应。此外，应收集并详细记录任何过敏史。如果患者报告先前对麻醉有过敏反应，则选择不含血管升压药的甲哌卡因或丙洛卡因进行安全试验，因为苯甲酸酯可能会引起交叉反应，而在酰胺类药物局部麻醉中不太可能发生这种反应。此外，对于免疫系统对常见过敏触发因素更敏感的特应性患者，含有血管升压素和亚硫酸氢盐的抗氧化药也应避免使用。如果患者对特定抗生素过敏，应选择替代抗生素或 $Ca(OH)_2$ 进行根管内用药。

(3)口腔检查：在开始治疗之前，应进行临床口腔检查、牙髓敏感度测试和影像学检查，以评估残留牙齿组织的量和结构、牙根的发育和牙齿的牙周状况，以确认受感染的牙齿是否符合病例选择部分中提到的纳入或排除标准。

4. 第一次预约

(1)局部麻醉，橡皮障隔离，开髓。

(2)应用装有 20 ml NaOCl、能最大限度减少冲洗剂挤压到根尖周组织可能性的冲洗系统(例如，带有封闭末端和侧方开口的针头，或 EndoVac™)进行大量、温和的冲洗。建议使用较低浓度的 NaOCl(1.5%～3%，20 ml/根管，5 min)，然后用生理盐水或 EDTA(20 ml/根管)冲洗，冲洗针位于距离根尖约 1 mm 处，以最大限度地减少对根尖周组织中干细胞的细胞毒性。

(3)用纸尖干燥根管，放置 $Ca(OH)_2$ 或低浓度的三联抗生素糊剂。如果使用三联抗生素糊剂应注意：①考虑用牙本质黏接剂密封髓室以最大限度地降低染色风险；②将 1:1:1的环丙沙星、甲硝唑、米诺环素混合至 1～5 mg/ml 的最终浓度。三联抗生素糊剂与牙齿变色有关。不含二甲胺四环素糊剂的双联抗生素糊剂或用二甲胺四环素替代其他抗生素(如克林霉素、阿莫西林、头孢克洛)是另一种可能的根管消毒剂替代品。临床医师应该意识到，已经使用更高浓度的 TAP/DAP 进行了研究，但由于研究有限，目前无法建议使用更高的浓度。

(4)通过注射器输送至根管系统。

(5)如果使用三联抗生素，请确保其保持在牙骨质-牙釉质界以下(尽量减少牙冠染色)。

(6)用 3～4 mm 的临时修复材料如 Cavit、IRM™、玻璃离子或其他临时材料进行密封 1～4 周。

5. 第二次预约(第一次预约后 1～4 周)

(1)评估对初次治疗的反应，如果存在持续感染的体征/症状，请考虑使用抗菌药物或替代抗菌药物进行额外的治疗。

(2)3%不加血管收缩药的甲哌卡因麻醉，橡皮障隔离。

(3)使用 20ml 17%EDTA 进行大量、温和的冲洗。

(4)用纸尖干燥。

(5)通过器械(根管锉、根管探针)超出根尖孔造成根管系统出血(通过将预弯 K 锉旋转超过根尖孔 2 mm 来诱导,目的是使整个根管充满血液,达到根管水平牙骨质-牙釉质界)。形成血凝块的另一种方法是使用富含血小板的血浆(PRP)、富含血小板的纤维蛋白(PRF)或自体纤维蛋白基质(AFM)。

(6)将止血控制在允许放置 3～4 mm 修复材料的水平。

①如有必要,将可吸收基质(例如 CollaPlug™、Collacote™、CollaTape™)放置在血凝块上,并使用白色 MTA 作为封闭材料。

②将一层 3～4 mm 的玻璃离子(例如 Fuji IX™、GC America、Alsip、IL)轻轻流动到封闭材料上并光固化 40 s。MTA 与变色有关。对于存在美观问题的牙齿,应考虑使用 MTA 的替代品(如生物陶瓷或硅酸三钙水门汀,Biodentine®,Septodont,Lancasted,PA,USA,EndoSequence® BC RRM-Fast Set Putty,Brasseler,USA)。

③前牙和前磨牙,考虑使用 Collatape/Collaplug,并使用 3 mm 的无染色修复材料进行修复,然后将填充复合材与牙釉质斜面粘接。

④磨牙或带有预成冠的牙齿,考虑使用 Collatape/Collaplug 并用 3 mm 的 MTA 封闭,然后使用树脂改性玻璃离子、复合体或合金进行修复。

具体操作流程见图 5-9。

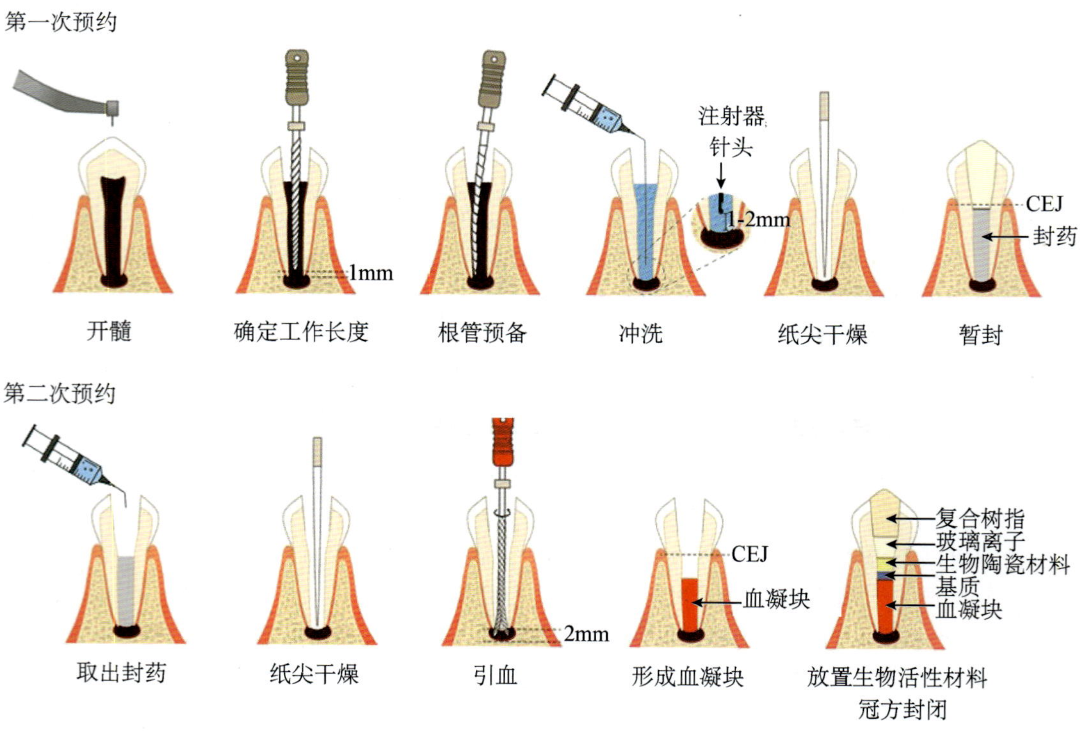

图 5-9　牙髓再生治疗术示意图

[引自 Wei X,Yang M,Yue L,et al. Expert consensus on regenerative endodontic procedures[J]. International Journal of Oral Science,2022,14(1):55.]

6. 随访(6、12、24 个月)

(1)临床和影像学检查

①无疼痛、软组织肿胀或窦道(通常在第一次和第二次就诊之间观察到)。

②根尖透射影消退(通常在治疗后 6～12 个月观察到)。

③牙根壁宽度增加(这通常在牙根长度明显增加之前观察到,通常在治疗后 12～24 个月发生)。

④牙根长度增加。

⑤牙髓活力测试呈阳性反应。

⑥建议 2 年后每年进行一次随访。

⑦强烈建议使用 CBCT 进行初步评估和随访。

(2)再生牙髓治疗术的成功在很大程度上取决于实现初级、第二级和第三级目标。

①初级目标:症状消除和骨愈合的证据。

②第二级目标:牙根壁厚度增加和(或)牙根长度增加(理想的,但可能不是必需的)。

③第三级目标:牙髓活力测试阳性(如果实现,可能表明更有组织性的活髓组织存在)。

这些标准都指向理想的预后,涉及牙齿的临床表现和影像学诊断,以及患者的主观感受。然而,在目前的临床场景中,上述目标很难同时实现。根据最近的两项系统评价,解决感染体征/症状和根尖愈合的目标通常是可以实现的,成功率高达 91%～94%。然而,并不总是能观察到牙根长度和根管壁厚度的增加,成功率变化范围很大,为－2.70%～71.43%和－4%～72.67%。在某些情况下导致缺乏反应的因素仍然存在不确定性,这可能是由于细菌生物膜或抗原的持续存在、病原学特征,以及消毒剂的作用所致。此外,胶片放置角度的变化也可能扭曲射线照相结果的定量评估。2017 年,Linsuwanont 等表明通过传统的二维射线照相可以观察到完全成熟的牙根,而在同一病例中,通过 CBCT 检查可能会发现有缺陷的牙根发育。由于使用二维射线照片解释三维结构的局限性,这些发现引起了我们对已发表的成功案例评估准确性的担忧。

就 REP 后牙髓敏感度测试重新获得阳性反应而言,已发表病例中有 50%～60%存在这种情况。然而,研究人员认为,REP 后牙髓坏死的年轻恒牙对牙髓敏感度测试的阳性反应不能作为牙髓再生的证明,前提是到目前为止在治疗的牙齿中尚未检测到重组的活体牙髓组织,而只是含有牙骨质样、骨样和神经纤维的活体组织。活的软组织能够在某种程度上对牙髓测试做出反应,可能是因为它们具有血管化和神经支配。考虑到在人类中进行组织学研究的实际局限性和伦理考虑,要得到明确的答案还有很长的路要走。

2016 年 Diogenes 等建议采用多层次方法来评估 REP 的成功,由三个利益相关者,即患者及其法定监护人、临床医师和科学家。因此,他们从三个层面描述了 REP 的结果,即以患者为中心、以临床医师为中心和以科学家为中心的结果。简而言之,以患者为中心的结果包括感染的解决(表现为没有肿胀、窦道和疼痛)、牙齿的功能保存及可接受的美观。这些结果与患者对任何特定临床干预的期望一致,应该是我们治疗的首要任务。从临床医师的角度来看,理想的 REP 是一种能够呈现愈合和牙根发育的影像学表现,以及治疗后对牙髓敏感度测试呈阳性反应。然而,无论治疗效果的比较分析结果如何,以患者为中心的结果都是最应该强调的,REP 的主要目标仍然是促进病变组织的愈合和患者的健康。最后,在科学家层面,治疗牙齿完全再生的组织学证据是最终目标。然而,作为其健康和新疗法开发的主要利益相关者,患者应有权就治疗效果做出决定,并向临床医师和研究人员报告满意或不满意的内容。总体而言,该评估标准更好地让不同利益相关者从不同角度参与治疗结果的评估。

7. 临床策略　尽管临床方案各不相同,但进行 REP 的关键步骤是最少使用根管器械、使用冲洗剂进行消毒、根管内封药、将出血引入根管内并形成血凝块、使用生物陶瓷材料覆盖,以及有效的冠方封闭。

(1)最少使用根管器械:对于年轻恒牙,根尖直径通常超过根管锉的最大直径,这给器械带来了挑战。此外,机械预备可能会进一步削弱脆弱而薄的牙本质壁。ESE 的声明和 AAE 的最新指南中没有建议使用机械器械。然而,如果没有机械器械,细菌生物膜可能会留在牙本质小管内,这可能会导致 REP 失败。因此,REP 中应考虑使用最少的器械。用较大尺寸的 K 锉和 H 锉等根管器械在根管壁周围轻轻拂刷,以破坏菌斑生物膜,而不对牙本质进行任何激进的去除。

(2)使用冲洗剂进行消毒:化学消毒与根管治疗中的常规冲洗方案类似,REP 中应考虑冲洗剂的几个要求,包括抗菌效果、较低的细胞毒性和生长因子释放的刺激能力。NaOCl 由于其广泛的抗菌谱和组织溶解特性,在大多数 REP 研究中是有利的冲洗剂。尽管 6%的 NaOCl 已用于 REP 病例并取得了成功,但多项体外研究表明,NaOCl 对 SCAP 存活的影响具有浓度依赖性,6%的 NaOCl 显著降低了干细胞的存活率。因此,建议在 REP 中使用低浓度的 NaOCl。另一方面,17%EDTA 已被证明可以挽救 NaOCl 对干细胞附着、存活和分化的有害作用,并促进内源性生长因子从牙本质中释放。基于这些证据,AAE 和 ESE 指南建议在 REP 的第一次预约中使用 1.5%～3%的 NaOCl,然后使用 17%EDTA,在第二次预约时使用 17%的 EDTA。值得注意的是,氯己定不推荐用于 REP,因为它不具有组织溶解能力,并且已被证明对干细胞具有细胞毒性。为了提高根管消毒效果,可以使用负压冲洗、被动超声冲洗(passive ultrasonic irrigation,PUI)、光子诱导光声流(photon-induced photoacoustic streaming,PIPS)或激光等冲洗方法。负压冲洗在最大限度地降低冲洗物通过根尖孔挤出的风险方面表现出了有益的效果,并已用于 REP。具有封闭末端和侧面开口的针头,或 EndoVac™ 建议使用冲洗装置,再加上冲洗速度较慢,以降低挤压到根尖周组织中的风险。重要的是,冲洗针头应放置在距离根尖 1～2 mm 的位置,以最大限度地减少对位于根尖周组织中干细胞的细胞毒性。此外,第二次预约时可以考虑被动超声冲洗,以促进组织溶解并加速生长因子从牙本质壁释放。一项体外研究表明,用光子诱导光声流活化的 EDTA 冲洗 40 s 可以去除玷污层,而不会对牙本质显微硬度造成损害。此外,这种冲洗创造了更具细胞友好性的牙本质改性,有利于 SCAP 的黏附和存活。Divya 等研究表明,结合 AAE 的方案,在第一次预约时使用二极管激光有助于增强消毒,并显著改善牙髓坏死年轻恒牙的根尖周愈合。

(3)根管内封药:多种药物已用于 REP 的根管消毒,包括不同组合的三联抗生素糊剂(TAP)、双联抗生素糊剂和 $Ca(OH)_2$。据报道,在 51%～80%的病例中,三联抗生素糊剂由 1:1:1的环丙沙星、甲硝唑和米诺环素混合,并且其对坏死根管系统的消毒效果已得到证实。然而,三联抗生素糊剂对 SCAP 存活的影响也已在体外进行了试验,结果表明高浓度(10～100mg/ml)的三联抗生素糊剂不利于 SCAP 的存活。AAE 建议 REP 中的三联抗生素糊剂浓度为 1～5 mg/ml,以避免对 SCAP 的损伤。在这个浓度范围内,抗生素以溶液制剂的形式制备,三联抗生素糊剂可以通过注射器输送到根管系统中。还应该注意的是,三联抗生素糊剂会由于米诺环素的成分而导致牙齿变色。不含二甲胺四环素的双联抗生素糊剂或用其他抗生素(如克林霉素和头孢克洛)代替二甲胺四环素是可能的替代品。如果使用三联抗生素糊剂,在放置药物之前,可以使用牙本质黏接剂来密封髓室,并且建议三联抗生素糊剂保持在牙骨质-

牙釉质界(CEJ)以下,以最大限度地减少牙冠染色。$Ca(OH)_2$ 是另一种用于 REP 的根管封药。在抗菌能力方面,它似乎不如三联抗生素糊剂有效,但与三联抗生素糊剂相比的优点,包括不变色、对干细胞的细胞毒性更低、干细胞在处理过的牙本质上的存活和增殖更多、促进生长因子从处理过的牙本质释放,以及更容易从根管中去除。此外,在 REP 中使用 $Ca(OH)_2$ 不太可能降低牙折抗力,因为其作为根管内封药的使用时间相对较短,为 1～4 周。关于上述理想效果,ESE 建议将 $Ca(OH)_2$ 作为牙髓再生治疗的首选药物。尽管抗生素糊剂和 $Ca(OH)_2$ 的荟萃分析表明,抗生素糊剂有助于提高根壁增厚的百分比,而 $Ca(OH)_2$ 诱导了更高百分比的根尖闭合。不久前蜂胶糊剂被提议作为一种根管内药物,并在动物研究中显示出与三联抗生素糊剂相似的消毒效果。临床前研究发现,使用纳米纤维的新型根管内给药系统似乎是 REP 生物相容性消毒策略的替代方案。有必要进一步精心设计高质量的研究,以提供循证依据推荐使用根管内药物进行消毒。

(4)将出血引入根管内并形成血凝块:在牙髓再生治疗期间,诱导根管内出血的目的是产生血凝块作为支架,并促进生长因子和干细胞从根尖区域进入根管以进行组织再生。在临床实践中,根管内出血不足已被认为是成功 REP 的一个挑战。根尖周组织的严重破坏、抗生素糊剂封药后炎症反应的消退,以及使用含有肾上腺素的局麻药是未能引起足够出血的可能原因。AAE 和 ESE 现有指南提出,第二次就诊时应避免使用含有血管收缩药的局部麻醉药,以最大限度地减少根管内出血不足的可能性。如果出血不足,可以在尝试引起根尖出血之前局部注射利多卡因(不含强效血管收缩药肾上腺素)。

当根管内出血诱导不成功时,PRP、PRF 或 CGF 也可以作为 REP 的临床替代方案。关于它们在 REP 中的结果存在相互矛盾的证据。据报道,PRP 或 PRF 在促进 REP 牙根持续发育方面优于诱导出血。此外,在根尖周病变的愈合方面,PRP 优于 PRF 或诱导出血,但在牙根延长和侧壁增厚方面没有显著差异。然而,Zhou 等认为与单独使用血凝块相比,PRF 和血凝块的组合并不能改善 REP 的结果。此外,仍然缺乏证据证明 PRP 或 PRF 可以改善牙髓-牙本质复合体的再生。总体而言,诱导出血更常被建议作为牙髓坏死年轻恒牙 REP 中的支架。

8. *治疗失败的原因* 据报道,REP 的成功率高达 83.3%～100%。治疗失败的主要原因是治疗后感染控制不力和牙根吸收。

如纳入标准所述,接受 REP 的年轻恒牙,具有薄的根管壁和开放的根尖孔。因此,在进行根管消毒时,化学消毒始终比机械预备重要,以避免根管壁牙本质的过度去除,最大限度地减少抗力降低和牙根折断的风险。然而,减少机械预备可能会使细菌生物膜保留在牙本质小管中,并导致根管系统持续感染。

再次感染的另一个原因是冠方封闭不充分,不仅使口腔微生物进入根管系统造成再次感染,而且还会损害干细胞的增殖和分化,导致根尖周病变的愈合和牙根继续发育受到抑制。其他因素,如龋坏组织去除不完全、临时修复体脱落或预约之间的牙齿折断,也会影响冠方封闭。

牙根吸收是 REP 失败的另一个主要原因。这种情况一般见于外伤病例。牙周组织的严重创伤会引起炎性牙根吸收,并可能对赫特维希上皮根鞘和根尖牙乳头造成损害,从而影响再生手术的治疗效果。

9. *并发症及应对策略* 与 REP 相关的常见并发症是疼痛反应、牙齿变色和根管内钙化。临床医师应充分了解这些并发症,以及对这些并发症应如何预防和处理。

(1)疼痛:疼痛反应可能发生在 REP 期间或之后。预防和管理疼痛对于改善患者的牙科治疗体验非常重要。治疗过程中，疼痛反应可能是根尖周组织受到机械刺激而引起，也可能是由于根管预备和冲洗时工作长度控制不佳所致。为避免这种情况，应在治疗开始时确认工作长度，并在整个过程中小心保持。根管冲洗时操作应轻柔，冲洗针尖应距离根尖周组织至少 1 mm，以尽量减少超出根尖孔而损伤根尖周组织的风险。另外，考虑到仅使用局麻药而不加收缩血管药会影响麻醉效果，可使用渗透性好的药物如 3%甲哌卡因，以改善治疗过程中的疼痛控制。根管内的残留感染或牙齿的再次感染可能会导致预约间疼痛。因此，在整个治疗过程中，需用橡皮障严格隔离待治疗的牙齿。另外，应充分用 NaOCl 和 EDTA 冲洗，并在根管内放置药物，以最大限度地清除根管内的感染。两次就诊之间必须严格密封髓腔，以防止再次感染。如果出现诊间急症或术后疼痛，应仔细检查找出原因后进行适当处理。对于疼痛剧烈的患者，应及时进行有效的牙科引流，并再次进行根管消毒，以控制感染，缓解相关症状。如果疼痛持续或加重，应根据个人情况和患者意愿考虑替代治疗，如根尖诱导成形术或拔牙。

(2)牙齿变色：文献报道，牙冠变色是 REP 的常见并发症，可能会显著影响患者的满意度和生活质量。患者期望美观效果和成功的治疗结果，尤其是前牙。因此，治疗必须尽可能避免出现染色问题。

术后牙齿变色可以追溯到不同的治疗阶段，如使用消毒药物、诱导出血或放置屏障材料。根管内药物用于在牙髓治疗期间对根管进行消毒。三联抗生素糊剂含有环丙沙星、甲硝唑和米诺环素，20 多年来一直在 REP 中用作消毒剂，其主要问题是导致严重的牙齿变色，因为它含有米诺环素，可以螯合钙离子并融入牙本质组织并合成氧化产物。Berkhoff 等报道称，三联抗生素糊剂可以渗透进入牙本质壁达 350μm，并且无论冲洗过程多么充分，约 88%的三联抗生素糊剂仍留在根管中。因此，AAE 主张在用牙本质黏接剂密封牙髓腔后，使用低浓度的三联抗生素糊剂并将其保持在牙骨质-牙釉质界以下，以尽量减少染色的风险。或者，三联抗生素糊剂中的米诺环素可以被其他抗生素取代，如克林霉素、阿莫西林和头孢克洛。

诱导根尖周出血进入根管是 REP 的必要步骤。然而，牙根管内形成的血凝块也可能导致牙齿变色。某些血液成分，如血红蛋白、血红素或红细胞，可以渗透到牙本质小管，然后改变牙齿的折射率，导致颜色变化。同样，硅酸钙基材料通常用作冠方封闭的材料，也可能与血液成分结合并呈现高染色可能性。根据 ESE 声明，为了防止这种情况，可以将可吸收基质放置在血凝块上，使其与封闭材料分离。

除血液污染之外，用作冠方封闭的材料因其成分而被认为是导致牙齿变色的另一个因素，如铁、铝、镁的氧化物，特别是氧化铋。由于氧化铋的氧化还原电位，可能会导致牙齿变色。与强氧化剂(如 NaOCl 或胶原蛋白)接触时，会氧化成碳酸铋，然后产生黑色沉积物，牙齿颜色发生变化。因此，近年来制造商尝试通过去除生物陶瓷材料的成分来改变生物陶瓷材料的成分。氧化铋或用氧化锆代替，后者不会表现出高染色潜力。这些新材料，如 Biodentine® 和 EndoSequence® BC RRM-Fast Set Putty，经过研究，与 MTA 相比，变色明显减少。然而，在得出牙齿变色与生物活性材料成分之间更具结论性的关系之前，需要进行更多基于证据的研究。

对于 REP 后变色的牙齿，内漂白已被证明是一种侵入性较小的治疗选择，且结果可预测。如果获得不成功的结果，则可以选择更具侵入性的干预措施，如应用陶瓷修复体。

(3)根管内钙化：根管内钙化也是接受 REP 的牙齿中的一个常见问题，并于 2017 年被 Song 等定义为血运重建相关的根管内钙化(revascularization-associated intracanal calcification，RAIC)。研究人员在 62.1%的血运重建病例中发现了 RAIC，并发现了血管重建相关的渐进性，随着时间的推移钙化。根管内的钙化体分为钙化屏障(calcific barrier，CB)或根管闭锁(canal obliteration，CO)两种类型。前者主要沿着根管中部区域沉淀，使其余的根管空间在射线照片上可见，而后者意味着根管管腔完全闭锁。

迄今为止，RAIC 的确切病理生理机制在很大程度上仍然是未知的。一些研究人员称，RAIC 可能是根管内异位骨和牙骨质形成的结果。据报道，来自不同组织来源的 MSC 将保留其先天的分化潜力，这反映了其组织来源。因此，来自牙槽骨的 PDLSC 和 BMSC 经血液带入根管内，诱导牙骨质沉积分化，形成牙骨质/纤维化组织和骨基质，从而导致根管内形成钙化组织。这一假设已被多项动物研究所证实，显示牙髓再生治疗后根管内骨、牙骨质和纤维组织异位形成。然而，由于一些没有引起出血的病例也出现了根管内钙化，RAIC 不应仅仅作为出血引起的并发症，而可能是多种因素的复合效应，目前尚不确定。先前的研究报道，生物活性材料，如 ProRoot MTA 和 Biodentine，目前已用作 REP 的冠方屏障，可以激活 MSC 的增殖和形成牙本质，并在矿化中发挥作用。它们可以显著刺激 TGF-β1 从牙根中的牙本质释放，从而促进根管空间的矿化。此外，这些材料产生的碱性环境可以将 TGF-β1 从潜在形式激活为活性形式，这可能会进一步增强细胞分化和矿化。考虑到由于牙本质基质中存在各种类型的生长因子，未来的研究应旨在研究其他信号分子对过度矿化的影响。

一些研究表明，根管内钙化不应被视为一种疾病状态。然而，如果发生进一步感染，过度钙化可能会使替代的牙髓治疗变得复杂，从而增加定位根管的难度。因此，对于 REP 后出现 RAIC 的患者，通常不需要进一步治疗，除非牙齿出现症状。如果症状明显并且没有缓解的迹象，则可以通过引导进入的根管治疗、显微牙髓手术甚至意向性再植来治疗牙齿。在最糟糕的情况下，可以考虑拔牙，然后进行适当的修复程序。见图 5-10 和图 5-11。

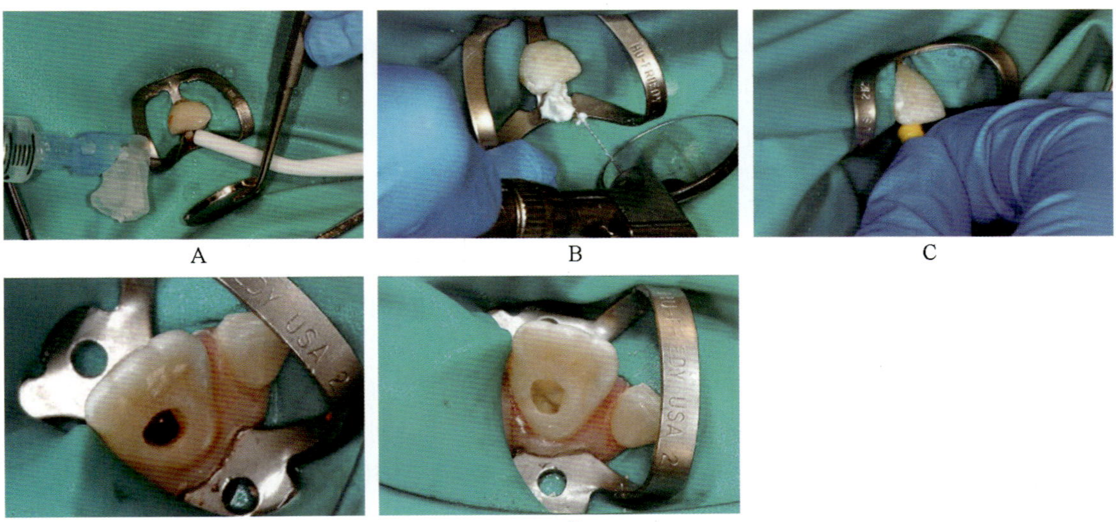

A B C E E

图 5-10 牙髓再生治疗术

A. 用次氯酸钠充分冲洗根管；B. 螺旋充填器导入三联抗生素糊剂；C. 通过超出根尖孔 2～3 mm 刺激出血；D. 牙颈部血凝块；E. 血凝块上放置 MTA。

[摘自 Berman L H，Hargreaves K M. Cohen's Pathways of the Pulp[M]. 12th Ed. Elsevier Health Sciences，2020.]

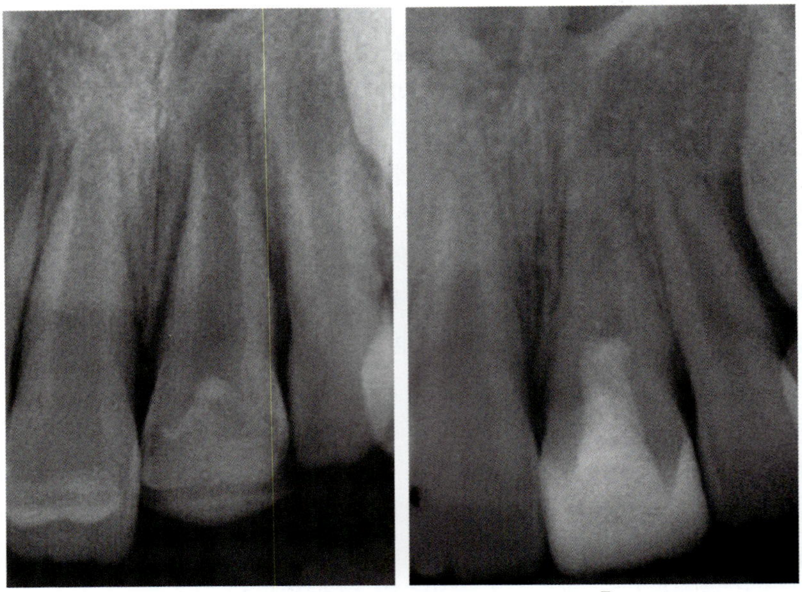

A　　　　　　　　　　　　B

图 5-11　成功对坏死的未成熟的左上中切牙进行血运重建

A. 患有复杂冠折、根尖开放和根尖周炎的年轻切牙的术前 X 线片；B. 术后 27 个月的 X 线片，注意根尖闭合和根管壁增厚。

［摘自 Berman L H，Hargreaves K M. Cohen′s Pathways of the Pulp［M］. 12th Ed. Elsevier Health Sciences，2020.］

REP 在解决牙髓坏死的年轻恒牙的体征/症状和进一步牙根发育方面取得了良好的结果。然而，REP 的不可预测的牙根成熟是当前文献中提出的一个主要问题，并且有证据表明，REP 后不会发生牙髓-牙本质复合体的真正再生。近年来，干细胞移植和细胞归巢策略因其实现有组织牙髓再生的潜力而受到极大关注。这部分内容将在第七章详细介绍。

三、根管治疗

儿童和青少年成熟牙齿的根管治疗与成人基本相似。然而，与成年患者相比，由于其牙根管较宽且牙本质壁较薄，因此需要采取特殊的预防措施。

1. 入路　冠方入路应足够宽以包括髓角，防止未来污染和变色。在打开入路过程中，应注意仅去除根管口中最少量的牙本质。去除过多的牙本质会削弱前牙，并可能导致磨牙穿孔。

2. 仪器　应使用 X 线照片仔细确定根管长度。也可以使用根尖定位仪。尽管根管较大，但它们可能是弯曲的，因此应使用预先弯曲的器械以反曲扩锉动作进行操作。使用镍钛（Ni-Ti）旋转器械将简化根管预备工作。

3. 冲洗　根管治疗期间的冲洗应在确保橡皮障放置正确后进行，并且不会意外地导致液体漏入口腔。冲洗注射器的针头松散地放置在根管中，以避免将冲洗溶液推到根尖之外。不同浓度（0.5%～5.25%）的 NaOCl 是首选的冲洗溶液。

4. 根管内封药　对于根管感染的牙齿，重点是消毒和去除组织残留物。由于对宽的根管壁进行有效的机械预备很困难，因此建议分两次就诊进行治疗，并在每次就诊之间放置抗菌药物。$Ca(OH)_2$ 是首选的材料，因为它具有抗菌作用并溶解组织残留物。放置时可以使用比根管长度短的 Lentulo 螺旋、专门设计的注射器或根管锉来完成。

5. *峡部* 峡部是同一牙根内两个或多个根管之间的薄层交通，包含有牙髓组织。任何包含一个以上根管的牙根都有很高的峡部发生率。当牙根无法闭合时，就会形成峡部，并且在牙根形成未完全完成的儿童中，峡部会更大。根管之间的这些网状连接是根管系统的一部分。它们可以充当细菌的储存库，因此在根管治疗期间应进行清洁和封闭。

6. *充填* 年轻恒牙的根尖孔较大，因此应小心调整主牙胶尖，以避免充填过程中容易发生的填充材料超出。侧方加压充填需要更多的辅尖；第一根尖放置的位置应确保它们不会阻塞通往根管的通道。应谨慎使用热牙胶充填或温热冷凝技术，以免超填。在某些情况下，定制主牙胶是有利的。在距根尖几毫米处放置牙胶尖，软化顶端 2～3 mm（用溶剂或热源）并逐渐夯实到位。完成的定制牙胶尖代表了根管根尖部分的印模，防止在充填过程中挤出填充材料。

恒牙常规根管治疗术将在第七章详细介绍。

参考文献

[1] 秦满，夏斌. 儿童口腔医学[M]. 3 版. 北京：北京大学医学出版社，2020.

[2] Berman L H, Hargreaves K M. Cohen's Pathways of the Pulp[M]. 12th Ed. Elsevier Health Sciences，2020.

[3] John Wiley & Sons. Textbook and color atlas of traumatic injuries to the teeth[M]. 2018.

[4] Nowak A J，Christensen J R，Mabry T R，et al. Pediatric Dentistry：Infancy Through Adolescence[M]. 6th Ed. Philadelphia：Elsevier，2019.

[5] American Association of Endodontists. AAE Clinical Considerations for a Regenerative Procedure [EB/OL].（2021-05-18）. https://www.aae.org/specialty/wp-content/uploads/sites/2/2021/08/ClinicalConsiderationsApprovedByREC062921.pdf.

[6] Galler KM，Krastl G，Simon S，et al. European Society of Endodontology position statement：Revitalization procedures[J]. International endodontic journal，2016，49(8)：717-723.

[7] Wei X，Yang M，Yue L，et al. Expert consensus on regenerative endodontic procedures[J]. International Journal of Oral Science，2022，14(1)：55.

[8] ASA Physical Status Classification System[EB/OL]. https://www.asahq.org/standards-and-guidelines/asa-physical-status-classification-system(2022).

[9] Rotstein I，Ingle JI. Ingle's endodontics[M]. PMPH USA，2019.

第六章

恒牙牙髓疾病

第一节　牙髓炎的病因

牙髓炎是牙髓病中最主要的疾病，细菌是其重要的致病因素。由于髓腔被坚硬的牙本质包绕，当细菌感染或其他物理、化学刺激引起牙髓炎症反应时，牙本质缺乏弹性限制其膨胀，牙髓腔的炎症渗出物不能得到及时的引流而积聚，所以牙髓炎时，牙髓腔内压力增高，一方面压迫神经产生剧烈疼痛，另一方面感染易于扩散。又因为牙髓没有侧支循环和清除炎症产物的能力低，使炎症反应过程、结局和临床表现均呈现出特殊性。牙髓一旦发生急性感染，难以痊愈而导致牙髓坏死。

引起牙髓炎的病因很多，主要有细菌感染和物理、化学刺激及免疫反应等，其中细菌感染是牙髓炎的主要病因。

一、细菌因素

细菌感染牙髓主要有如下途径。

1. 经深龋、磨耗、楔状缺损、隐裂等途径到达牙髓。龋病是造成牙本质暴露的主要原因，有研究证实，细菌到达牙髓前其代谢产物便可通过牙本质小管引发牙髓炎症。当细菌侵入牙本质距离牙髓<1.0mm 时，牙髓可出现轻微的炎症反应；当细菌距离牙髓<0.5mm 时，牙髓可发生明显的炎症反应。

2. 根尖孔或侧支根管是细菌进入牙髓的另一通道。严重牙周炎时，深牙周袋内的细菌可经侧支根管或根尖孔进入牙髓引发牙髓炎症。这种感染引发的牙髓炎称为逆行性牙髓炎。

3. 经血源感染，牙髓血源感染多发生在牙髓有损伤的或退行性变的基础上，这种途径罕见。

感染牙髓的细菌种类繁多。新近的研究表明，70%感染根管的细菌主要是专性厌氧菌和兼性厌氧菌，如牙龈卟啉菌、消化链球菌、梭形杆菌、牙龈卟啉单胞菌、中间普氏菌、产黑色素普氏菌、放线菌等。龋洞是相对缺氧的环境，有利于以上厌氧菌的生长繁殖。还有研究表明，消化链球菌、牙龈卟啉单胞菌与龋源性牙髓炎和牙髓坏死有重要关系。

细菌内毒素是 G^- 细菌的细胞壁脂多糖。细菌裂解后被释放出来，具有很强的炎症反应。内毒素还可诱导巨噬细胞和牙髓细胞产生分泌白细胞介素、转化生长因子、前列腺素、白三烯、肿瘤坏死因子等。这些细胞因子可增加血管通透性，趋化中性粒细胞向炎症组织游走，刺激巨噬细胞、中性粒细胞释放各种溶酶体酶，增加组胺和缓激肽的致痛作用。有研究表明，在炎症牙髓中，以上各种细胞因子表达高于正常牙髓。细菌代谢过程中产生多种酶，如透明质酸酶、胶原酶、硫酸软骨素酶、DNA 酶等，不但可降解细胞外基质和 DNA，破坏局部组织，还刺激牙髓内细胞释放炎性介质，加重炎症。

此外，侵入牙髓的细菌及其毒素可引起牙髓组织的免疫应答。内毒素可刺激 T、B 淋巴细胞，调动细胞免疫和体液免疫。有研究表明，炎症早期 T 淋巴细胞比例较大，随炎症加重 B 淋巴细胞比例增加。T 淋巴细胞中主要为 CD4 阳性的辅助性 T 细胞，产生多种细胞因子，可激活 B 淋巴细胞向浆细胞分化，分泌特异性抗体，抗原抗体结合形成免疫复合物，进而激活补体系统。同时辅助性 T 细胞亚群分化成熟，激活细胞免疫，免疫应答一方面杀灭细菌，另一方面也加重炎症，导致组织损伤。

二、物理因素

急慢性创伤，包括交通事故、竞技运动、暴力、咀嚼硬物等，均可导致牙髓外伤。值得注意的是医疗工作中的意外，如牙科治疗时高速电钻或砂轮产热可刺激牙髓；充填深龋时衬洞或垫底不当，外界温度刺激长期反复经充填物传入牙髓；牙矫正治疗时施力不当；牙周袋刮治伤及根尖血管可导致牙髓供血受阻，均可引起牙髓损伤，甚至坏死。

三、化学因素

引起牙髓炎的化学刺激主要来自窝洞的消毒药物、垫底物和充填物。在龋病治疗时使用刺激性较强的药物，如酚类、硝酸银等，尤其是用于深龋时可引起牙髓炎。有研究证实，用磷酸锌水门汀直接垫底可引起龋洞相对应的牙髓组织明显的炎症反应，被认为是磷酸锌水门汀在凝固前释放的游离酸所致。此外，在使用复合树脂充填时如酸蚀不当，或直接用复合树脂充填，均可刺激牙髓组织导致炎症发生。

以上各因素是否引发牙髓炎，与细菌数量、细菌毒力、物理化学刺激强度、持续时间，以及宿主抵抗力和牙髓供血情况等因素密切相关。

第二节　牙髓病的分类

牙髓病是发生在牙髓组织的一类疾病，包括牙髓组织的炎症、坏死和营养障碍，其中最常见的是牙髓组织炎症。牙髓和牙本质在胚胎发生和结构功能方面关系密切，故称之为牙髓-牙本质复合体。当牙体疾病如龋病、外伤波及牙本质深层，刺激通过牙本质小管传入牙髓，可引起牙髓组织炎症反应或修复反应。牙髓组织位于髓腔中，靠狭窄的根尖孔与外界相连通，牙髓的神经、血管、淋巴管等经根尖孔出入。随着年龄的增长，根尖孔逐渐缩小，常引起牙髓供血不足而出现一系列的退行性变。牙髓病组织病理学分类如下。

一、牙髓炎

1. 牙髓充血

2. 急性牙髓炎

(1)急性浆液性牙髓炎。

(2)急性化脓性牙髓炎。

二、慢性牙髓炎

1. 慢性闭锁性牙髓炎
2. 慢性溃疡性牙髓炎
3. 慢性增生性牙髓炎

三、牙髓变性和坏死

1. 牙髓变性

(1)成牙本质细胞空泡性变。

(2)牙髓钙化。

(3)牙髓网状萎缩。

(4)牙髓纤维性变。

2. 牙髓吸收

四、牙体吸收

牙髓炎临床分型的新进展。

牙髓会受到一系列化学、物理和创伤因素的刺激。然而,微生物的挑战是牙髓生命力的主要威胁。为了应对这种威胁,牙髓-牙本质复合体会产生一系列复杂的免疫反应,最初是由成牙本质细胞的生物感应触发的,随后是由牙髓细胞和招募到损伤部位的循环免疫细胞参与炎症的过程。早期牙髓炎症一般局限于冠状牙髓组织,牙髓其他部位相对健康。然而,目前的牙髓炎分类方法是绝对的,仅考虑到牙髓炎症过程是可逆的或不可逆的。根据症状和体征与治疗的关系,牙髓炎症通常被归类为可逆性和不可逆牙髓炎(AAE,2013)。不可逆牙髓炎表明牙髓组织受损严重,无法维持活力;因此,根管治疗是必要的。相反,可逆性牙髓炎即使牙髓受损,只要去除刺激物刺激,牙齿得到充分修复,牙髓也能恢复。不幸的是,这种分类简化了牙髓炎的复杂性和往往不可预测的性质,并不能反映具有不可逆性牙髓炎体征和症状的病例中成功施行部分和完全牙髓切除的情况。

近些年,牙髓-牙本质复合体的再生潜能引人关注。有病例分析指出,在看似具有不可逆性牙髓炎症状的患牙中,实际上仍然可以通过合适治疗达到保存活髓的结果。准确判断牙髓炎症状态,采用正确的治疗策略,把握好留髓和去髓之间的平衡,“不可逆性牙髓炎”向“可逆性牙髓炎”的转化是有可能实现的。根据 MIE 的理念,在牙髓炎病例中,有条件情况下优先考虑活髓保存治疗的策略。牙髓炎的诊断大多是依据以下信息来确定:影像学检查、临床检查确定的龋坏程度,症状严重程度、持续时间及牙髓活力测试结果等。牙髓病理学家 Ricucci 等通过大量的组织病理学分析和系统性的回顾研究提出,目前临床上可逆性牙髓炎临床诊断与病理学的诊断可能存在不一致的情况。为了更好地指导临床治疗,目前的牙髓炎分类可能需要适当修订。牙髓炎症状态与其对应组织病理学形态之间具有良好的相关性,但这一金标准对于临床上准确及时判断牙髓状态来说并不现实。

因此,最近有人呼吁提出新的牙髓炎症分类,试图将牙髓炎的体征和症状与重要的牙髓管理策略联系起来,并反映牙髓损伤的局部性质。最近,Wolters 等结合实际临床病例的分析,提出了由临床症状预测牙髓状态进而指导牙髓治疗决策的思路,根据牙齿对冷热刺激、叩诊的反应、疼痛性质及其持续时间等临床症状，将牙髓状态分为初期、轻度、中度、重度牙髓炎 4 个阶段，并希望通过此牙髓炎诊断系统实施新的微创治疗策略。值得注意的是，“不可逆”一词已从该分类建议的所有诊断中删除。

传统上，人们认为成熟牙齿的临床体征和症状与牙髓的组织学状态之间关系不佳，然而，最近这一观点受到质疑。一项组织学研究表明，牙髓炎的临床症状与病变牙髓的相应组织学状态之间存在良好的相关性。在不可逆牙髓炎病例中，炎症或坏死的形态学变化主要发生在冠状牙髓，而根髓仍可存活。这表明根髓在进行牙髓切断术时可能被保留，从而避免了需要进行根管治疗术。这种微创治疗方法有以下优点。①保持牙齿的免疫功能和结构完整性；②简化治疗程序，避免与复杂根管解剖相关的治疗并发症；③建议的手术几乎不会引起疼痛；④降低成本，为患者和社会带来便利。

基于以上原因，Wolters 等(2017)提出了一种针对牙髓炎症的新分类(表 6-1)。

1. *初期牙髓炎*　对冷测反应增强但不持续，对叩诊不敏感，无自发性疼痛。

2. *轻度牙髓炎*　对冷、热、甜刺激反应加剧，可持续 20s，但随后消退，可能对叩诊敏感。根据符合这些发现的组织学情况，可能提示有限的局部炎症局限于冠髓。

3. *中度牙髓炎*　症状明显，对冷热刺激的反应强烈，可持续数分钟，可能是叩诊敏感和自发的钝痛，可用镇痛药或多或少抑制。根据符合这些结果的组织学情况，提示冠髓内存在广泛的局部炎症。

4. *重度牙髓炎*　对冷热刺激产生严重的自发性疼痛和明显的疼痛反应，通常有尖锐或钝性搏动痛，患者因疼痛而难以入睡(躺下时加重)。牙齿对触摸和叩诊非常敏感。根据组织学情况符合这些发现，可能暗示在冠髓有广泛的局部炎症，并可能延伸到根管。

表 6-1　牙髓治疗决策思路(Wolters WJ,2017)

阶段	临床症状	治疗
初期牙髓炎	冷测一过性敏感，叩诊(－)；无自发性疼痛	间接盖髓术/直接盖髓术
轻度牙髓炎	冷、热、甜测持续敏感，可持续 20s；叩诊(－/＋)；无自发性疼痛；对应的组织学显示：局部炎症局限于冠髓	间接盖髓术/直接盖髓术
中度牙髓炎	冷热测持续敏感，可持续数分钟；叩诊(＋/＋＋)；自发性钝痛但可被止痛药缓解；对应的组织学显示：炎症在冠髓中广泛存在	部分/完全冠髓切断术
重度牙髓炎	冷热测持续敏感，持续时间长，叩诊(＋＋/＋＋＋)；夜间剧痛，自发性疼痛；对应的组织学显示：冠部牙髓炎症可能延伸到根管	视出血情况行冠髓切断术或根管治疗

第三节　牙髓炎的临床病生理

一、牙髓充血

牙髓充血有生理性和病理性之分，生理性充血见于牙齿发育期间、月经期、妊娠期牙髓。此外，高空飞行时由于气压下降，牙髓呈现暂时充血状态。病理性充血实际上是牙髓炎的早期改变，大多由深龋引起，细菌及其代谢产物经牙本质小管缓慢而轻微刺激牙髓，使龋损相对应的牙髓组织呈现充血状态。其他如磨耗、楔状缺损、温度刺激等也可引起牙髓充血。创伤使根尖周牙周膜充血、水肿，也可波及牙髓导致牙髓充血。此时若去除病因，如龋病或楔状缺损等得到及时的治疗，充血的牙髓可以恢复正常状态。因此牙髓的病理性充血又可称为可逆性牙髓炎。

病理性牙髓充血主要表现为牙本质过敏。患牙对冷热温度刺激较敏感，尤其是冷刺激，可出现一过性的疼痛反应，疼痛范围多局限，一般不放射到较远的区域。刺激去除后疼痛随即消失，一般无自发性痛。

病理表现为肉眼见充血的牙髓呈红色。光镜下表现为牙髓血管扩张充血呈树枝状，若受刺激时间较长，则扩张的血管通透性增加，血浆渗出，组织水肿，血管周围少量红细胞外溢。如血流缓慢，血浆浓缩，也可导致血栓形成。

二、急性牙髓炎

急性牙髓炎多数由牙髓充血发展而来，或为慢性牙髓炎的急性发作，常由深龋感染牙髓所致。龋病时，细菌尚未进入牙髓，其代谢产物经牙本质小管进入牙髓导致局部牙髓充血或慢性炎症。当机体抵抗力降低或随着龋损进一步发展，细菌进入，牙髓局部的慢性炎症便急性发作，进而发展为急性牙髓炎。无慢性过程的急性牙髓炎多由于牙髓受到急性物理、化学刺激或严重感染等情况，如手术切割牙体组织等导致的过度热刺激，消毒药物或充填材料化学刺激等。

急性牙髓炎患者常因突发性剧痛而就诊，但多数患者曾有冷热刺激痛或化学刺激痛史。急性牙髓炎的疼痛特点为自发性痛、阵发性痛和放射痛，往往是夜间疼痛发作。疼痛常沿三叉神经分支所支配的区域放射至患侧上下颌、面部、耳颞部，以致难以确定患牙的部位。冷热刺激可产生剧烈疼痛或使疼痛加剧。随着炎症的进一步加重，则表现为“热痛冷缓解”，这可能是因为炎性病灶内细菌的代谢产物受热膨胀、血管扩张、牙髓内压力增加，致使疼痛加剧。冷刺激则使其收缩，压力减小而使疼痛暂时有所缓解。急性牙髓炎若经穿髓孔引流，髓腔内压力降低，疼痛即刻缓解，炎症不易扩散。所以，一旦诊断为急性牙髓炎，应尽早开髓引流，以减轻患者痛苦。若未及时治疗，炎症渗出物经根尖孔可波及根尖周组织，引起根尖周炎，患牙可出现咀嚼痛和叩痛。

通常来说，疼痛可以定义为一种精神生理现象，表现为对疼痛的感知和反应两个方面。感知受麻醉的影响，反应则表现为害怕、焦虑、恐惧、抑郁或者哭泣，容易受药物和情绪的影响。牙髓炎导致的牙髓痛，是最常见的一种牙源性疼痛。疼痛强度和外界刺激频率、神经的数量及神经纤维的种类有关。牙髓的感觉神经来源于三叉神经的上颌支和下颌支，按直径大小、有无髓鞘可以分为 A 纤维和 C 纤维两种，A 纤维集中分布于牙髓牙本质交界处，有髓鞘包绕，神经传导速度快；而 C 纤维分布于牙髓的核心区（固有牙髓），神经传导速度慢，二者的差别见图 6-1。通过纤维末端的伤害感受器，将外界的细菌、机械、化学等刺激传入到三叉神经节，最终传到中枢神经系统，识别为疼痛。

急性牙髓炎的临床表现为疼痛，并且具有典型的特点，主要有自发性痛、阵发性痛；夜间痛；放散痛，不能定位；温度刺激加重。下面就疼痛特点的生理学基础做简单的论述。

1. 自发性痛　是急性牙髓炎最典型的特征。当龋齿、外伤、牙体预备等外界刺激持续作用

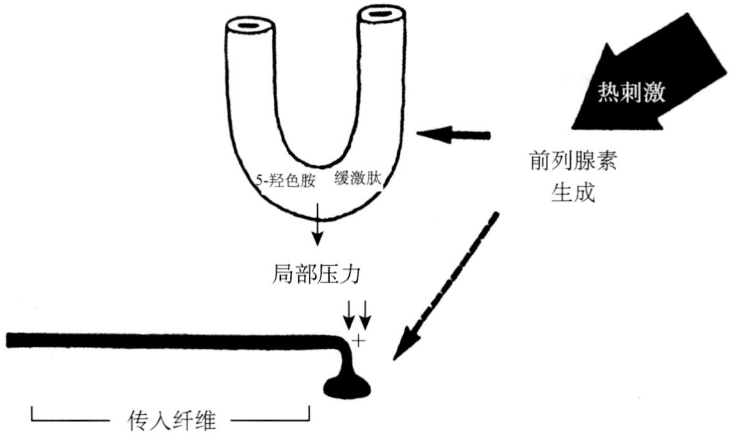

图 6-1 **自发性疼痛示意图**

于牙髓，机体由于自身的防御反应，牙髓组织中血管扩张、血流量加快，加速白细胞、巨噬细胞等防御细胞会向炎症位点聚集。研究证实，血流量的加快，会提高传入纤维（尤其是 A 纤维）的兴奋性，降低反应的阈值，出现神经敏感，异痛，甚至自发性痛。当炎症持续发展，血管内的炎症介质渗出，如前列腺素、组胺、5-羟色胺、缓激肽等。与 C 纤维不同，A 纤维对于炎症介质相对不敏感，加入前列腺素或前列腺素抑制药不会对神经活动有影响。这些炎症介质一方面会提高 C 纤维的兴奋性，降低反应的阈值，同时随着组织的局部液化性坏死，造成牙髓内部压力增高，进一步刺激 C 纤维，出现自发性疼痛（图 6-1）。

2. *冷热刺激痛* 急性牙髓炎浆液期，冷热温度刺激会导致牙本质小管内液体的流动，刺激 A 纤维，产生尖锐疼痛；冷刺激时牙本质小管内的液体向外移动，热刺激时牙本质小管内的液体向内移动，二者对于 A 纤维的刺激不一样，向外移动会更明显，因此冷刺激产生的疼痛更明显。在急性牙髓炎化脓期，由于牙髓内部局限的液化性坏死，造成局部压力增高，并伴有大量炎症介质及生物因子的释放，同时缺氧的环境下会刺激 C 纤维，产生持续性的钝痛。这个阶段冷水的收缩作用，会降低髓腔内的压力，对于疼痛有缓解作用。

3. *夜间痛* 急性牙髓炎的疼痛在夜间或平躺后会加重，主要和两方面因素有关，一方面是平躺时，回心血量减少，头面部血量增加，造成牙髓微循环增加，血流量加快，刺激传入纤维的神经兴奋性；另一方面是交感神经的兴奋性增加。

4. *放射痛* 疼痛不能定位是急性牙髓炎临床诊断的一个难点。临床研究发现，约 30%的急性牙髓炎患牙能够定位，这主要和神经纤维的种类及刺激的强度有关，只有强烈的刺激作用于 C 纤维，才会产生放射痛。如果是 A 纤维介导的疼痛反应是可以定位的，而 C 纤维介导的疼痛反应定位差。C 纤维的传导速度慢，传导到三叉神经节及中枢过程中容易受多因素干扰和影响，疼痛性质为持续性的钝痛，转移痛。但放射痛一般发生于后牙，且为单侧发生，前牙一般不出现放射痛。正在牙髓治疗中的牙齿，牙髓治疗后的牙齿一般不会出现放射痛。

早期病变局限在受刺激部位相对应的牙髓，如龋损下方，牙髓血管扩张充血，血管通透性增加，液体渗出，组织水肿，沿血管壁周围有纤维蛋白渗出，这时称急性浆液性牙髓炎。随着炎症加重，成牙本质细胞变性坏死，受损的组织、细胞和炎症细胞释放大量炎性介质和细胞因子，如组胺、5-羟色胺、白细胞介素、白三烯、前列腺素、转化生长因子等，这些炎症介质进一步增加血管的通透性，趋化更多的中性粒细胞向炎症中心集中。中性粒细胞、巨噬细胞等在杀灭细菌的同时释放溶酶体酶，使局部组织液化坏死，形成脓肿。早期脓肿局限，脓腔内有密集的中性粒细胞浸润，其余牙髓水肿伴炎细胞浸润。这时若得到及时治疗，还可以保存部分牙髓。否则，炎症迅速向周围扩散，中性粒细胞广泛浸润至整个牙髓组织，形成多处小脓肿，此时，若炎性渗出未得到及时引流，髓腔内压力极度增加，最终使整个牙髓液化坏死，此时称为急性化脓性牙髓炎，也称为不可逆性牙髓炎。

三、慢性牙髓炎

慢性牙髓炎是临床上最常见的一种类型，多由龋病发展而来，部分慢性牙髓炎可由急性牙髓炎穿髓或开髓后未彻底治疗迁延而来。根据牙髓腔是否穿通将慢性牙髓炎分为慢性闭锁性牙髓炎和慢性开放性牙髓炎。慢性闭锁性牙髓炎患牙髓腔未暴露，而慢性开放性牙髓炎髓腔暴露于口腔。慢性开放性牙髓炎由于血供条件不同，暴露的髓腔所表现出的组织反应不同，因而又将其分为慢性溃疡性牙髓炎和慢性增生性牙髓炎。

1. 慢性闭锁性牙髓炎　是发生在有龋损或磨损但未穿髓的情况下，炎症常局限在龋损相对应的牙髓组织。由于尚未穿髓，细菌及其代谢产物经牙本质小管缓慢或低毒地刺激牙髓，使牙髓产生慢性炎症改变。当细菌毒力增强或机体抵抗力下降时，也可转化为急性牙髓炎。

慢性闭锁性牙髓炎的患者常有冷热刺激痛史，这种疼痛常放射至患侧头部、颌面部，去除刺激后疼痛仍持续较长时间。有时出现阵发性钝痛，持续时间较长，但少有自发性剧烈疼痛。炎症常波及整个牙髓组织和根尖周牙周膜，因而患者常有咬合痛和叩痛。

镜下可见牙髓血管扩张充血，组织水肿，淋巴细胞、浆细胞、巨噬细胞、中性粒细胞浸润，同时可伴有毛细血管和成纤维细胞增生，肉芽组织形成。随病程迁延，可见增生的胶原纤维将炎症区与较好的牙髓组织隔开。若机体抵抗力弱而刺激较强时，可形成脓肿甚至牙髓坏死。脓肿周围常有肉芽组织包绕，而其余牙髓组织正常。病程长者，有时可见到修复性牙本质形成。

2. 慢性溃疡性牙髓炎　通常发生在穿髓孔较大、髓腔开放或急性牙髓炎应急处理后未继续进一步治疗的病例。

慢性溃疡性牙髓炎的典型临床特征是遇冷热刺激痛，刺激去除后疼痛仍持续一段时间。食物碎片嵌入龋洞时出现剧烈疼痛，进食酸甜食物也可引起疼痛。若穿髓孔小或牙髓组织面的坏死组织多时，也可出现患牙咬合不适或咬合痛等症状。

镜下可见患牙有较大的穿髓孔，穿髓孔表面为炎性渗出物、食物残渣及坏死组织覆盖，其下方为炎性肉芽组织和新生的胶原纤维。深部有活力牙髓组织表现为牙髓充血扩张，其中散在有淋巴细胞、浆细胞、巨噬细胞等慢性炎细胞浸润。有时溃疡表面可见不规则钙化物沉积或修复性牙本质形成，从而阻挡病原刺激向深部扩散，保护其余正常的牙髓组织。

慢性溃疡性牙髓炎病程缓慢，如果早期得到及时而彻底的治疗，可保存部分活髓，否则，炎症将累及整个牙髓组织导致牙髓坏死。

3. 慢性增生性牙髓炎　多见于儿童及青少年，常发生在乳磨牙或第一恒磨牙。患牙有较大的穿髓孔，根尖孔粗大，牙髓血运丰富，使炎性肉芽组织增生成息肉状经穿髓孔突出，又称为牙髓息肉。

慢性增生性牙髓炎多无明显疼痛症状，增生的牙髓呈暗红色或粉红色，自龋洞凸向口腔，牙髓息肉米粒大小或充满整个龋洞。进食时易出血或有轻微的疼痛，对温度刺激表现为钝痛。由于增生的牙髓组织中神经纤维少，对刺激不敏感，探痛也不明显。

慢性增生性牙髓炎主要表现是增生的牙髓组织充填于龋洞中或超出𬌗面突向口腔。根据慢性增生性牙髓炎构成成分不同，可将其分为溃疡型和上皮型。溃疡型增生性牙髓炎外观常呈红色或暗红色，探之易出血。显微镜下观察主要为增生的炎性肉芽组织充填于龋洞中或突出于龋洞外，表面为炎性渗出物和坏死组织被覆，深层为新生的毛细血管、成纤维细胞和散在的淋巴细胞、浆细胞、巨噬细胞和中性粒细胞等炎细胞浸润。病程长者可见较多的成纤维细胞和胶原纤维。上皮型慢性增生性牙髓炎肉眼观察呈粉红色较坚实，探之不易出血。显微镜下见息肉由大量成纤维细胞和胶原纤维构成，其中散在淋巴细胞、浆细胞浸润，表面被覆复层鳞状上皮。鳞状上皮可能由口腔黏膜上皮脱落细胞种植而来，或由龋洞邻近的牙龈上皮增生而来。

此外，慢性牙髓炎中还有一型较特殊的牙髓炎称残髓炎，残髓炎是发生在残留根管内的牙髓组织的炎症。残髓炎常发生于干髓术后数月甚至数年，其次见于活髓切断术失败的患牙；牙髓塑化治疗时塑化不全或多根牙根管治疗时易漏的根管均可继发残髓炎。临床表现为放射痛，冷热刺激痛，有时也可发生剧烈的自发性阵痛。因炎症发生在近根尖孔处的牙髓组织，故患牙常伴咬合不适或咬合痛。其病理变化常为慢性炎症，即残留牙髓血管扩张充血、组织水肿，淋巴细胞、浆细胞、中性粒细胞等炎细胞浸润，严重者也可见牙髓脓肿或坏死。

第四节　恒牙牙髓系统解剖

在牙齿的中央有牙微组织存在，牙体硬组织包绕牙髓组织构成的腔体称作牙髓腔（dental pulp cavity），或简称髓腔（pulp cavity）。髓腔形态是牙齿外形的缩影。其在牙根尖端的开口使牙髓组织中的血管、神经和淋巴管与牙周组织相连。

髓腔为一由冠部延伸至根部有根尖部开口的连续结构。解剖学上将其分部位命名。位于牙冠的部分空间较大，称为髓室（pulp chamber）；位于牙根中心的管状系统，称为根管系统（root canal system）；髓室与根管在牙颈部釉牙骨质界水平的分界呈现一漏斗状的移行结构，称为根管口（root canal orifice）；根管在根尖表面的开口，称为根尖孔（apical foramen）。

一、髓腔解剖的一般特点

牙髓腔的解剖形态因牙位而异，萌出后由于年龄增长，受咀嚼磨耗、病理刺激等因素的影响也会发生变化。一般来讲牙髓腔解剖有如下特点。

1. *牙髓腔的形态与牙体外形相似*

2. *牙髓腔有增龄性变化*　其特点如下。

（1）随年龄增加，牙本质壁有继发性牙本质形成，因此髓腔体积逐渐缩小，髓室顶降低，髓室底升高，顶底间距离缩小。髓角变细，但高度不变。

（2）年轻恒牙根管较粗大，根尖部的发育尚未完成，根尖孔呈喇叭口状；萌出 3～5 年后根尖孔形成，根管随年龄的增加而变细。

（3）牙髓组织在外伤或其他刺激下可发生退行性变，临床可见到髓石和弥散性钙化。髓石在 X 线片为髓室内高密度影像；弥散性钙化可阻塞根管。

3. 牙髓腔可发生病理性变化　龋病、磨损、外伤等可导致牙本质暴露。由于外界刺激，在暴露的牙本质相对的髓腔壁上有修复性牙本质形成，使髓腔缩小。

根管系统的三维解剖结构（three-dimensional root canal system anatomy）是指牙髓腔在牙根的部分，其内所含牙髓称为根髓。1 个牙根中可有 1 个或几个根管，根管间可形成峡部（isthmus）或根管间吻合支（intercanal anastomoses）；根管可分开，又可会合，可有侧支和分叉。由于根管的结构非常复杂，常被称为根管系统（root canal system）。临床医师通过 X 线片了解根管系统的结构，但普通 X 线牙片所提供的是二维图像，不能全面反映根管系统三维解剖形态的全部信息。因此，医师应清楚地掌握根管系统的解剖知识，头脑中应随时可映现出根管系统的三维解剖图像。

4. 根管系统的解剖结构

（1）根管口（root canal orifice）：根管在髓室底上的开口称为根管口，是根管的起始部位。根管口的自然形态呈漏斗状，用根管探针（DG16）探查髓室底时有嵌入感。如开髓时磨除部分髓室底，破坏了根管口的自然形态，或由于修复性牙本质形成堵塞了根管口，则会对寻找根管造成一定的困难。

（2）根管（root canal）：主根管从根管口穿过牙根到根尖孔，可发出副根管和侧支根管，在根尖部有分叉，形成根尖三角区（apical delta）。

①副根管（accessory canal）：指发自髓室或根管的细小分支，穿过牙本质和牙骨质与牙周膜相连通，其在牙根表面的开口称为副孔。副根管是由于根鞘形成时发生断裂，牙髓和牙囊之间产生的细小根管。副根管可分布在牙根的任何一处，成为牙髓和牙周组织的通道。牙周病时，由于牙周袋的存在，微生物及其代谢产物可经牙周袋、副根管使牙髓组织感染。

②侧支根管（lateral canal）：为发自根管的水平的分支，与根管几乎呈垂直角度，为副根管的一种。

③根尖分叉（furcation）：根管在根尖部均匀地分为 2 支，无主副根管之分。

④根尖鳍状（fin）：在根尖部根管分为许多细小分支。

⑤根尖分歧（apical ramification）：指根尖部从主根管发出的若干细小分支，可与根周膜相通，此时主根管仍在。侧、副根管的发生率有不同的报道。Rubach 和 Mitchell 报道为 45%，De Deus 的报道为 27.4%，其中为根尖 17%、根中 8.8%、根冠 1.6%，即超过一半的侧、副根管位于根尖 1/3。国内岳保利观察了 1769 颗中国人恒牙的实物标本，侧、副根管的发生率平均为 35.78%。

另外从岳保利的研究中可以看出，磨牙的根管间交通支（根管间吻合）发生率也非常高，在下颌第一磨牙高达 45.52%。

根管系统的复杂性，特别是侧根管和副根管、根尖分叉、根尖分歧、根尖鳍状，以及管间交通（吻合）支等结构的存在为临床根管治疗带来很大的挑战，成为影响牙髓非手术治疗效果的重要因素。

（3）根尖孔（apical foramen）：根尖孔是根管在牙根末端的开口，位于牙的解剖根尖（anatomic apex）。许多牙根的根尖孔位于根的一侧，如偏向近、远中侧，或唇（颊）、舌侧。

Gutierrez 和 Aguayo 观察 140 颗人类牙标本发现，大多数根尖孔偏在牙根尖端一侧，并发现牙根可有多个根尖孔。其他研究者也有类似报道。随着年龄的增长，根尖部牙骨质不断沉积，可使根尖孔的位置发生变化。临床上年龄、创伤、正畸、根尖周病理变化、牙周病等因素，均可引起根尖孔的部位发生变化。

(4)根尖狭窄部(apical constriction):根尖孔虽是根管在牙根尖端的开口,但并不是根管最细窄之处。根管向根尖逐渐缩窄,在根尖牙骨质与牙本质交界处最狭窄,称为根尖狭窄部。根尖狭窄部距根尖孔 0.5～1.0mm,其直径小于根尖孔。

Vertucci 的分型除考虑一个牙根内根管口和根尖孔的数目,还将根管形态的变化考虑在内。他将根管分为 8 型。

Ⅰ型(1-1 型):1 个根管口,1 个根尖孔。

Ⅱ型(2-1 型):2 个根管口,1 个根尖孔。

Ⅲ型(1-2-1 型):1 个根管口,1 个根尖孔,但根管中途分为 2 支。

Ⅳ型(2-2 型):2 个根管口,2 个根尖孔。

Ⅴ型(1-2 型):1 个根管口,2 个根尖孔,根管分叉在牙根中 1/3 或根尖 1/3 处。

Ⅵ型(2-1-2 型):2 个根管口,2 个根尖孔,但根管在中途融合为 1 支。

Ⅶ型(1-2-1-2 型):1 个根管口,根管在中途分为 2 个,又合为 1 个,最后分为 2 个,出 2 个根尖孔。

Ⅷ型(3-3 型):3 个根管,3 个根尖孔。

5. 各组牙的长度、牙根和根管的数目及其弯曲方向　正确实施牙髓治疗技术,不仅需要掌握牙髓腔解剖形态(在口腔解剖生理学中已有详细描述),还需要掌握牙齿的长度、牙根和根管的数目及其弯曲方向。这些解剖数据在不同的种族和不同样本,其发生和统计学数据可能略有不同,但仍有很大的临床指导和参考价值。

(1)颌前牙:一般为单根管。牙齿的平均长度,中切牙为 23.3mm(范围 18.0～27.0mm),侧切牙为 22.8mm(范围 17.0～26.0mm),尖牙为 26.0mm(范围 20.0～32.0mm)。约 75%的上中切牙为直型根管;上颌侧切牙约 53%根管的根尖 1/3 向远中弯曲;上颌尖牙髓室在近远中髓角之间还有一突出的髓角,根管较长、较粗,约 32%根管的根尖 1/3 略向远中弯曲。

(2)下颌前牙:多为单根管,偶见唇舌向两根管。下颌中切牙的平均长度为 21.5mm,侧切牙为 22.4mm(范围 16.0～27.0mm),尖牙为 25.6mm(范围 18.0～32.5mm)。约 60%的下前牙为直型根管,约 20%根管的根尖 1/3 向远中弯曲。

(3)上颌前磨牙:上颌第一前磨牙多为双根管(80%),有时为 1 个扁根管;牙齿的平均长度为 21.8mm(范围 17～23.8mm);约 38%的根管为直型,约 37%根管的根尖 1/3 略向远中弯曲。该牙根管形态较复杂,根管分型多样。1-2 型、1-2-1 型根管在临床上均可遇到。若在 X 线片上根管影像在根管中段突然消失,常提示根管在此分为 2 支,开髓后应仔细查找。上颌第二前磨牙牙齿的平均长度为 21.0mm(范围 19.0～23.0mm);多为单根,约 75% 为 1 个扁根管,约 24% 为 2 个根管;只有 9% 为直型根管,约 27%根管的根尖 1/3 略向远中弯曲,其余的弯曲方向无明显规律。

(4)下颌前磨牙:常为单根管,有时可为双根管。根管粗大、较直,根管在牙颈部的横断面为卵圆形。约 40%根管为直型,约 35%根管的根尖 1/3 略向远中弯曲。下颌第一前磨牙的平均长度为 22.1mm,下颌第二前磨牙平均长度为 21.4mm(范围均为 18～26mm)。

(5)上颌磨牙:上颌第一磨牙平均长度为 20.8mm(范围 17.0～24.0mm)。有 3 个牙根,其中腭根最粗大,根管口最易找到,根管的根尖 1/3 常向颊侧弯曲(55%);颊侧有近、远中 2 根,远中颊根内 1 个根管,多为直型(54%);近中颊根较扁,根尖 1/3 多向远中侧弯曲(78%)。

近中颊根双根管的检出率非常高，国内岳保利资料显示为66.7%，因此在临床上应常规仔细查找。近中颊根第二根管口(MB2)可位于近中颊根管口与腭根管口的连线上。

上颌第二磨牙的平均长度为20.0mm(范围16.0～24.0mm)，近中颊根MB2检出率约为25.7%(岳保利)，有时两个颊根融合为一个粗大的颊根，颊根管只有1个。

上颌第三磨牙的平均长度为17.1mm(范围14～22mm)，牙根和根管数变异大，可为1、2或3个。

(6)下颌磨牙：下颌第一磨牙的平均长度为21.0mm(范围18～24.0mm)，一般有2个根，近中为1个扁根，多数内有颊、舌2个根管；远中根管较粗大，横断面近似圆形。有时有3个根，即远中根分为颊、舌两根，两根内各含1个根管，此时牙齿可有4个根管。下颌第二磨牙的平均长度为19.8mm(范围18～22mm)，近远中各1根，根分叉较下颌第一磨牙收拢，两根内各含1～2个根管。有时两根在颊侧融合，根管也在颊侧融合，根管的横断面呈“C”形。远中根和根管常为直型，近中根和根管多向远中弯曲(60%～80%)，近中颊侧根管弯曲尤为显著。下颌第三磨牙的平均长度为18.5mm(范围16～20mm)，牙根多融合并严重弯曲，根管数目变异大。

二、髓　室

1. 髓室(pulp chamber)　是髓腔中空间最大的部分，由四个侧壁和顶、底围成。每一牙齿内部均只有1个髓室，单根管牙的髓室与根管呈延续状态，没有髓底，也没有明显的根管口；多根管牙的髓室形似立方体，在髓室底上分布各个根管口，与根管形成明确的界限。

2. 髓室顶(roof of pulp chamber)　分别位于前牙切缘和后牙𬌗面的髓腔侧，是髓腔最接近牙齿咬合功能面的部分，形态与切缘或𬌗面相适应。髓室顶由顶壁和髓角组成，形似吊起的帐篷顶。髓室顶壁呈弧形，顶壁在对应于牙尖的位置呈尖角形凸起，称为髓角(pulp horn)，一般在每一牙尖或切角的内侧均有一髓角。

3. 髓室侧壁　包围髓室四周与牙轴面相平行的壁称为微室侧壁，简称髓壁(wall of pulp chamber)。按其方位分别称为颊侧壁、舌侧壁、近中壁和远中壁。各壁均呈弧形，以不同程度凸向髓室中心，磨牙最为显著，髓壁在牙颈部的凸起(cervical ledge)又称为牙本质领(dentin collar)，常会遮挡住根管口。髓壁与髓顶、髓底的交界形成线样折叠，髓壁在根管口处伸入根管内与根管壁相接续。

4. 髓室底(floor of pulp chamber)　只在多根牙的髓室才有。与髓室顶相对，位于根分叉的髓腔侧。与根分叉形态相似，呈拱形，颜色较髓壁深。髓室底上有发育遗留的暗区或深色暗线。它们是各发育结节融合的痕迹。暗线的末端即为根管口的位置。多根管牙的各根管口一般位于髓底和髓壁相交之处，也是髓底水平向的拐角点。拱形的髓室底上还存在一些小孔，是分叉根管(副根管)在髓室的开口，构成髓室与根分叉区牙周组织的直接交通。

三、根管系统

1. 根管系统(root canal system)　是指位于牙根内部的管状系统。结构复杂，由主根管、分叉根管(副根管)、侧支根管、根管峡部，以及细小分支的网状交通组成。

2. 根管(root canal)　又称为主根管(main root canal)，起于牙颈部的根管口，止于根尖部的根尖孔。根管从根管口向根尖孔走行呈由大到小的锥体形态。根管的横截面并非都是圆形，在不同形态的牙根中及牙根的不同水平上。根管的横截面还可表现为圆三角形、卵圆形、椭圆形、哑铃形、“C”形、肾形、丝带形甚至不规则形。牙根断面近似圆形时，根管多为 1 个，截面以卵圆形最为常见；牙根为扁根时，根管的横截面形态更多为椭圆形或哑铃形，或在 1 根牙根中含有 2 个或多个根管。

根管在走行过程中可一分为二，也可合二为一，呈现出多种形态。Weine 将根管走行分为 4 型：Ⅰ型为 1-1 型，单一根管；Ⅱ型为 2-1 型：起自 2 个根管口，在 1 个根中行走过程中合并为 1 条根管，出 1 个根尖孔；Ⅲ型为 2-2 型：1 个根中有 2 条独立的根管；Ⅳ型为 1-2 型：起自 1 个根管口，在走行过程中分开呈 2 条根管，分别出 2 个根尖孔。上述分类简单易记，但并不能反映根管走行的复杂状态。Vertucci 根据根管的起止情况进行了更加详细的分类。

根管不是笔直的。多数有不同程度的弯曲。根管可朝向任一方向弯曲，但根尖多弯向远中，有时根管呈相反方向的 2 个弯曲（双弯），称为“S”弯，若根管的双弯较锐，形似刺刀，被称作“刺刀样弯曲（bayonet-curve）”。

3. 侧副根管　可由髓室和主根管分出许多更细小的分支，它们穿过髓室底或根管壁与牙周组织形成交通，发生于磨牙髓室底的细小分支原来称为副根管。Vertucci 按其发生的部位将其命名为分叉根管（furcation canal），它通常与牙长轴平行，是髓室与根分叉区牙周膜的联系通道。在主根管走行的任何水平均可向根管壁分出侧支，在根管主干部位分出的侧支称为侧支根管（lateral canal），通常与主根管呈垂直关系。分叉根管和侧支根管被统称为侧副根管（accessory canals），它们在牙根表面的开口称为侧副根管孔（accessory foramen）。

在扁根中常含有 2 个及以上的根管，在根管之间，由牙髓血管相连，构成丝带样的管间连接（inter-canal connection）或细窄的横向吻合（transverse anastomosis），可交织呈网状；根管间还有一种断续相接、弧形带状的结构，形态不规则，称作管间峡部（isthmus），其中含牙髓组织。有时这种较宽区域的管间连接形成一个后端，形似鱼鳍构成髓腔的死角。管间峡部常见于含有双根管的扁根，如上颌前磨牙、下颌磨牙近中颊根、下颌磨牙近、远中根，多存在于距根尖 3～5mm 的部位。Hsu 和 Kim 根据牙根横断面管间峡部的联通情况将其分为 5 类：

Ⅰ类：扁根中各根管独立存在，管间无交通。

Ⅱ类：二根管间存在断续的峡部。

Ⅲ类：三根管间存在断续的峡部。

Ⅳ类：二根管间凸向峡部，之间断续相连。

Ⅴ类：二根管间的峡部完全连通。

四、根尖部解剖

根尖的解剖形态有多样性和不确定性两大特点，体现在根尖孔、牙本质牙骨质界、根尖狭窄部、根尖三角区和根尖分歧几个重要的解剖概念上。

1. 根尖孔　根管走行至根尖区后逐渐变窄，最后穿出根尖开口于根尖表面，称为根尖孔（apical foramen）。根尖孔的位置除居于根尖顶端，更多是位于根尖侧方（Vertucci 调查数据为 70%～88%），常在远中舌侧。根尖孔的数目大多数为单孔（78%），少数为双孔（18%），还有极少数为多孔（3%～4%）。根尖孔形态仅少数是圆形（4%），绝大多数为椭圆形（70%～93%），还有个别呈现不规则形（约 3%）。

2. 牙本质牙骨质界和根尖狭窄部　牙本质牙骨质界（cemento-dentinal junction，CDJ）是一个组织学结构，顾名思义，是牙本质与牙骨质的交界。由牙根表面的牙骨质在根尖向根尖孔内卷会合而成，同时，它也是牙髓和牙周膜的分界线。一般认为，牙本质牙骨质界环周一圈，构成了根管的最狭窄处。该处为根管的小根尖直径(minor apical diameter)，定义为根尖狭窄部(apical constriction)，由此向根尖孔逐渐放大，呈现“漏斗(funnel shape)”形状，至根尖孔为根管的大根尖直径(major apical diameter)。根尖狭窄部可有四种形态，除了上述典型的单根尖狭窄外，还可见有管壁呈均匀锥体延伸至根尖孔者；根尖部管壁平行呈一狭长的根尖狭窄区者；以及形似葫芦的多个狭窄者。

根尖孔因多数开在根尖侧方，其中心至解剖根尖(anatomic apex)的垂直距离平均为0.5～1.0mm，而牙本质牙骨质界上缘距根尖孔中心也为0.5～1.0mm，故临床上认为根尖狭窄到解剖根尖的距离为1～2mm。

3. 根尖三角区和根尖分歧　根管向牙本质牙骨质界渐行缩小，而从牙本质牙骨质界到根尖孔方向却又逐渐放大。故根尖区的根管通道呈现出相向的双漏斗形态，形似“沙漏”根管走向根尖区接近根尖孔时，可向各个方向根管壁分出一些细小的侧副支，水平或斜行分布，其立体形貌似“船锚(anchor)”或“河口三角洲(river-delta)”结构。这种由主根管、一个或多个侧支根管及根尖周组织围成的根尖部三角形区域称为根尖三角区(apical delta)。此区域的侧支根管被称作根尖分歧(apical ramification)，它们在根尖表面形成相对应的数个根尖孔或侧支根管孔。

五、髓腔形态的变化和临床意义

自牙齿萌出，髓腔一直在发生变化，一是增龄性的生理变化；二是牙齿疾病所致的病理变化。

1. 增龄性变化　年轻恒牙的微腔较宽大，髓角高耸，微室空间高，髓底较平坦，根管口“漏斗形”明显，根管较粗，根尖孔较大。随着年龄的增加髓腔表面继发牙本质(secondarydentin)不断沉积，使髓腔容积越来越小。老年人的髓腔表现为髓室高度减低，顶底距离相近，甚至相接，髓室侧壁的牙本质领显著凸起，髓角变矮，髓底变凸；根管口形态愈加不规则，根管变细，根尖孔变窄，随牙骨质沉积，根尖孔越加偏离根尖中心，与牙本质牙骨质界的距离也越远。根尖狭窄区变长，原沙漏形的根尖通道形态渐变为平行的狭长通道。

2. 病理性变化　牙齿受到细菌及理、化等外界因素的长期刺激，牙体硬组织可发生龋病、慢性损伤(如磨损、酸蚀、隐裂)等病变，引发牙髓-牙本质复合体(pulpodentin complex)的反应，一方面在牙体损伤对应的髓腔内侧壁产生局限的第三期牙本质(tertiary dentin)，包括反应性牙本质(reactionary dentin)和刺激性牙本质(irritation dentin)。后者又称修复性牙本质(reparative dentin)，使得髓腔容积变小；另一方面，牙髓出现应激反应，充血和炎症、牙髓钙化，可隐蔽根管口，阻塞根管。若牙髓坏死、感染，由根管抵达根尖孔播散至根尖周组织，发生根尖周炎，炎症肉芽组织可分化出破骨细胞，在吸收根尖周围的牙槽骨同时，也可使根尖发生外吸收，破坏根尖孔和根尖狭窄的解剖结构。

3. 临床意义

(1)根尖孔和侧副根管孔是牙髓血运的供应通道，也是牙髓和牙周组织的交通渠道。同时还是牙髓或牙周组织感染互相传播的途径；根尖狭窄作为生理屏障，限制根管内的感染刺激物穿出根尖孔侵犯根尖周组织。

(2)髓室各解剖结构的位置和变化，对临床实施牙体治疗和牙冠修复产生直接的影响。如对龋齿的充填治疗和活髓牙的牙冠预备，均需熟悉髓腔各部位的解剖形态和位置，以免造成意外露髓等医源性损伤。

(3)在牙髓治疗过程中，更需要牢牢掌握髓腔尤其是根管系统的解剖形态及生理、病理的变化，还要掌握各种可能存在的解剖变异。从开髓进入髓腔到定位各根管口，从疏通各细弯的根管到确定根尖部的操作止点，从根管预备到根管充填，髓腔的各个结构无不关乎各步治疗操作能否顺利实施到位，如髓室顶和髓角的位置可影响开髓进入；髓壁和髓底可影响定位根管口；根管的数目、粗细、走行和弯曲程度均可影响根管器械的使用和操作效果。不了解髓腔解剖，可能会导致各种操作缺陷或并发症的出现，如髓壁或根管壁穿孔、根管器械断离等。根尖狭窄是确定根管工作长度的根尖止点(apical stop)位置，根管内的预备、冲洗、消毒、充填等操作均不能逾越这一生理界限，以免造成根尖周组织的医源性损伤。

(4)在行桩核冠修复中，桩道预备对根管解剖知识的要求也很高，不熟悉解剖，可发生髓壁或根管壁的穿孔，甚至导致患牙丧失。

(5)临床工作中，对髓腔形貌的了解可通过三种途径。①熟练掌握牙齿和髓腔的解剖知识，面对患牙头脑中可以反映出髓腔在牙面上的透视影像，以及牙齿和根管的基本解剖数据；②拍摄X线片，在根尖X线片上可显示髓室和根管的形态、分布、走向，但X线像是将三维形貌压缩为二维的图像，只能反映近远中向的画面(矢状面)，且会有重叠影像，从而导致许多信息的丧失；③牙科锥形束CT(CBCT)可从三个维度展示牙齿、髓腔和牙周骨组织的形貌，越来越得到临床医师的青睐，成为疾病诊断和疗效判断的有效工具。牙髓治疗中，进入髓腔后通过直视髓室底形貌和根管口的分布，可直观了解局部的解剖信息，应用手术显微镜可以看清髓腔内的情况。

清楚地掌握牙髓腔的解剖知识是成功进行牙体牙髓治疗的基础，临床治疗中发生的许多问题常是由于对解剖知识的匮乏造成的。髓腔解剖包括髓室的大小和位置、髓角的高低、根管口的位置、根管的数目与弯曲程度和方向，以及髓腔形态可能发生的变异等。临床医师在进行牙髓治疗术前头脑中如有患牙髓腔形态的三维图像，则可避免许多医源性的错误。

牙髓腔位于牙齿中央，由冠部的髓室(pulp chamber)和根部的根管(root canal)两部分组成，其内充满牙髓组织。髓室有6个髓室壁，其中位于切方或殆方的为髓室顶(roof of pulp chamber)，位于牙槽骨上方的为髓室底(floor of pulp chamber)，其他髓室壁分别为近、远中壁，以及颊(舌)壁。髓室在牙尖的下方高高突起，称为髓角(pulp horn)。

第五节　牙髓炎的检查

一、口腔检查的准备

口腔检查常备的器械包括口镜、探针、镊子和牙周探针，有些特殊检查还需要专门的器械和仪器，如做牙髓活力测试需要牙髓电活力测定仪。牙线可帮助检查充填体邻面的悬突、邻面接触关系和侧方的早接触等。检查时应调节好牙科综合治疗台的椅位和灯光，保证光线充足和视野良好。口腔检查时患者的口腔应清洁。如患者口内软垢或牙石过多，可用3%的过氧化氢溶液含漱或擦洗口腔，或要求患者刷牙或洁治后再行口腔检查。检查时应注意避免交叉感染。所有的器械均应经灭菌消毒，医师应洗手后戴手套、口罩或眼罩等进行防护。

二、口腔检查的方法

(一)一般检查

口腔一般检查包括问诊、视诊、探诊、叩诊、扪诊、咬诊和牙齿松动度的检查。检查时应首先检查主诉部位，因为这是患者最关心的部位。然后再按一定顺序，如从右上颌磨牙→左上颌磨牙→左下颌磨牙→右下颌磨牙依次进行，以免遗漏。

1. 视诊(visual examination)　视诊的内容包括患者的全身健康状况、口腔颌面部和软组织情况、牙齿和牙列情况等。

(1)全身健康状况：观察患者的全身健康和精神健康状况。

(2)颌面部情况：①观察患者颌面部发育是否正常；②观察患者双侧颌面部是否对称，有无肿胀、肿物及窦道等。

(3)口腔软组织：①观察与牙体牙髓疾病相关的牙龈表征，如牙龈是否充血，有无肿胀及肿胀的程度和范围，是否存在窦道；②观察其他部位口腔黏膜的色泽是否正常，有无水肿、溃疡、肿物等。

(4)牙齿和牙列：①观察牙齿的颜色、形态和质地变化，如龋损、着色、缺损、畸形、隐裂及磨耗等；②观察牙齿排列、数目是否正常，牙列是否完整，有无缺失牙；③观察口腔中修复体的情况，如修复体是否完整、边缘是否密合等。

2. 探诊(exploration)　通过使用探针检查牙体组织的缺失、牙周袋有无，以及瘘管等病变的部位、范围和感觉。探诊可检查以下项目。①龋或缺损的部位、深浅、质地，是否敏感及露髓。②充填体边缘的密合程度，有无继发龋及悬突。③牙本质敏感的确切部位和敏感程度。④用牙周探针探测牙周袋的深度、龈下牙石的部位及数量。⑤探查窦道的方向。探诊时动作要轻巧，有支点，方可感觉灵敏，并减轻患者的痛苦。不可用力探入深龋近髓或可疑露髓处，以免引起患者不必要的剧烈疼痛。

3. 叩诊(percussion)　用金属手持器械的平端，如口镜、充填器的柄端垂直或水平叩击牙冠部，以检查牙根尖部和牙周膜的健康状况。叩诊时应先叩正常牙作为对照，再叩诊患牙。叩诊的力量宜先轻后重，一般以叩诊正常牙不引起疼痛的力量为适宜力量。依据患牙对叩诊的反应是否疼痛及疼痛的程度，可判定根尖部和牙周膜的健康状况和炎症程度。叩诊的结果可记录如下。

- 叩痛(－)：用适宜力量叩诊患牙反应同正常牙。
- 叩痛(±)：用适宜力量叩诊患牙感觉不适。
- 叩痛(＋)：重于适宜力量叩诊，引起患牙轻痛。
- 叩痛(＋＋＋)：轻于适宜力量叩诊，引起患牙剧烈疼痛。
- 叩痛(＋＋)：患牙的叩痛反应介于叩痛(＋)和叩痛(＋＋＋)之间。

4. 扪诊(palpation)　医师用手指触扪可疑病变部位，了解病变部位、范围，有无扪痛，有无波动感等。牙体牙髓病检查时常进行根尖周组织的扪诊，以检查根尖周组织是否存在炎症和创伤。

(1)检查根尖部：检查时多用示指先扪压正常牙的根尖部，再扪压可疑患牙的根尖部，如有压痛则提示根尖周组织有炎症存在。若根尖周已形成脓肿，将手指轻放在患牙的根尖部可扪及波动感。

(2)检查咬合创伤:将示指横放在可疑患牙与正常邻牙的牙颈部与牙龈交界处,指示患者做正中、侧方和前伸咬合运动,如手指感到患牙根动度异常则提示可能存在创伤。

5. 咬诊(biting test) 通过让可疑患牙进行咬诊,检查根尖牙周膜是否存在炎症、创伤、牙齿的咬合接触关系,以及干扰及早接触点的部位。咬诊检查有 3 种方法。

(1)空咬法:指示患者咬紧上下牙或做各种咀嚼运动,同时注意牙齿动度和牙龈颜色的改变。

(2)咬实物法:选用近似一个牙宽的棉卷、棉签或橡皮片放在牙齿的咬合面,指示患者做咬合运动。应先检查正常牙,再检查患牙,可根据患牙是否疼痛而明确患牙部位。

(3)咬合纸法:可检查患者的咬合情况和干扰的部位。用于检查患者的咬合情况时,应使用薄咬合纸分别对正中和非正中位进行咬诊。用于确诊单个牙齿的干扰的部位,可用一块2～3层厚半个牙尖宽的咬合纸分别垫在不同牙尖的斜面,按正中和非正中位顺序检查。患牙咬合疼痛明显时牙面着色深处,即为干扰所在处。

6. 牙齿松动度的检查(mobility test) 用镊子夹住切端或抵住面的窝沟,唇舌向或颊舌向、近远中向和上下摇动牙齿,按动度的程度分类如下。

- Ⅰ度松动:唇舌向或颊舌向松动;或松动幅度<1mm。
- Ⅱ度松动:除唇舌向或颊舌向松动外,近远中向也松动;或松动幅度为 1～2mm。
- Ⅲ度松动:唇舌向或颊舌向、近远中向和垂直方向均松动;或松动幅度>2mm。

(二)特殊检查

1. 牙髓温度测试法(thermal test)

(1)冷测法(cold test):可使用小冰棒,或将制冷剂喷在小棉球上,置于被测牙的唇(颊)或舌面的完好釉面的中 1/3 处,观察患者的反应。小冰棒可用 5～6mm 长的一端封闭的塑料管内注满水冷冻制成。目前临床使用的用于牙髓冷测的制冷剂是含有 1,1,1,2-四氟乙烯的喷雾剂,温度可达－26.2℃。

(2)热测法(heat test):可使用加热的牙胶棒或用注射器注滴热水。将牙胶棒的一端在乙醇灯上加热变软,但不使之冒烟燃烧(65～70℃),立即置于被测牙的唇(颊)或舌面的中 1/3 处,观察患者的反应。

(3)注意事项

①测试之前应向患者说明检查目的和可能出现的感觉,并嘱患者有感觉时向医师示意。

②先测对照牙,再测可疑患牙;对照牙首选对侧正常的同名牙。

③避免在有病损的部位及金属或非金属修复体上做温度测验。

④用牙胶热测时,牙面应保持湿润,以防止牙胶粘于干燥的牙面。

⑤用冷热水做温度测试时应注意隔离未被测试的牙齿。小冰棒做冷测试时,如有多个可疑牙,应从牙列后部向前逐个测试。

⑥牙胶棒不可过度加热,以免熔化烫伤患者。

(4)牙髓温度测试结果的表示及临床意义:经与对照牙比较,牙髓温度测试的结果可分为正常、敏感、迟钝和无反应。

①正常:被测可疑患牙与对照牙感觉相同。

②敏感:被测可疑患牙比对照牙感觉强烈或略感疼痛,但刺激去除后感觉持续短暂随即消

失，提示被测可疑患牙牙髓处于牙髓充血状态，称为一过性敏感；被测可疑患牙产生疼痛，刺激去除后仍持续一段时间，或在冷热刺激去除后片刻才出现疼痛反应（又称迟缓性痛），并持续一段时间，提示被测可疑患牙牙髓处于牙髓炎症状态。

③迟钝：被测可疑患牙比对照牙感觉轻微许多，或须加强刺激才能出现轻微感觉，提示被测可疑患牙牙髓可能处于慢性牙髓炎、牙髓炎症晚期或牙髓变性状态。

④无反应：被测可疑患牙对冷热刺激均无感觉，提示被测可疑患牙牙髓已经坏死。牙髓温度测试结果是与正常健康牙齿对照的结果，因而不能简单用（＋）、（－）表示。

2. 牙髓活力电测法（electric pulp test，EPT）

（1）临床意义：有助于确定牙髓的活力。与对照牙比较，若患牙能感受到相近强度的电刺激，牙髓则被认为有某种程度的活力。但活力电测法不能作为诊断的唯一根据，因为有假性反应的可能，必须结合病史和其他的检查结果，进行全面分析，才能得出正确的判断。

（2）操作方法：向患者说明检查目的，嘱患者有“麻刺感”时示意。吹干被测牙并隔离唾液，在牙面上放少许导电剂或湿润的小纸片，将活力电测仪的工作端放于牙唇（颊）面的中 1/3 处。当患者示意有感觉时，将工作端撤离牙面并记录读数。

（3）结果表示和临床意义：结果为活力电测仪显示的读数，与对照牙相差一定数值则有意义（具体差值因不同厂家的不同产品而异，可参看说明书）。

（4）注意事项

①告知患者牙髓活力电测法的有关事项。

②装有心脏起搏器的患者严禁做活力电测试。

③先测对照牙，再测患牙。每牙测 2～3 次，取平均数作为结果。

④工作端应置于完好的牙面上。

⑤ 如牙髓坏死液化，患牙有大面积银汞充填体或全冠时，可能出现假阳性或假阴性结果。

3. X线片检查　X线摄片是牙体牙髓病检查诊断的重要手段，其应用范围如下。

（1）龋病的诊断：可帮助发现邻面龋、隐匿性龋、龈下龋；可检查龋损的范围及与髓腔的关系。

（2）非龋性疾病的诊断：可帮助诊断牙齿发育异常、牙外伤、牙根折裂。

（3）牙髓和根尖周病的诊断：可诊断牙髓钙化、牙内/外吸收，以及慢性根尖周炎症及其骨破坏情况。

（4）牙槽骨的检查：牙周病时可检查牙槽骨吸收破坏的程度。

（5）修复体的检查：检查修复体是否有继发龋，是否已进行完善的牙髓治疗。

（6）辅助根管治疗：可用于根管治疗前了解髓腔解剖形态；治疗中确定工作长度和检查根管预备中出现的问题；治疗后检查根管充填是否完满；复查时评价治疗的疗效。

X线根尖片常用来检查牙根和根尖周的情况；咬合翼片常用于检查邻面龋和邻面充填体是否有悬突和继发龋。由于普通X线片是二维图像，因此在反映牙齿三维解剖结构时受影像重叠的影响有一定的局限性。拍摄锥线束CT可弥补普通X线片的不足，在复杂病例如根裂、根折、遗漏根管的诊断中，CT具有较大的优势。

4. 窦道检查法　用于确定产生窦道的患牙。检查方法是用牙胶尖自窦道口顺其自然弯曲插入后拍摄X线片，在X线片上牙胶尖的走行可显示与窦道相通的根尖病变部位。

5. 碘酊染色法　用于检查牙隐裂。将碘酊涂于可疑牙隐裂的牙面，片刻后用棉球擦去牙面碘酊，若有隐裂则可见裂纹深染。

6. 麻醉检查法(anesthetic test)　当无法确定放散痛病源牙的部位时，可用局部麻醉法协助定位。若注射麻药后疼痛缓解，则可确定是麻醉区域内的牙齿疼痛。

7. 光纤透照检查法(fiber optic transillumination)　光纤透照仪有助于牙隐裂和早期龋的诊断。使用时将光导纤维棒置于牙齿的面或舌侧(腭侧)照射受试牙，根据牙透光度的不同来确定牙隐裂和龋坏。

第六节　牙髓炎的诊断及鉴别诊断

牙髓病的诊断定义为检测和区分疾病或非健康状态的艺术和科学。诊断的目的在于确定患者的问题出自何处，以及为什么患者会出现这些问题。最终，这些问题会直接关系到患者所需要的治疗(如果患者需要治疗的话)。在所有的问题得到回答之前，往往不能得到确定的诊疗建议。因此，细致的病例资料收集和有计划性的、有方法的、系统性的诊断和检查过程至关重要。在这个过程中，收集客观的病例信息和患者主观的感受并不足以形成准确的临床诊断，这些信息必须被医师整理和消化，以确认何种信息是重要的，何种信息是存疑的。这些所需的临床信息须通过医师对患者主动的沟通，医师在此过程中提出合适的问题并仔细地消化患者回复的内容。一言以蔽之，确定是否存在口腔疾病的过程是一门探求正确诊断的科学与艺术的有机结合。

形成诊断的过程可以被分为5个阶段。

阶段一：患者告诉医师自己寻求帮助的原因。

阶段二：医师向患者提问其求诊情况的症状和病史。

阶段三：医师实施客观的临床试验。

阶段四：医师总结归纳客观的临床试验结果，与患者主观反馈的细节相结合，得出一系列临床判断。

阶段五：医师总结出最终的诊断。

医师需要在系统的详细的临床信息获取下，用充分的临床知识处理后得出结果。临床医师必须斟酌考虑，应当问患者何种问题，以及以什么方式去发问。理解患者主诉的关键是认真地倾听。这些来自患者的主观信息和诊断实验提供的客观信息相结合，可以提供给临床医师用于建立诊断的关键信息。

在诊断中，科学和艺术并不是两条平行线。建立牙髓病学的鉴别诊断需要医师拥有一套全面的知识背景、临床技能，以及在临床与患者互动并获取信息的能力。提问，倾听，试验，总结，最终使得临床医师得以回答牙髓病学诊断中最终的这个“为什么”。这样才可以让我们获得准确无误的临床诊断，并且以此制订更加恰当的治疗计划。

“主诉”。在牙科就诊时，患者应当进行详细完整地诉说病史，应包括其既往病史和牙科就诊病史。这个记录应当由患者签名，临床医师在审阅后也应当在记录上做出相应标记。患者开始就诊时提出的此次来诊的原因，往往和随后的诊断试验结果同等重要。他们的话语对于临床医师而言是重要的最初提示，可以帮助临床医师形成正确的诊断。若是没有这些直接、无偏倚的信息，临床上的客观信息可能诱导临床医师产生错误的诊断。临床医师可能会查见一些其他的口腔病损，但这些病损可能和引起患者主诉的临床病理学过程没有关系。对患者主诉的分析可能会发现患者主要的担忧围绕于其某项特定的身体状态或者是最近的牙科诊疗。有的患者来诊时甚至可能已经在其他的医院进行过牙髓根尖周疾病的急诊治疗。有时，患者的主诉可能是另一名临床医师正确的（或者不正确的）指出了他（她）存在某种口腔疾病的问题，此时患者可能并没有产生任何不适症状，或是有任何客观存在的口腔病损。因此，临床医师必须密切关注患者实际表达出的主诉症状，确定患者至今症状的发生发展，并且问出患者与疾病状态相关的其他信息，比如既往史或牙科就诊史。为了以后查阅方便，以及便于形成正确诊断，患者的主诉应当用其自己的语言准确地记录下来。

“现病史”。按照时间顺序记录引起患者主诉症状的情况的记录称为现病史。现病史往往可以直接提示临床医师应当对患者进行何种临床诊断测试。现病史应当包括患者当下、以往的全部症状表现，以及可能引起患者主诉症状的创伤或者其他情况。有必要以合适的书面形式加以记录。在现病史问诊时，医师的问话应当包括所有可能引起患者主诉症状的因素。医师应当引导患者以时间顺序清晰地叙述患者的症状，以及症状发生发展的过程。在患者阐述完其主诉症状后，临床医师应当从以下 5 个方面进行现病史的问诊：部位、发生情况、程度、诱发因素、持续时间。

部位——“请指出您不舒服的牙齿。”通常情况下，患者是可以指出患牙的。如果患者正确地指出了患牙，这对临床医师是幸运的，因为医师此时就可以将问诊的重点放在可能引发该牙齿病变的因素。若能正确地定位患牙，后续的临床试验也可以更关注于该牙的反应。反之，若不能很好地定位患牙，临床诊断将成为很大的挑战。

发生情况——“第一次出现症状是什么时候？”一个有着明确症状的患者常常可以记得他（她）的症状第一次出现是在什么时候。患者有时甚至可以记得症状明确的诱发因素是什么。症状可能自发出现，可能是在一次补牙操作之后，也可能由于外伤诱发，咬硬物也可能是诱发患者初始症状的因素。患者的初始症状也可能与其他身体情况伴发出现，如鼻窦炎、头痛、胸痛等。然而，临床医师在得知以上信息之后，须冷静思考，而不是操之过急地确定诊断。临床医师不应过度被患者语言中事件与症状的联系诱导，而是客观地应用这些信息来加强整体的临床诊断。

程度——“疼痛有多重？”让患者量化其疼痛的程度往往十分有用。临床医师可以问患者，以 1 到 10 的程度描述你的痛感，1 为最轻 10 为最重，你的痛感可以描述为几？理论上，具有冷刺激不适或咬合痛的患者可能将这种不适仅仅描述为 2 或者 3。这种症状与那些让患者难以入睡的症状有着明显的区别。患者对疼痛的评分可以帮助临床医师判断应该应用何种镇痛药物，也影响着是否进行牙科治疗的判断。测量并记录患者的疼痛程度对治疗效果的评价也很有帮助。

诱发因素——“症状在什么情况下会加重或者减轻？”诱发牙科疼痛的因素之中，咬合和局部温度刺激是常见的因素。患者可能会描述患牙在自己喝冷水时疼痛，或者咬牙会使得患牙加重疼痛。患者也可能会描述疼痛发生在自己紧咬牙松开的时候。有的时候，患者会带着一瓶冷饮来就诊，并且告诉医师唯一能缓解牙疼的方法就是含漱冷水。有的时候，患者来诊时已经使用了不同效果的镇痛药，应当注意的是这些患者对问诊的回复和临床诊断试验的结果可能都会不同。因此了解患者在就诊前 4～6 h 用过什么药十分重要。症状的加重和减轻因素可以帮助临床医师确定应用何种诊断试验，从而帮助获得更加准确的诊断结果。

持续时间——“症状是短时间内就消失了，还是在出现后持续很长时间？”患牙对冷刺激的敏感反应是几秒内就消失还是持续数分钟，对临床医师来说意味着是更换不良修复体还是进行根管治疗的区别。在刺激因素后症状出现的持续时间应当被记录，以确定患者的症状是持续数秒还是数分钟。临床医师应该先对对照牙进行测试，来向患者建立“正常牙对刺激的反应”的概念。因此，持续的疼痛反应成为区别患牙和正常牙的指标。

“既往史”。临床医师应当负责给每一名求诊的患者记录翔实的既往病史。目前应用的病史调查表五花八门，临床医师可以从中选用，或是设计自己独特的一份调查表。在患者填写完表格之后，临床医师应当与患者确认其填写的内容，并在审阅完成后在表格上签名。被记录的患者应当在每次就诊时进行问诊，以便临床医师确定患者的既往病史有没有发生变化。如果患者就诊间隔超过一年，应当为其采取更加详细完整的病史采集。每次就诊时，应当测定并记录患者的血压和脉搏。血压上升和脉搏加快可能提示患者的紧张焦虑状态，此时在就诊前可能需要进行心理压力的控制。当然，这也可能是因为患者本来就有高血压或其他心血管疾病的存在，并且需要医疗干预。对于有较严重基础疾病的患者，每次就诊时测定并记录生命体征十分重要。若患者表现具有继发性的发热或口腔感染症状，也应当测量患者体温。

临床医师应当从两个方面解读既往史问诊的结果。其一，患者的基础健康情况和既往病史，包括其现病史，是否影响或改变当前治疗的方式或计划；其二，这些疾病或健康状况是否体现在口腔，或与口腔疾病有着相近的症状。健康状态不良的患者可能需要改变治疗的方式，甚至是改变治疗计划。除此以外，还应该注意患者是否有任何的药物过敏史，或不良反应，对牙科用品的过敏现象，关节置换，器官移植，或者是服用可能与普通药物产生负面作用的药物，如局部麻醉药、镇痛药、镇静药和抗生素。这个过程看起来十分有挑战性，但必须强调，在牙科治疗前获取患者全面详细的既往史，以备考虑是否有影响口腔治疗计划制订的因素存在。

一些全身系统疾病存在口腔表现，在试图做出准确的牙科诊断时必须仔细考虑。许多口腔软组织的变化更多地与用于治疗疾病的药物有关，而不是与疾病本身有关。常见的药物不良反应有口腔炎症、口干、瘀点、瘀斑、苔藓样黏膜病变和口腔软组织出血。

在进行诊断时，临床医师须意识到一些全身系统性疾病的表现可能类似于口腔病变的临床表现。例如，颈部和下颌下淋巴结的结核累及可能导致继发于牙源性感染的淋巴结增大的误诊。淋巴瘤可累及这些淋巴结。免疫功能低下患者和未控制的糖尿病患者对牙科治疗反应不佳，可能在口腔内反复出现脓肿，必须与牙齿来源的脓肿区分开来。缺铁性贫血、恶性贫血和白血病患者经常表现为口腔软组织感觉异常。当在口腔的同一区域出现其他牙齿疾病时，这一发现可能使诊断复杂化。镰状细胞性贫血有骨痛的复杂因素，它的症状与牙痛难以鉴别；X线片上骨小梁的消失可能与根管起源的X线病变相混淆。多发性骨髓瘤可导致牙齿无明确原因的松动。头部和颈部的放射治疗可导致牙齿敏感度增加和骨放射性坏死。三叉神经痛、心绞痛引起的牵涉痛，多发性硬化症引起的疼痛也易与牙痛混淆。临床上常见急性上颌窦炎，其症状与上颌后牙的牙齿疼痛症状非常相近，在确定诊断时应特别小心。急性上颌窦炎受累区域的牙齿可能对冷刺激和叩诊非常敏感，从而易于与牙髓炎的体征和症状混淆。以上种种情况提示临床医师，患者的基础疾病或非口腔系统发生的疾病可能会干扰牙病诊断。如果在完成彻底的牙科检查后，主观上、客观上、临床检查和放射检查结果都没有得出明显的牙齿病因的诊断，那么临床医师必须考虑的一个可能性，是患者的症状可能来自于其全身疾病或其他系统的疾病，此时最恰当的做法是更详细地问诊。

在病史采集的结束之后，临床医师应当对患者的主诉有了更好的理解，也应该可以专心于形成客观的诊断评价。医师将这些获取的信息，与随后进行的临床试验和检查结果进行有机结合，形成合理而有艺术性的诊断。

一、牙髓疾病的诊断原则

在进行了完整彻底的口腔检查和测试之后，我们可以将牙髓组织的状态评估为健康的牙髓组织、炎症牙髓组织和坏死的牙髓组织。当然，牙髓组织的状态可能会表现为部分炎症或部分坏死，但是其炎症或坏死的程度在术前难以用诊断方法来准确地判断。牙髓炎的诊断思路应当遵循以下几个步骤。

1. 评估牙髓损伤的程度　对牙髓及根尖周组织状态的评估，有赖于完整翔实的病史采集，临床诊断，应用合适的诊断试验，合适的影像学检查等。患者的主诉和现病史应当以患者自己描述的文字来准确记录，病史采集的过程也应当避免用诱导性的语言。

问诊的内容，可能包括症状的性质、持续时间、位置、间歇性质、加重减轻因素、伴随症状等。需要记录与症状出现的相关因素，比如对于温度刺激的反应，是否有持续性的疼痛，夜间痛，自发痛，迟缓痛或其他相关因素如最近的牙科治疗史等。尤其重要的是，临床医师应当在治疗前仔细鉴别出患者主诉的原因。随后，对患者进行口内、口外的检查，口内检查应当仔细寻找是否有组织肿胀、窦道，仔细检查口内牙齿的状况、牙周状况、咬合因素、口内修复充填体的数量和质量等。除此以外，临床试验也是诊断中重要的一环，包括扪诊、松动度检查、叩诊、牙周探诊、咬合检查、牙隐裂的检查、牙髓活力测试、温度测试、光透照测试、选择性局麻、色彩检查、窦道探查，以及适宜的影像学检查（根尖的检查建议用平行透照技术）。有时需要采取多角度的影像学检查，或辅助以咬合翼片及 CBCT 检查。对于病程较长的患牙，在诊断中建议也要评估先前的影像学检查结果，以便对病程的发展有更好的了解。

2. 评估牙齿的预后、是否可修复　在进行治疗之前，先确定牙齿的预后至关重要。有时甚至需要在治疗中进行判断。单颗牙的预后判断可能很复杂，主要在于有时临床医师治疗前难以判断是否患牙可能已经不能留存足够的冠方硬组织。除此以外，牙周炎的患牙在进行牙体牙髓治疗的时候也需要判断其在治疗后是否能够发挥功能，比如作为修复体基牙。有必要在每次牙体牙髓治疗时，尽可能地确定治疗患牙的预后。

3. 鉴别诊断　在完善的病史采集、临床检查、临床试验和影像学检查后，应当进行鉴别诊断。牙髓病的鉴别诊断可以和许多其他牙科状态进行鉴别。值得注意的是，应当与患者充分沟通。对于牙髓炎或是根尖周炎，在治疗前可能不能获得完全准确的诊断，在治疗中，对于软硬组织状态的评估可能与治疗前发生变化。比如去除龋坏牙本质的时候露髓。

二、牙髓疾病的诊断方法

1. 问诊　对患者问诊的重点应该放在疼痛症状上。包括疼痛的部位、性质，疼痛的时间、诱发因素，加重或缓解因素等。

2. 口腔检查　口腔检查包括口内和口外检查，一般遵循颌面部－牙体－牙髓－根尖周－牙周－口腔其他的检查顺序和原则。

(1)牙体：通过视诊和探诊，必要时辅助染色，查找牙体的损坏，包括病损的部位、范围深浅及探诊反应。

(2)牙髓：牙髓诊断性试验，又称牙髓活力测试，包括温度测验(冷测、热测)和电活力测试。

临床检查时应注意先测对照牙，后测患牙。对照牙应该选择牙体组织完整、牙髓健康的正常牙齿。选择的顺序是同颌对侧同名牙－对颌对侧同名牙－体积相近的牙。

3. 患牙对温度测试的反应、结果判断和临床意义　患牙的测试结果必须在与正常对照牙的反应进行比较后做出，以正常、敏感、迟钝或弛缓性反应、无反应四个级别表示。

(1)正常：出现短暂的轻度感觉反应，如冷、热、刺激传入等。该反应随着刺激源的撤除而立即消失。患牙的反应程度和时间与对照牙相同。

(2)敏感：又分为 4 种。①一过性敏感，测试时立即出现一过性疼痛反应，刺激去除后疼痛随即消失或者有数秒的延迟。结合病史没有自发痛，表示此时牙髓可能处于可复性炎症状态。②敏感，温度刺激引起疼痛反应，疼痛较重，刺激反应较快，刺激源去除后疼痛仍持续一段时间。表示被测试牙有不可复性的牙髓炎症。③激发痛，有时温度刺激可引起剧烈的疼痛，甚至放散性痛，表示被测试牙的牙髓处于急性期。④热痛冷缓解，患牙对热刺激极度敏感，冷刺激可以缓解疼痛，表示患牙的牙髓处于急性化脓期。

(3)迟钝：被测牙相较于正常牙的感觉轻微而且慢，表示患牙可能有慢性炎症、牙髓变性或牙髓部分坏死。弛缓性反应或弛缓性痛意为温度刺激离开牙面片刻后才出现疼痛反应，表示患牙可能为慢性牙髓炎或是牙髓大部分坏死。

(4)无反应：表示牙髓可能坏死或是牙髓变性。

4. 患牙对牙髓电活力测试的结果判断及临床意义　EPT 用于反映患牙活力的有无，而不能指示不同的牙髓病理状态。在相同的电流输出挡位下，测试牙与对照牙的电测值之差＞10 时，表示测试牙的牙髓活力与正常有差异。如电测值到达最大时测试牙仍无反应，表示牙髓已无活力。因此，临床上对电测结果的描述仅为正常或无反应，不宜用敏感或迟钝表示。在临床应用时还要注意电测反应的假阳性和假阴性问题。刚刚萌出的牙齿和新近受到外伤的患牙电测结果常有假阴性的情况。

三、关于牙髓诊断试验

在牙髓疾病的临床诊治中，牙髓的活力状态是临床医师做出合理治疗计划所必须掌握的关键信息之一。在牙髓学中，牙髓检测是一种重要和必要的辅助诊断，因为诊断是治疗计划的一个整体方面。直接组织学切片检查是测定牙髓活力的金标准。然而，由于牙髓被钙化的屏障所包围，在开始根管治疗之前不能进行这种治疗。临床上需要通过牙髓活力测试来判断牙髓的活力及健康状态。常用的牙髓诊断测试方法如牙髓温度测试法、牙髓电活力测试法提供的信息往往存在一些局限性，会影响临床医师准确评估牙髓活力及健康状态，选择适宜的治疗方法，以及评估远期预后。暴露于龋齿或其他病变的牙髓中发现的炎症介质成分，如前列腺素、超氧化物歧化酶、肿瘤坏死因子 α 与 P 物质、基质金属蛋白酶(MMP)等，可指示牙髓状态，并可预测盖髓或切髓治疗的结果。当疼痛表现不一致和不正常，牙髓检查可以通过确认或排除程序帮助准确诊断。牙髓内压力的变化对不同尺寸的感觉神经有显著的影响，压力的增加优先阻塞较大直径的 A-δ 纤维，激活较小直径的 C 纤维。由于 C 纤维对缺氧的抵抗力更强，因此当牙髓因潜在病理而退化时，C 纤维仍可发挥作用。当对刺激完全没有反应时，牙髓坏死可能已经进展。还应该强调的是，疼痛的主观性质、疼痛阈值的个体差异性和疼痛调节过程使得很难获得临床症状的确切病史。

牙髓是位于牙本质围成的牙髓腔内，借狭窄的根尖孔与根尖周组织相连，不能被直视，导致临床上无法直观地从视觉上判断其具体状态。牙髓内分布有丰富的神经,可以感受外界刺激,临床上利用温度和电刺激牙髓的神经纤维来判断其活力状态。因而熟悉和正确理解牙的解剖及牙髓内神经的分布和功能对牙髓活力状态的判断是非常有价值的;若对牙体解剖及组织知识不熟悉,将使我们在进行牙髓活力测试时无从下手。

牙髓神经来源于三叉神经上颌支和下颌支,感觉神经纤维束伴随着血管自根尖孔进入髓腔。神经向冠方及牙髓外围走行并逐渐分为小支,大量神经末梢分布于牙髓牙本质交界区,一部分纤维还会继续走行于牙本质小管内。研究发现,髓角处的神经密度最高,颈部和根部的神经密度呈进行性降低。

牙髓神经纤维的分布趋势决定了临床上牙髓测试刺激源放置的位置。温度测试中,由于髓角的神经分布密度较高,可被作为测试的刺激点。通常前牙髓角、上颌后牙颊侧髓角、下颌后牙舌侧髓角的位置在牙冠中 1/3 与颈 1/3 的交界处;上颌后牙舌侧髓角及下颌后牙颊侧髓角的位置相对较低,在牙冠颈 1/3 处。电测试中,前牙切缘及后牙颊尖处有走行笔直的牙本质小管,有利于电脉冲的传导,适合放置刺激源。在牙髓感觉测试中,对牙髓的刺激需要通过牙体组织传导,如果不了解牙齿解剖形态,在测试中未能将刺激施加于牙髓相对应的牙体表面位置,那么将可能无足够的刺激传导到牙髓而得到不准确的测试结果,不能真实反映牙髓的客观状态。

牙髓神经纤维种类决定临床刺激诱导出的疼痛反应不同。前面在基础知识部分,我们提到牙髓感觉神经纤维分为有髓鞘的 A 纤维和无髓鞘的 C 纤维。A 纤维主要分布于牙本质内,引起兴奋的刺激阈值低,冲动传递速度快,反应持续时间短,按其直径和传导速度可分为 Aβ 和 Aδ 纤维,Aδ 纤维占 90%,相对于 C 纤维有更低的电阈值且比 C 纤维能够接收更多种类的刺激。C 纤维主要分布在牙髓组织中近血管处,产生冲动所需刺激阈值高、传导慢、反应持续时间长,主要介导深达牙髓刺激所导致的无法定位、具有灼烧感的钝痛,如组织损伤、炎症导致的牙髓充血及髓腔压力增高,且疼痛可以放射至同侧颌面部及耳颞部。因此临床采取电刺激引起牙髓反应由 A 纤维传导,而温度刺激则是在牙髓炎早期的浆液期,冷热刺激均可引起牙髓短暂剧烈疼痛,此时可能是分布于牙本质小管内及牙髓与牙本质间 A 纤维传导;对于晚期化脓性牙髓炎,温度刺激可通过改变髓室温度导致压力变化,从而引起牙髓反应,此反应由 C 纤维传导,可引起剧烈持续的跳痛。

牙髓神经的功能与牙齿或患者的状态也息息相关。牙齿外伤时,其感觉功能因为神经破裂而消失,临床上往往可以观察到某些牙在外伤初期对电刺激无反应,但随访复查中可重新表现出对电刺激的反应;正畸治疗中牙髓由于缺氧也会导致神经纤维的功能障碍;根尖尚未发育完成的年轻恒牙由于神经发育的滞后,其感觉功能往往也不健全。而镇痛药或乙醇会通过影响神经细胞膜通透性提高神经的阈值。

牙齿解剖形态及位置对牙髓活力测试的影响:牙齿解剖形态不同,对患牙的牙髓活力测试存在影响。牙根数目不同,则根髓与外界交通途径存在不同,因此尽管冠髓出现病变,但可能存在有的根管内牙髓坏死、有的根管内牙髓仍存在活力,牙髓感觉测试时牙髓有活力,影响临床判断。根管及根尖孔直径大小也与牙髓活力测试有关。根尖孔未发育完成的年轻恒牙,对牙髓组织的感觉测试时常出现假阴性;临床牙冠的高度对牙髓测试也存在影响。临床牙冠过短,测试牙髓感觉的刺激位置可能未正对牙髓神经分布最密集的部位,激光探头离牙龈组织太近可能会受到牙龈血流的影响。髓室体积、髓室壁牙本质的厚度,也可能影响牙髓活力的判断。牙齿的位置对各种测试方法的应用和判断也有一定影响。在进行热测试时，由于后牙空间限制，可能导致测试进行困难。使用具有流动性的刺激源进行冷测试时，如要测试多颗牙，则应从后向前进行，否则刺激源由于重力作用流动将影响测试结果。

牙齿及牙髓的增龄性变化。有研究表明，50 岁以上人群对冷测试的准确度有所下降，其与牙髓的增龄性变化相关。成牙本质细胞具有形成继发性牙本质的功能，随着年龄的增长，髓腔周围的牙本质堆积，髓室变小，根管变细，根尖孔变窄。年龄增长使髓腔体积变小的同时，牙髓组织内的细胞也会减少，牙髓组织基质将更为黏稠，牙髓内神经血管的数目也会相应减少进而发生营养不良性钙化。根尖牙骨质由于补偿牙冠磨耗会不断沉积从而导致根尖孔变小，过度变小的根尖孔可通过影响牙髓血供将诱发牙髓组织的增龄性变化。总体来说，增龄性变化可导致包绕牙髓的硬组织增厚且使牙髓内神经分布减少，在牙髓感觉测试时，这两方面的变化均会导致牙髓对刺激的反应减弱甚至是消失。

牙髓活力测试方法主要分为感觉测试及血流测试。前者主要依赖患者的主观感受，测试牙髓组织中的神经对外源刺激的反应，其局限性较多，但是成本较低、操作简单、实现容易，因而在临床上得到广泛使用。后者则需借助激光多普勒血流仪通过对牙髓血流及血氧饱和度的客观测量来测试牙髓血运状态，是直接反映牙髓活力的客观指标。此外，还有生物标志物的测试方法，但此类方法仍然处于探索当中。

临床上现有的感觉测试方法主要有牙髓温度测试(冷测和热测)、牙髓电测试、实验性备洞，以及选择性麻醉。

牙髓温度测试包括冷测和热测，正常牙髓对 20～50 ℃的温度刺激无明显不适，对 10～20 ℃以及 50～60 ℃的温度也很少引起疼痛，故低于 10 ℃可称为冷刺激，而高于 60 ℃ 为热刺激。冷测在临床上被广泛应用，尤其是在被测牙已行冠修复的情况下，而热测常用于患者主诉对热刺激敏感的情况下。牙髓温度测试在临床上鉴别诊断可复性与不可复性牙髓炎时也有其独特的作用。冷测法将冷刺激源置于待测牙的唇颊面，引起牙本质小管内液体体积收缩从而激动神经末梢，然后通过患者的主观感受来判断牙髓状态。冷测法的冷刺激源种类繁多，如冷水、冰棒、干冰、经冷冻喷雾处理的棉签等，其中干冰可达到－72 ℃。有研究证实，只有冷测源低于－9 ℃时，牙髓组织才会发生不可逆的损害；但也有试验表明，持续使用干冰 5 min 并不会危害牙髓健康及釉质表面。冷刺激源的具体放置位置通常为颊面近龈缘或颊面中 1/3，被测试牙需要和对照牙位置一致，若症状不明显，可测多颗牙面。冷刺激应当在患者示意有反应后或者 15s 内移除。有研究表明，相对热测及电测试，冷测的可靠性更高。热测通常使用热至发软发亮状态下的热牙胶置于湿润的待测牙唇颊面来刺激牙髓，通过患者的主观感受来判断牙髓状态。临床上还可以使用热水或橡皮轮直接摩擦牙齿唇颊面来进行热刺激。热测法用于后牙时，往往由于空间的局限而受到限制。有研究显示，过度的热刺激可能会导致牙髓的损伤，但是合理的热测并不会对牙髓组织造成伤害，热刺激源的刺激时间不应超过 5s，热刺激后产生疼痛时还应当使用冰水等进行缓解。

牙髓电测试是将牙髓电测试仪的探头涂抹导电介质(通常为牙膏)，置于已隔湿干燥的牙面，通过牙髓电测试仪释放电流，刺激牙髓神经，释放的电流强度缓慢增加，若牙髓感觉神经具有功能且达到一定阈值时，患者将感受到“麻刺感”，此时可从仪器上得到一个代表电流强度的读数，但其并不是一个定量的测试。牙髓电测试在适当刺激、正确应用及合理解读的情况下才相对可靠。牙髓电测试需要注意隔湿及金属修复体的存在，以免电流传导到邻近组织造成误判。当牙本质小管走向较为笔直、牙体组织较薄及神经密度较高时，可获得更强的测试反应，因此推荐将牙髓电测试仪的探头置于待测牙已隔湿干燥的切缘（前牙）或颊尖（后牙）。牙髓电测试存在很多局限，当测试牙为外伤牙、根管钙化牙、牙髓部分坏死的多根牙、未发育完成根尖孔的恒牙时，牙髓电测试结果不一定可靠。

实验性备洞是一种有创的牙髓活力测试方法，是在未麻醉条件下，用牙钻缓慢向牙髓方向磨除釉质和牙本质，若患者感到尖锐的酸痛，则表明牙髓仍有感觉功能；一般在其他测试无法判断时采用。此测试方法临床应用较少，并无充足的证据证明其有效性。

当牙齿症状难以定位或无法区分上下颌时，可以采用选择性麻醉的方法。通常在怀疑区域内的最后 1 颗牙开始进行浸润麻醉，如果疼痛未消失，则向近中继续麻醉，直到疼痛消失。在无法区别上下颌的情况下，可以进行下颌阻滞麻醉，如果疼痛消失，则可判定患牙位于下颌。

临床上现有的血流测试方法有牙冠表面温度测试、激光多普勒血流测试、血氧饱和度测试等。相对于感觉测试的方法，血流测试方法所得到的信息均为客观数据，不需要患者的主观感觉。

激光多普勒是一种对牙髓血流无创测试的技术，1986 年被首次报道使用，此后被广泛应用于测试动态牙髓血流在局麻后的变化，其利用多普勒效应来测试牙髓血流量。激光多普勒血流仪可发射红外线激光，激光束击中移动的红细胞及周围组织后有部分光被吸收，使击中血细胞的激光波长发生改变（即多普勒频移），而击中静止组织的激光波长无改变。然后通过感应器，将这些信息记录并且转换为电信号进行分析，最终得到血流的信息。激光多普勒可应用于测试外伤牙、术后牙齿牙髓，以及正畸、备牙、牙齿漂白等治疗前后牙髓血流量的改变、非牙髓来源的根尖周稀疏区的辅助诊断，以及测试牙周翻瓣术后血流恢复等。激光多普勒被认为是除了对牙髓直接进行组织学检验外最可靠的判断牙髓状态的测试方法；但其也存在一些局限性，如成本相对较高、检测时需要使用固定设备、在变色牙冠使用时会影响红外射线的偏移、周围组织的血流可能对结果产生影响等问题。

超声多普勒血流测试牙髓血流量的原理与激光多普勒大致相同，都是利用多普勒效应。其主要通过超声探头所发射的超声波被患牙牙髓中的红细胞接收，然后红细胞会作为波源反射超声波，并由超声探头接收返回的超声波，最后根据多普勒的效应公式计算即可得出患牙牙髓中血液的流速和流量。但因超声的物理特性，若在使用超声多普勒血流仪测量时，稍改变测试探头的放置角度，则测试结果会有较大的变化。由于牙体解剖形态存在个体差异，往往难以确定探头合适的放置角度，因此其精准度大打折扣。

血氧饱和度测试。血氧饱和度仪在医疗领域被广泛应用。其在测试牙髓血氧饱和度时，血氧测定仪发射出波长 660 nm 的可见红光和 940 nm 的红外光照射到血管床上，含氧血红蛋白与缺氧血红蛋白吸收不同比例的红光及红外光，所以可通过测定其穿透组织后的红光与红外光量来判定牙髓的血氧饱和度。有研究者使用定制的血氧饱和度仪与温度测试、电测试进行比较发现，其阳性预测值与阴性预测值均高于另外两种传统测试方式。有研究者还在外伤牙上使用定制的血氧饱和仪与冷测、电测试进行比较，发现其敏感度明显优于另两种方法。血氧测定仪没有配套的专用于牙髓活力测试的探头，导致其仅能应用于前牙。值得注意的是，血氧饱和度测试必须基于正常动脉血流，炎症状态、低血容量、外周血管收缩等情况均会影响其测试结果，此外，牙髓钙化也会导致假阴性结果。

牙冠表面温度测试是通过牙冠表面温度来判断牙髓活力的方法，包括使用胆固醇结晶变色效应、电子温度传感器或红外温度成像仪。有研究表明，死髓牙相对活髓牙的表面温度较低或在表面冷却后温度恢复慢；此类方法使用时较为烦琐，并且需要测量对象在测量前先休息1h 以上。

生物标志物测试。牙髓炎症的生物学变化可在组织、细胞及分子水平被观察到，且不同观察水平的变化相互关联。牙髓炎症的分子水平改变要早于细胞及组织水平的变化，在免疫细胞被募集和激活前，牙髓牙本质复合体中固有的细胞已开始合成并分泌一些细胞因子或信号分子，而这些分子在牙髓组织内的变化可通过检测牙本质液或牙髓血液而被观察到。有研究表明，临床诊断为不可复性牙髓炎的牙髓组织 中 IL-8、TNF-α、MMP-9，以及 RAGE 的表达相对正常牙髓组织，不论在基因水平还是蛋白水平上均明显升高。因此，理论上可通过收集牙本质液并检测上述相关生物标志物来无创性地分析牙髓状态。生物标志物的变化与牙髓的组织学的变化关系紧密，但由于收集足量牙本质液相对困难，且对于相关分子检测结果的判断标准尚不明确，此测试方法目前还处于探索阶段。

牙髓活力测试获得的结果需要经过合理的解读才有意义，因此如何通过结果判断牙髓活力状况至关重要，然而此过程也会产生诸多疑惑。目前，对于牙髓活力状况的定量评估只能通过组织病理的方法实现，并且牙髓的组织病理状态与其临床症状和测试无明显的相关性。因此，目前条件下只能通过活力测试的结果（以及其他临床信息）对牙髓情况做一个临床意义上的推断。临床常用的冷测、热测及电测试均属于牙髓感觉测试，其测试的对象均是牙髓感觉神经的响应状况，因而其结果反映的也是牙髓感觉神经的功能是否完整。牙髓血供的完整是决定牙髓活力状况的重要因素，虽然一般意义上认为一旦牙髓血供中断感觉神经就会失去功能，但感觉神经能够响应刺激并不等同于牙髓具有活力。由于牙髓感觉测试的指标相对依赖患者的主观感受，其结果还受患者精神状态的影响。在各种因素的影响下，牙髓感觉测试的结果中往往会包含假阳性或假阴性结果。过于年幼或焦虑的患者由于其对不良感觉的心理暗示，可导致假阳性结果的产生。电测试中，多根牙中牙髓的部分坏死、被测牙无良好隔离，以及接触到金属充填物均有可能导致假阳性结果的产生。感觉测试的假阴性结果通常与神经功能的障碍有关，往往在根尖发育未完成、牙外伤后、根管钙化、患有牙周病或正畸治疗后的牙齿均有可能产生假阴性结果。当患者服用镇痛药或由于精神因素无法对刺激进行应答时，也会产生假阴性结果。

在临床鉴别诊断可复性与不可复性牙髓炎时，牙髓温度测试中是否出现延迟痛是在鉴别诊断中需要考虑到的重要信息。温度测试中，当温度刺激移除后疼痛立刻消失，则更倾向做出可复性牙髓炎的诊断，而当温度刺激移除后疼痛仍然持续一段时间的情况下，则更倾向做出不可复性牙髓炎的诊断。值得注意的是，对于可复性与不可复性牙髓炎的鉴别诊断不能只从温度测试的反应来判断，还应当综合考虑其他临床信息综合判断。可复性与不可复性牙髓炎只是临床诊断，与牙髓病理状态无关联。牙髓血流测试相对于感觉测试，由于其不需要依赖患者的主观感受，客观性及可靠性相对较高，但实际应用中仍存在一些问题。如激光多普勒测试在应用中探头未合理固定从而产生移动或未有效隔离周围组织时则可能产生假阳性结果；在测试一些变色牙时，由于牙齿着色的干扰也可能产生假阴性结果。冠部牙髓钙化存在的情况下血氧饱和度测试的结果也可能产生假阴性结果。活力测试以外的临床表现在牙髓活力状态的判断中也起到重要的作用，尤其是在牙髓坏死的判断过程中。当患者出现牙冠变色（呈暗红色或灰黄色）、根尖区肿胀、根尖区窦道、X 线检查发现根尖稀疏区或根尖吸收时，提示可能发生了牙髓坏死。牙髓温度测试可认为是一种重复患者症状的临床检查方式,反之,患者的一些对于外界刺激的症状也可以看作是一种不经意间进行的牙髓感觉测试,因此患者对于冷热刺激的症状对牙髓活力状态的判断也起到一定辅助作用,详细的病史有助于临床医师对牙髓活力状态进行初步判断并提高后续检查的针对性。

正确的牙髓活力判断决定了临床治疗计划的合理性。目前临床上测试牙髓活力的方法有感觉测试和血流测试,并且主要是电测试、温度测试等感觉测试。血流测试由于技术和成本问题目前并未广泛应用于临床,没有一种牙髓活力测试方法临床上能够准确判定患牙牙髓活力状态。有研究表明,联合运用冷测和电测可提高测试结果的准确性。为了临床上更好地判断牙髓活力状态,并获得准确的判断结果,特提出牙髓活力状态判断的临床路径和操作规范,供大家参考。第一是进行详细问诊。了解患者主诉症状,尤其是疼痛症状,详细了解包括部位、性质、严重程度、时间、诱发等疼痛的特点。了解患牙的既往外伤史、治疗史,患者的既往病史等情况,根据患者的临床症状初步判定患牙的牙髓状态。第二是临床检查。视诊着重观察牙冠的解剖形态、颜色,探诊检查可疑牙有无龋病、是否穿髓和牙周病及其严重程度;排查病因,初步确定可疑患牙。第三是在可疑牙范围内进行牙髓活力测试,根据具体情况合理选择测试方法。一般情况下,可首选冷测试联合电测试的方式;如有明显影响感觉测试的因素如外伤牙、正畸牙、患者无法配合、就诊前服用镇痛药等,应该考虑选择血流测试法;当患者主诉为对热刺激敏感可引起疼痛时可首先考虑进行热测试。第四是在感觉测试开始前,向患者说明测试的目的和可能出现的感觉,并请患者举手示意。对患牙测试前先测试对照牙,让患者体验被测试的感受,缓解紧张情绪,同时也获得对照。第五是感觉测试时应注意刺激源放置的位置与对照牙统一,且注意被测牙的隔离,尤其是使用冰棒、冰水、热水等具有流动性的材料时,同时也应注意从后牙向前牙进行测试,必要时可安置橡皮防水障后进行测试。温度测试时可适当延长测试之间的时间,以便观察延迟反应。第六是血流测试时应注意相应技术应用的要求。第七是对牙髓活力进行判断进而进行临床诊断时,应以测试结果为依据结合患者临床症状体征以及影像学检查综合进行判断。应尽可能分析易导致假阳性或假阴性结果的因素,谨慎做出判断。

由于不能直接检查牙髓组织,因此必须采用间接的方法,通过评估牙髓内神经的状况来确定牙髓的健康状况,如牙髓敏感度试验。最常用的牙髓敏感度测试是热测试和电测试,它们通过牙质液在温度变化时的流动来刺激牙髓神经,导致成牙本质液体的运动,从而机械地刺激牙髓神经,或者通过在牙齿中传导电流,对牙髓神经进行电刺激。牙髓电测试的主要机制是通过电刺激引起跨神经膜的离子变化,从而影响有髓神经中 Ranvier 节点的快速跳跃动作电位。目前的牙髓敏感度检测方法仅通过评估神经反应来间接监测牙髓活力,而没有考虑血管循环,导致暂时或永久失去感觉功能的牙齿出现假阳性反应,尽管脉管系统完好,但对这些测试没有反应。脉搏血氧仪(PO)、激光多普勒血流仪(LDF)、超声多普勒血流仪(UDF)等牙髓活力检测方法克服了牙髓敏感度检测的局限性,无须依赖患者的反应来评估牙髓血流,被认为能够提供更准确的牙髓状态。PO 通过一个无创导管和两个二极管来评估牙髓腔内的氧饱和度,而 LDF 和 UDF 则通过"血细胞的浓度和速度"来评估牙髓的血管流量,反映血流量和牙髓活力的迹象。

由于明显的技术困难,对使用 PO 和 LDF 进行牙髓检测的准确性一直存在着矛盾的解释。PO 需要定制的探头,由于头顶的氙灯和血液中过量的二氧化碳的干扰,可能会干扰脱氧值，导致错误的结果。在 LDF 的情况下，当激光通路受到干扰或阻塞时，可能会得到错误的结果，表明该区域没有血液流动。同样，非牙髓来源（主要是牙周组织）的信号污染或噪声的数量可能暗示牙髓血流量的存在，从而导致错误的读数。考虑到目前没有证据支持使用牙髓活力测试优于敏感度测试，因此有必要对以前进行的诊断准确性研究进行定性和定量综合。

敏感度和特异性较好地定义了诊断测试的有效性，而其在特定人群中的临床有用性由其阳性和阴性预测来描述值。敏感度是使用诊断试验正确识别病例的比例，而特异性是使用诊断试验正确识别非病例的比例。同时，阳性预测值为阳性检测结果为病例的比例，阴性预测值为阴性检测结果为非病例的比例。Mainkar 和 Kim 发表了一篇系统的综述和 Meta 分析诊断，重点关注冷测试（CPT）、热测试（HPT）、电测试（EPT）、LDF 和 PO 的准确性，并得出结论，LDF 和 PO 是最准确的诊断方法，而 HPT 是最不准确的诊断方法。

四、各类型牙髓疾病的诊断要点

（一）可复性牙髓炎

1. 主诉对温度刺激尤其是冷刺激一过性敏感，但无自发痛病史。

2. 可找到能引起牙髓病变的牙体病损或牙周组织损害。

3. 冷测反应为一过性敏感。

4. 患牙经安抚或盖髓治疗后，自觉症状消失，牙髓温度测试反应回复正常。

（二）不可复性牙髓炎

1. 急性牙髓炎

（1）典型的疼痛症状（自发性阵发性痛，冷热痛，夜间痛，放散痛不能定位）。

（2）患牙确定，可以找到引起牙髓病变的牙体损害或其他病因。

（3）牙髓温度测试的结果可以帮助定位患牙，对患牙的确定是诊断急性牙髓炎的关键。

（4）急性牙髓炎的临床特点是发病急，疼痛剧烈。临床上绝大多数出现急性疼痛的病例均属于慢性牙髓炎急性发作的表现，龋源性者尤为显著。患牙一般都有长时间的温度刺激不适症状，在深龋的进展过程中，牙髓早已有了慢性炎症，但此时在临床上可能还未出现典型的牙髓炎症状。疼痛症状的出现是因为炎症渗出物的增加髓腔内压力升高的结果。这些牙的叩诊反应也可以辅助定位。

2. 慢性牙髓炎

（1）有可以定位的患牙长期冷热刺激痛病史或自发痛病史。

（2）肯定可以查到引起牙髓炎的牙体硬组织疾病或其他病因。

（3）患牙对温度测试的表现异常（即不表现为正常）。

（4）叩诊反应可作为重要的参考指标。

在临床上诊断慢性牙髓炎时，一般仅对患牙诊断“慢性牙髓炎”即可。如果有各型的典型表现，还可以分别诊断为闭锁性、溃疡性和增生性。这是因为从临床上对洞底是否与髓腔穿通的检查结果和实际的组织学表现常有出入。再者，从治疗的角度上这 3 种类型的慢性牙髓炎并无实质区别。还有一点需要注意的是，若无典型临床症状的深龋患牙在去腐未净时露髓，也诊断为慢性牙髓炎。

3. 残髓炎

（1）牙髓治疗后近期或远期，患牙出现慢性牙髓炎的症状，常伴有咬合不适或轻咬合痛。

(2)检查患牙牙冠进行过牙髓治疗的充填体或暂封材料。

(3)强温度刺激患牙可能出现迟缓性痛及叩诊痛。

(4)再治疗时探查根管内有疼痛感觉即可确诊。

4. 逆行性牙髓炎

(1)患者有长期的牙周病,近期出现牙髓炎症状。

(2)患牙未查及引发牙髓病变的牙体硬组织疾病。

(3)患牙有严重的牙周病表现,如可探及深牙周袋,牙齿松动,X线片显示牙槽骨破坏等。

(4)温度测试可以引发剧烈疼痛,测试多颗牙时可将温度刺激源分别放在一侧的牙面上,以帮助确定诊断。

五、各型牙髓炎的鉴别诊断要点

1. 深龋、可复性牙髓炎与慢性牙髓炎

(1)疼痛症状:均可出现冷热痛,但深龋和可复性牙髓炎的患牙没有自发痛史,慢性牙髓炎可出现自发痛史。

(2)温度测试:用冰棒冷测牙面,深龋患牙的反应与对照牙是相同的,只有当冷刺激入洞时才可能出现疼痛;可复性牙髓炎患牙在冷测牙面时就出现一过性敏感的反应,当深龋和可复性牙髓炎难以鉴别时,可先按照可复性牙髓炎进行治疗;慢性牙髓炎患牙由于温度刺激引起的疼痛反应程度较重,持续时间常长,有时还可出现轻度的叩痛。在临床上,如果可复性牙髓炎与慢性牙髓炎一时间难以区分,可以先采用非手术的诊断性治疗的方法,即用ZOE、氢氧化钙或玻璃离子水门汀进行安抚、间接盖髓或暂封,再观察其内看其是否有自发痛症状再明确诊断。

2. 可复性牙髓炎与牙本质过敏症　牙本质过敏症的患牙往往对探划刺激等机械刺激和酸甜等化学刺激更敏感,而可复性牙髓炎主要是对冷热温度刺激一过性敏感。

3. 急性牙髓炎、髓石与三叉神经痛　三叉神经痛的发作一般有疼痛扳机点,患者每当触及该点即可引发疼痛。患者在叙述病史时往往忽略扳机点的存在,因而应该特别详细加以询问。三叉神经痛很少在夜间发作,冷热刺激也不会引发疼痛。急性牙髓炎的疼痛症状较为典型,可以找到病因和患牙。髓石引起的牙痛可以与体位有关。当牙髓炎引起的疼痛与三叉神经痛均存在时,应当先治疗牙髓炎的患牙,以鉴别牙源性三叉神经痛和原发性三叉神经痛。

4. 急性牙髓炎与牙龈乳头炎　牙龈乳头炎也可表现为自发性疼痛,但是疼痛性质为持续性胀痛。患牙对温度测试的反应同对照牙,但偶可见一过性敏感的现象。患者对疼痛多可以定位,检查时可以发现患者指示的部位龈乳头充血水肿,探针出血,触痛明显。患处两邻牙间可见食物嵌塞的痕迹或有食物嵌塞史。一般没有可以引起牙髓炎的牙体硬组织疾病。

5. 急性牙髓炎与急性上颌窦炎　有急性上颌窦炎的患者,患侧的上颌后牙区段可以出现类似牙髓炎的疼痛症状,这是因为上颌后牙牙根的解剖部位恰好与上颌窦底相临界,且分布于该区域的牙髓神经是先经过上颌窦侧壁或上颌窦底后再进入根尖孔内的。因此上颌窦内的急性炎症可能牵涉相应上颌后牙的牙髓神经而引起牙痛。此时疼痛可能放散至头面部而易误诊。但通过仔细检查,可发现在急性上颌窦炎时出现的疼痛为持续性胀痛,患侧的上颌前磨牙和磨牙可能同时受累,导致相邻的两三颗牙均有叩痛,但未能查见能引起牙髓炎的牙体组织疾病。患牙对温度测试的反应同对照。检查上颌窦前壁时可能有压痛。同时,患者可能伴有疼痛、鼻塞、流脓涕等上呼吸道感染的症状。

6. 慢性牙髓炎与干槽症　干槽症患者近期有拔牙史，检查可发现牙槽窝空虚，鼓面暴露，出现臭味。拔牙窝邻牙虽也可能有冷热刺激敏感或叩痛，但无明显的牙髓炎症表现。

7. 牙髓坏死与慢性根尖周炎　牙髓坏死和慢性根尖周炎的患牙都可无明显的临床症状。牙髓活力测试表现为无活力，但是X线片上牙髓坏死患牙的根尖周组织没有受累，慢性根尖周炎患牙则显示根尖周骨质影像密度降低或根周膜影像不清、增宽。

六、非牙源性牙痛的鉴别诊断思路

(一)口腔颌面部疾病

1. 颞下颌关节疾病　颞下颌关节疾病表现为颞下颌关节持续疼痛，疼痛部位深在，定位不清，时常发作，出现牵涉痛，可伴有耳部疼痛和张口受限。颌面部肌肉痉挛导致肌筋膜疼痛，扪诊肌肉或关节可引起加重疼痛。疼痛持续时间一般超过半年。影像学检查有助于诊断。

2. 唾液腺疾病　唾液腺疾病包括发生于唾液腺的多种疾病，如导管阻塞、感染和炎症、肿瘤等均可引起疼痛和压痛的表现。咀嚼食物的时候，尤其是刚进食时，诱发或加重疼痛，还可出现肿胀、发热和张口痛。通过扪诊、唾液流量测试和影像学检查可明确诊断。

(二)远隔器官引起的牵涉痛

常见于心绞痛。心绞痛的典型症状是左侧胸部沉重感、压迫感，左前胸闷痛，常放散到左肩胛或左臂，另有18%的患者牵涉左侧下颌或牙齿，出现后牙区牙髓炎样的疼痛。接诊这类牙痛的患者时，医师应详细了解患者的身体情况和既往病史，以及与心脏病有关的危险因素，如高血压、吸烟、肥胖、缺乏锻炼等。在排除牙齿本身疾病后，应对心绞痛的牵涉症状有所警惕，及时将患者转诊至内科进行详细检查和诊断，以免延误病情。

(三)神经性疼痛

神经性头痛是由周围神经组织结构病变或异常改变导致的疾病。病因包括遗传代谢紊乱、机械创伤、中毒反应、感染或炎症等因素。头颈部神经痛的特征性表现是单侧剧烈的烧灼痛、撕裂痛或电击痛。根据疼痛的发作模式，又分为发作性神经痛和持续性神经痛两大类。发作性神经痛最为常见的疾病是三叉神经痛。可出现牙痛症状的疾病还有Eagle综合征。持续性神经痛主要有疱疹后神经痛和创伤后神经痛。

1. Eagle综合征　Eagle综合征的典型表现是患者吞咽、转头、大张口甚至说话时，咽喉部、舌后部出现中重度的疼痛。也有后牙区疼痛的表现，常伴有吞咽困难、耳痛、眩晕性头痛等症状。其原因是茎突舌骨韧带钙化，过长的骨突在下颌运动过程中压迫舌咽神经。用手指扪压患侧的扁桃体隐窝可产生典型疼痛。

2. 疱疹后神经痛　疱疹后神经痛常继发于带状疱疹急性发作后，发病率为3.4%。受病毒感染的神经管内出现炎症水肿，压迫神经产生疼痛。受累神经支配区域出现疱疹之前可有不适感或痒感，也有难以忍受的持续性扎、刺、跳痛的表现。当疱疹病毒感染三叉神经第二支或第三支时，可出现一个象限内的多颗牙疼痛，症状与急性牙髓炎极为相似，尤其在尚未出现皮肤病损或口内病损的感染潜伏期内，很难进行鉴别诊断。而当皮肤或口腔黏膜出现疱疹后，诊断就十分容易了。有些患者会在疱疹急性发作消退后疼痛症状不缓解，或在1～2个月后再度出现疼痛，因此又称为疱疹后神经痛。此时的典型症状为深部钝痛或锐刺痛，也有患者出现感觉异常或皮肤过敏，如蚁行感或轻抚皮肤引发疼痛。由于这种疼痛极为剧烈且不能缓解，给患者带来沉重的精神负担，甚至可能出现抑郁、药物依赖、自杀倾向等。疱疹后神经痛的诊断结合带状疱疹急性发作的病史和疱疹遗留瘢痕不难做出判断。

3. 创伤后神经痛　创伤后神经痛是外周神经损伤后神经末梢变性或形成瘢痕所致的持续性感觉异常。患者有外伤史、手术史或拔牙史，疼痛常发生于受创部位，呈针刺样、抽搐感或麻木感。根据神经受损的程度，疼痛症状可能缓慢自愈，或永久遗留感觉异常或迟钝。

（四）血管性神经痛

血管性神经痛通常为非器质性病变的一组疼痛性疾病，可能与颅内外血管变化或缺氧有关，疼痛较为深在，呈搏动样、冲击样或烧灼样，偶有尖锐痛，多为单侧发作，有缓解期。其中常见的可能引起牙痛症状的血管神经性痛为丛集性头痛和偏头痛。

1. 丛集性头痛　丛集性头痛的病因和发病机制不明确。与颈部血管对组胺的超敏反应有关。临床特点是疼痛反复密集发作，常被患者描述为爆炸样发作，疼痛剧烈、持续、有搏动感或烧灼感。疼痛部位多见于一侧眶下区、眼旁或眼后，可放射至前额、颞部和上颌骨，也会涉及上颌牙齿，易于与上颌尖牙或前磨牙的牙源性疼痛相混淆。很少牵涉下颌或颈部。可伴有患侧鼻塞、流涕、流泪、脸红、颊部肿胀、结膜充血、前额和面部出汗，以及上眼睑下垂和瞳孔缩小等交感神经和副交感神经症状。发作期间，患者常因疼痛剧烈难忍而坐立不安、反复踱步，也常表现为焦虑或抑郁。疼痛可被烟、光、味等刺激激发，可以因为紧张、饮酒、服用硝酸甘油而诱发，亦有人认为和缺氧有关。缺乏先兆症状。多见于 35—50 岁的吸烟人群。疼痛发作时用镇痛、安眠类药物效果不佳。吸氧 15 min 以上可以缓解疼痛。

2. 偏头痛　偏头痛的病因不明确。可能由颅内脉管系统释放的血管神经肽造成的神经源性血浆外渗或无菌性炎症导致。20—40 岁女性多见。常有家族史。疼痛可以由单纯的痛感发展为跳痛、冲击感，部位局限在单侧颞部、前额或眼后部，也可发生于面部或单一牙齿。伴发症状有头晕、呕吐、畏声光、畏冷或出汗。诱发或加重疼痛的因素有压力、疲劳、过多摄取含酪胺的食物、乙醇、组胺和血管扩张药。疼痛发作持续时间为数小时到两三天。间歇期短则数天，长则数年。有些患者于疼痛发作前有先兆症状出现。诊断主要依赖于症状和病史。

3. 非典型性面痛　当患者颌面部超过 6 个月的持续性疼痛，且定位差，症状表述不清，解剖分布不明确，又查不出器质性病变，各种治疗无效，临床上不能确诊时，可能被冠以非典型性面痛的诊断。此类疼痛性质不明，又被视为原发性疼痛。发生于口腔的非典型性面痛主要有非典型性牙痛和灼口综合征两种。

4. 孟乔森综合征　孟乔森综合征是一种心理疾病，患者总是期盼着接受不必要的医疗措施，部分患者有药物依赖的倾向。他们可能详细学习过医学和牙科教科书，就诊时可能会模拟一知半解的疾病表现，以寻求获得尽可能多的治疗和临床干预。

引起非牙源性疼痛等疾病还有可能是头颈部肿瘤。这些疾病引起的牙痛症状在临床上虽然并不多见，但一旦发生，常很难与牙髓炎的疼痛相鉴别。临床医师应当抓住他们的一些共同点进行分析，比如疼痛发生的部位和累计的牙齿数目；伴随症状；疼痛扳机点；局部麻醉能否缓解疼痛；与精神紧张、情绪波动、运动、头位改变等的关系；更重要的是临床上对患者所指认的疼痛牙齿不能查出可引起牙髓炎的病因问题，受累牙齿如果未经治疗，对牙髓诊断试验的反应应为正常。实施摘除牙髓的治疗后疼痛症状并不能消除。

面对牙痛患者，临床医师应当建立正确的诊断思路。在临床思辨过程中，应该按照疼痛症状所可涉及的疾病发病率进行一一排除，从最常见的疾病和可疑患牙局部入手，逐渐扩大范围，直至那些罕见的甚至发生于远隔器官的疾病。医师应当具备鉴别牙源性疼痛和非牙源性疼痛的能力。首先从牙源性疼痛的角度，尤其是牙髓源性头疼痛考虑，此时必须强化查寻病原牙和患牙病因问题的意识，正确运用检查手段，综合分析所有的临床信息，最终做出正确的诊断。牙髓治疗的决定一定要在明确诊断的基础上进行。医师如果实在对颌面部牵涉痛不能定位或尚不能分清疼痛的性质，临床上应当采用的策略就是“等待和观察”（“wait and see”）。若是牙髓炎，牙痛的症状会随着时间的推移、牙髓坏死范围的扩大而逐渐局限，使诊断依据和治疗指证逐渐清晰。千万不能在诊断不明确的情况下，对可疑牙甚至是患者所指的牙齿进行所谓的“试验性治疗”。口腔医师应该耐心给予患者进一步诊治的建议，必要时应请内科医师、疼痛科医师、精神心理医师等专家共同会诊。对于非牙源性牙痛，若在临床上盲目开始不可逆的侵入性牙髓治疗，会给患者造成更大的损害，由此导致的症状可能进一步干扰原发疾病的表现，给诊断造成更大的干扰和苦难。

第七节 牙髓炎的治疗原则

一、生物学原则：保护与保存健康的牙髓组织

牙髓组织的健康对于牙齿行使正常功能具有重要的意义，牙髓组织健康与否直接关系到牙齿的结构和功能，以及在口腔内存活的时间。牙髓坏死后，釉质和牙本质因失去牙髓的营养供给，有可能变得脆弱、易折裂，釉质失去光泽，无法继续形成新的牙本质；如果在牙根发育期，牙根及根尖停止发育，会导致牙根较短、根尖孔呈喇叭口状。因此，尽力保护和保存健康的牙髓组织，尤其是对于年轻恒牙，是口腔治疗的首要原则。

二、保存原则：保存患牙与防治根尖周病变

由于牙髓所处的特殊解剖环境，对于多数发育完成的恒牙来说，牙髓炎症造成的损伤常常是不可逆转的，治疗中无法保存生活的病变牙髓。此时，为了解除患者痛苦，防止疾病扩展，保存患牙则成为主要的目标。保存患牙的首要条件是牙周和根尖周组织的健康。因此，去除髓腔内病变组织或控制感染物质、预防和治愈根尖周病变，是牙齿得以保存的先决条件。

三、感染控制原则：治疗过程以清除或控制髓腔根管系统的感染为目标

牙髓的原发性感染物质主要来自牙体硬组织屏障被破坏后的微生物感染，最常见的是龋病。牙周组织的感染也可以通过根尖孔或其他牙髓-牙周的交通感染牙髓，但所占比例很小。口腔中的微生物还可以通过其他途径如外伤导致的牙体硬组织破损、裂纹感染牙髓，或通过各种原因暴露的牙本质小管感染牙髓。另外，微生物也有可能通过血运感染牙髓（引菌作用）。另一方面，对牙髓感染播散途径的研究表明，除了根尖组织脓肿形成或窦道形成等特殊情况外，多数牙髓或根尖周组织的原发感染物质都局限在髓腔内，根尖狭窄部是机体最有效的微生物防护屏障，可以在一定程度上抵御感染向根管系统外扩散。因此，清理根管内的感染要避免破坏根尖的这一重要生理屏障。临床上通过有效地控制和消除根管系统的感染，并且有效地封闭根管腔隙，可以治疗绝大多数牙髓病和根尖周病的感染，从而使其治愈。

鉴于上述特征，在牙髓治疗中，应该尽可能做到：不使根管系统现有的微生物感染扩散；不增加新的感染；清理和消除已有的感染物质；不将感染物质推出根尖狭窄部；封闭清理过的根

管系统，防止再感染或感染复发。

四、生物相容性原则：治疗步骤和所用药物不应对机体产生不良生物学作用

由于根管系统的复杂性，在清除根管内感染物质环节上除了机械清创，还必须同时应用药物消毒。两者相辅相成，互相补充。然而，鉴于根管内用药可能溢出根管系统，刺激根周组织，必须考虑这些药物可能或潜在的危害，谨慎选择。

传统的根管治疗将根管消毒作为一项重要的内容。从消除感染的角度考虑，要求根管消毒的药物应该有强而有效的消毒作用。由于牙髓感染常通过牙本质小管感染一定范围的牙本质组织，因此希望消毒药具备一定的渗透性，可以渗透到感染的牙本质中，起到消毒的作用。但是，选择药物必须考虑的问题是，任何生物制剂在对病原物质发挥作用的时候，都可能会影响正常组织。将液态的药物放在根管中，最可能出现的情况是药物通过根尖孔刺激根尖周组织。因此，实际操作中要尽可能地防止药物溢出的发生，避免对正常组织造成不可逆的损伤。

在一个时期，抗菌杀菌类药物被加入根管充填材料中，以期加强控制根管内感染的作用。关于这类药物对机体的长期作用，仍需更多的临床观察和研究。作为一项基本的原则，任何一种滞留在机体中的材料，都应该具备生物相容性，对机体无不良反应。

对于具有持久抗菌作用的材料是否应该作为永久性的根管充填材料，应谨慎对待并深入研究。观察药物或材料对机体的作用，不仅要从组织学方面看，还应结合最新的细胞学和分子生物学手段进行更为深入的研究，尤其应该重视大样本的长期临床流行病学研究，将循证医学的原则用于牙髓病治疗技术临床效果的研究。治疗步骤的正确与否不仅影响即刻的疗效，也可能对患者的长远利益产生影响。在根管治疗中必须遵循有关的原则、步骤，使用合格的药物和器械。

五、生物力学原则：保护与保存健康的牙体组织

患牙髓病的牙齿由于龋损和其他病变，牙体组织本身已经比较薄弱。与此同时，牙髓治疗需要彻底清除根管内的感染物质，为了手术的方便不得不切割一定量的正常牙体组织，可能会进一步削弱患牙抗咬合力的能力。故在治疗时，必须考虑尽可能地保护健康的牙体组织，为后续的缺损修复和功能恢复留存基础。

首先，在髓腔进入预备时，术者要清楚地了解牙齿及根管的解剖形态，操作之前就应该考虑好对缺损牙体的修复方案。要选择正确的开髓洞形，在获得有效根管通路的同时，尽可能更好地保护健康的牙体组织，过度切割只会给未来的修复和恢复功能增加困难。根管预备时要避免过度切割，尤其要对各个牙根解剖和结构上的薄弱点有足够的了解。进行根管加压充填时，要注意力量、方向适当，避免出现根裂的情况。

其次，由于术者经验的局限，患牙解剖结构的变异，患者口腔环境的变化等诸多因素，根管治疗失败的病例不能完全避免。如果治疗失败，有必要仔细分析原因，进行再治疗。为了保证在失败时能够进行再治疗，要求在选择根管充填材料时，尽可能选择易取出的材料。目前的根管治疗方法仍存在切割正常组织过多的缺陷，并且治疗步骤繁多，器械种类繁杂。因此，进一步的研究需要考虑在清创方法上加以改进，在最大限度去除感染组织的同时，尽可能多地保护正常的牙体组织，并简化治疗步骤。

六、医患协作原则:患者的知情同意与配合

牙髓治疗尤其是根管治疗的过程复杂,就诊次数多,使用的器械也多,患者需承担一定数额的治疗费用。术者要站在患者的角度,术前向患者充分解释病情,讲述治疗的必要性、复杂性、主要步骤、可能出现的并发症、预计的费用、替代疗法,以及不治疗的预后等。患者的知情权要得到完全的尊重。根管治疗前应该与患者充分沟通,使患者对病情和治疗方案知晓,并获得他们的理解和同意,必要时须签署知情同意书。由于我国牙科医学知识普及程度较低,许多时候患者不能理解治疗的复杂性,这会给治疗工作和预后情况的解释带来一定困难。医者应该耐心细致地向患者解释,任何时候都必须在患者完全理解和同意下,才可以开始治疗。

第八节 牙髓疾病的病理变化与临床表现

牙髓组织是位于牙齿中央髓腔内的疏松结缔组织,包含血管、神经和结缔组织。

恒牙牙髓疾病是指发生于牙髓组织的一系列疾病,由于病原刺激物的性质、强度、作用时间、机体抵抗力的大小不同,可以经历各种病理过程,比如牙髓充血、各类牙髓炎、牙髓变性、牙髓坏死和牙内吸收。

牙髓疾病最主要也是最显著的特点是“痛”,牙髓炎的症状常表现为不同类型不同程度的疼痛,如自发痛、冷热痛等。

牙髓炎主要由来自牙体的感染所导致,深龋或者近髓的牙体缺损都可能导致牙髓炎的发生。

一、可复性牙髓炎

当牙髓组织出现炎症时,即认为发生了牙髓炎。而当临床指征显示发生于牙髓的炎症可以消退并使牙髓组织恢复正常,即认为属于可复性牙髓炎。可复性牙髓炎的病因可能来自龋病、牙本质暴露、近期牙科治疗、不良充填体等,去除刺激因素可使症状消失。

1. 病理变化　可复性牙髓炎的牙髓组织可表现为正常的牙髓组织、增龄萎缩的牙髓组织,或冠髓存在轻度慢性炎症的牙髓组织。萎缩的牙髓组织相对于正常牙髓组织细胞成分更少,表现为牙髓中的成纤维细胞更少,而胶原纤维束更多,成牙本质细胞层更扁平,细胞更少。牙髓组织中可能分散存在着钙化岛,同时第三期牙本质的形成也使得髓腔容积和牙髓组织量减少。轻度慢性炎症的牙髓组织中可能有淋巴细胞和浆细胞聚集,但并没有细菌和液化坏死区域存在。

2. 临床表现与特点

(1)无自发痛史。

(2)对冷刺激/甜食刺激的轻度敏感表现。

(3)牙髓活力测试正常,或温度测试轻微敏感。

(4)刺激引起的疼痛感在几秒内消失,或去除刺激后立即消失。

(5)叩诊、扪诊阴性。

(6)根尖周影像正常,需要与牙本质敏感症鉴别,临床检查均表现为温度刺激、机械刺激、渗透压刺激或化学刺激可引起快速、尖锐、可消退的疼痛。牙本质敏感症多由牙颈部暴露的牙

本质引起。

二、不可复性牙髓炎

当牙髓的病变继续进展，牙髓的炎症状态可能转变为不可复性牙髓炎。对于这个阶段的患牙的治疗往往需要去除牙髓。不可复性牙髓炎临床上也可分为有症状的不可复性牙髓炎和无症状的不可复性牙髓炎。

有症状的不可复性牙髓炎往往有自发的或间歇的疼痛症状，而急促的温度刺激（特别是冷刺激）可以引发强烈的、持续一定时间的疼痛反应，甚至在刺激因素去除之后也是如此。牙髓炎的疼痛性质可表现为锐痛、钝痛、局部痛或放散痛，或牵涉痛。

不可复性牙髓炎常无根尖周影像学表现，严重的牙髓炎患牙可能出现根尖周膜增宽。少数长期炎症刺激下的患牙可能出现髓室或根管钙化的表现。

患牙常可见直接或间接影响牙髓的病损，如深龋、近髓充填体、髓腔暴露等。临床上，不可复性牙髓炎也有不引起任何症状的情况，称为无症状的不可复性牙髓炎。

1. 病理变化　急性牙髓炎的病理变化按照发展过程分为浆液期和化脓期。急性浆液性牙髓炎常为牙髓充血的继续发展。病变范围局限于冠部牙髓的为局部性浆液性牙髓炎；病变波及根髓者，则为全部性浆液性牙髓炎。

牙髓血管发生充血后，血浆由扩张的血管壁渗出，使得组织水肿。随后，多形核白细胞也由血管壁渗出，形成炎症细胞浸润，成牙本质细胞坏死。

急性化脓性牙髓炎是指在短暂的浆液期过后，随着渗出的白细胞不断坏死、液化，形成脓肿，即转为急性化脓性牙髓炎。化脓可能是局限的，也可能是弥散的。急性牙髓炎的浆液期和化脓期没有明确的界限，而是一个连续的过程。受累的牙髓区域有大量白细胞浸润，白细胞液化，组织坏死，形成脓液。周围有扩张，充血的血管。

慢性牙髓炎根据病理变化分为慢性闭锁性牙髓炎、慢性溃疡性牙髓炎、慢性增生性牙髓炎，还有残髓炎。

慢性闭锁性牙髓炎的髓腔完整，病变牙髓没有暴露于口腔环境。牙髓中有淋巴细胞和浆细胞浸润，成纤维细胞和新生的毛细血管增殖，故称为慢性闭锁性牙髓炎。有时候病变部分的牙髓可能被结缔组织包绕局限。如果刺激物毒力未增强，外界又无新的感染侵入，被包绕的病变暂时不会向组织深部进展。如果牙髓长期处于慢性炎症状态，牙髓组织也可能发生退行性变，导致牙髓坏死。

慢性溃疡性牙髓炎的病变牙髓常暴露于口腔环境，在露髓孔处组织表面形成溃疡，溃疡表面的组织已经发生坏死。下方的牙髓组织纤维增多，慢性炎症细胞浸润。可能还有不完整的钙化物沉积，因此命名为慢性溃疡性牙髓炎。

慢性增生性牙髓炎多发生于年轻人，牙髓已经暴露，并且已经经受了长时间的刺激，引起增生反应，牙髓向髓腔外增殖，形成牙髓息肉。形成牙髓息肉需要满足以下条件：患牙牙根尖孔宽大，血运丰富；露髓孔大，能允许炎症增生的牙髓组织呈息肉样发展。

残髓炎的发生是由于牙髓治疗过程中残留了少量的根髓，或者多根牙遗漏的根管未行处理，残留的牙髓组织保持生活状态，有慢性炎症细胞浸润，属于慢性牙髓炎的一种。

2. 临床表现与特点

（1）患者常有疼痛病史，就诊意愿强烈，且常有自行用药史。

(2)疼痛症状可表现为激发痛(由温度刺激、体位变化或咀嚼运动引起)或自发痛。

(3)某些患者可在睡梦中痛醒,或疼痛影响正常生活。

(4)疼痛性质可表现为跳痛、钝痛或锐痛。一般所有患者的痛感都很强烈。

(5)患者不能说出疼痛来源的准确牙位,有的患者甚至可能混淆上下颌牙。

(6)疼痛可能放散至耳部、颞部、眶部或颈部。

(7)患牙对温度(冷、热)测试反应强烈。

(8)刺激因素去除后,引发的疼痛感不会立刻消失。

(9)叩诊阴性,或轻微叩痛。

(10)常无根尖周影像学表现,少数情况可能出现根尖周膜增宽。

参考文献

[1] Lepinski AM,Hargreaves KM,Goodis HE,et al. Bradykinin Levels in Dental Pulp by Microdialysis[J]. Journal of Endodontics,2000,26(12):744-747. DOI:10. 1097/00004770-200012000-00020.

[2] Khan AA,Owatz CB,Schindler WG,et al. Measurement of Mechanical Allodynia and Local Anesthetic Efficacy in Patients With Irreversible Pulpitis and Acute Periradicular Periodontitis[J]. Journal of Endodontics,2007,33(7):796-799. DOI:10. 1016/j. joen. 2007. 01. 021.

[3] Spoto G,Fioroni M,Rubini C,et al. Alkaline Phosphatase Activity in Normal and Inflamed Dental Pulps [J]. Journal of Endodontics,2001,27(3):180-182. DOI:10. 1097/00004770-200103000-00010.

[4] Krell KV,Rivera EM. A six year evaluation of cracked teeth diagnosed with reversible pulpitis:treatment and prognosis. [J]. Journal of Endodontics,2007,33(12):1405-1407. DOI:10. 1016/j. joen. 2007. 08. 015.

[5] Trowbridge,Henry O. 2 Pathogenesis of pulpitis resulting from dental caries[J]. Journal of Endodontics, 1981,7(2):52-60. DOI:10. 1016/S0099-2399(81)80242-7.

[6] Yen-Tung C,Tun-Yi H,Hongsheng L,et al. Factors Related to the Outcomes of Cracked Teeth after Endodontic Treatment[J]. Journal of endodontics, 2021, 47(2): 215-220. DOI: 10. 1016/j. joen. 2020. 11. 024.

[7] Torres A,Lerut K,Lambrechts P,et al. Guided Endodontics:Use of a Sleeveless Guide System on an Upper Premolar with Pulp Canal Obliteration and Apical Periodontitis. [J]. Journal of endodontics,2021,47 (1):133-139. DOI:10. 1016/j. joen. 2020. 09. 016.

[8] Cotti E,Ideo F,Pedrazzini A,et al. Pro-resolving Mediators in Endodontics. A Systematic Review[J]. Journal of Endodontics,2021(suppl1). DOI:10. 1016/j. joen. 2021. 01. 008.

[9] Rechenberg DK,Held U,Burgstaller JM,et al. Pain levels and typical symptoms of acute endodontic infections:a prospective, observational study[J]. BMC Oral Health, 2016. DOI: 10. 1186/s12903-016-0222-z.

[10] Jin W. Clinical investigation of the symptom and signs of 3432 cases of acute pulpitis[J]. journal of modern stomatology,2011,25(6):431-433. DOI:10. 1631/jzus. B1000196.

[11] Hahn CL,Liewehr FR. Relationships between caries bacteria,host responses,and clinical signs and symptoms of pulpitis. [J]. Journal of Endodontics,2007,33(3):213-219. DOI:10. 1016/j. joen. 2006. 11. 008.

[12] Department,of,Conservative. Isolation and identification of bacteria from the root canal of the teeth diagnosed as the acute pulpitis and acute periapical abscess[J]. Journal of Korean Academy of Conservative Dentistry,2010. DOI:10. 5395/jkacd. 2005. 30. 5. 409.

[13] Sigurdsson A, Jacoway JR. Herpes zoster infection presenting as an acute pulpitis. [J]. Oral Surgery Oral Medicine Oral Pathology Oral Radiology & Endodontology, 1995, 80(1): 92-95. DOI: 10.1016/S1079-2104(95)80023-9.

[14] 樊明文. 牙体牙髓病学[M]. 北京:人民卫生出版社,2000.

[15] 王嘉德,高学军. 牙体牙髓病学[M]. 北京:北京大学医学出版社,2008.

第七章

恒牙牙髓疾病的治疗

牙髓病(pulp disease)是指发生于牙髓组织的系列疾病。牙髓组织因病原刺激物的性质、强度、作用时间及机体抵抗力的大小不同,可以经历各种病理过程,如充血、炎症、坏死和牙内吸收。其中以牙髓炎最为常见,主要症状为疼痛,甚至是剧烈难以忍受的疼痛。

牙髓病的治疗方法包括盖髓术、牙髓切断术、部分牙髓切断术和牙髓摘除术,其中保存活髓的方法一般是前三种。

第一节 活髓保存治疗

活髓保存治疗(vital pulp therapy,VPT)是保存由于龋病、外伤或治疗导致损伤牙髓活力和功能方法的总称。经典的 VPT 治疗包括间接盖髓术、直接盖髓术、部分冠髓切断术和冠髓切断术。主要应用于年轻恒牙,这主要是因为年轻恒牙根尖孔粗大、牙髓血运丰富、牙髓组织中细胞成分高、牙髓修复能力较强,再加上牙根发育不完全,保存活髓组织可以促进牙根发育。然而,成熟恒牙因牙根发育完成,牙髓组织仅靠狭窄的根尖孔获取血运,因此 VPT 早期仅限于机械性或外伤原因引起的微小露髓,而龋源性露髓的成熟恒牙较少使用。此外,传统观点认为,只有牙髓正常或可复性牙髓炎的患牙才能进行 VPT,而不可复性牙髓感染,无论是否伴有根尖周炎,都是 VPT 的禁忌证。但近年来随着再生性牙髓治疗的研究进展和生物陶瓷材料的广泛应用,VPT 得到了快速发展,应用越来越广泛,适应证不断拓宽,越来越多地应用于发育完全的恒牙。

一、盖髓术

盖髓术(pulp capping)是一种保存活髓的方法。组织学上将盖髓术分为间接盖髓和直接盖髓。

(一)间接盖髓

1. 原理　牙髓对外来刺激有一定的防御和修复能力。牙髓对龋病最常见的反应是牙本质硬化,硬化层中牙本质小管部分或全部被磷灰石和白磷钙石(whitlockite)晶体等矿物质阻塞,减少牙本质通透性以保护牙髓。牙髓可通过形成修复性牙本质,阻止细菌及其产物进入牙髓,限制毒性产物扩散。

通过间接盖髓治疗,去除外层感染牙本质和龋损中大部分细菌,利用盖髓剂覆盖并隔离细菌所需的物质,使脱矿区和硬化层中的细菌明显减少。氢氧化钙等盖髓剂作为一种温和刺激物或诱导剂,维持局部的碱性环境,有利于成牙本质细胞样细胞分化并形成修复性牙本质。硬化层的保留和修复性牙本质的形成，避免了牙髓暴露。间接盖髓术是保存活髓的有效治疗方法。

2. 适应证

(1)深龋、外伤等造成近髓的患牙。

(2)深龋引起的可复性牙髓炎，牙髓活力正常，X线片显示根尖周组织健康的恒牙。

(3)无明显自发痛，去净腐质未见穿髓却难以判断是慢性牙髓炎或可复性牙髓炎时，可采用间接盖髓术作为诊断性治疗。

3. 操作步骤 传统的间接盖髓术通常是去除龋坏过程中估计可能会露髓而有意留下近髓的少部分龋坏牙本质于永久充填体下方。间接盖髓最好仅是一个暂时性处理，待龋坏下有新的牙本质形成后再去除最后的腐质。有意永久保留感染和坏死的物质在体内，在近几年口腔医学的指南中是少见的。一些学者认为，有意保留龋坏是错误的，他们在牙髓应急处理时发现，许多牙髓和根尖周炎都是由于修复体下残留的龋坏引起的。

橡皮障隔离牙齿，消毒橡皮障和患牙，局部麻醉下尽可能去除所有龋坏组织，用球钻低速去腐，干净挖匙去除近髓处软腐。消毒棉球拭干窝洞，放置盖髓剂于近髓处，玻璃离子或树脂基质类暂封窝洞，观察1～2周后，无任何症状，牙髓活力正常，保留部分暂封垫底，永久充填，对保留软腐的窝洞，观察6～8周后去尽软腐，行垫底充填，若牙髓盖髓治疗后对温度刺激有一过性敏感，但无其他牙髓炎的临床表现，可去除盖髓剂及暂封物，更换新的盖髓剂暂封，直到症状消失后再行永久充填。见图7-1。

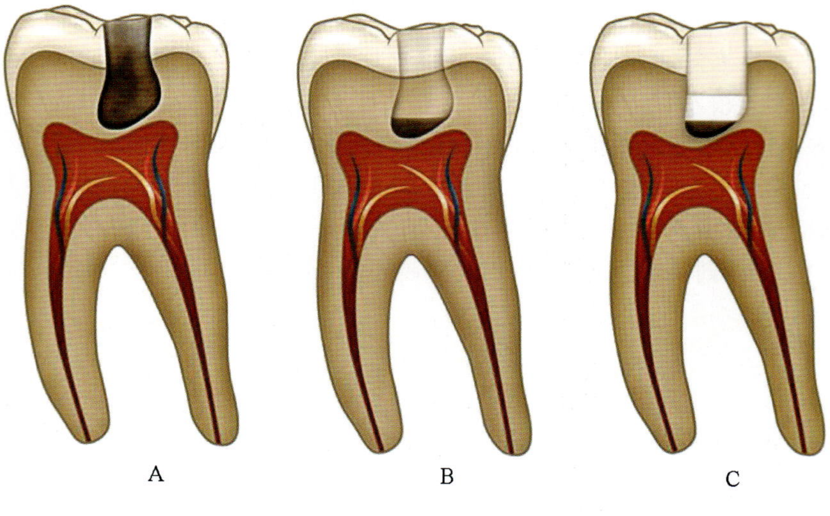

图7-1 间接盖髓术

A. 接近牙髓的深龋病变；B. 采取选择性去腐的方式，尽量减少牙髓暴露的风险；C. 利用硅酸钙水泥、生物陶瓷及氢氧化钙类材料垫底，上部最终修复。

(二)直接盖髓

直接盖髓术是用药物覆盖牙髓暴露处，以保存牙髓活力的方法。可用于外伤性露髓、龋源性露髓、机械性露髓的治疗。从X线片及临床检查观察，治疗的成功率较高。而从组织学方面来看，许多龋源性露髓的盖髓治疗后，牙髓呈慢性炎症状态，所以直接盖髓术多用于外伤性露髓、机械性露髓的治疗。

1. 原理　牙髓细胞在受到刺激后可分化为成牙本质细胞样细胞，促进受损的牙髓愈合。将盖髓剂覆盖在暴露的牙髓创面上可以消除感染和炎症，保护牙髓组织，恢复牙髓健康状态。

对牙髓暴露、牙根未发育完成的年轻恒牙，可进行直接盖髓术保存活髓。为避免牙髓钙化或发生内吸收，直接盖髓治疗后，只要根尖孔发育完成，应进行根管治疗。

2. 适应证

(1)根尖孔尚未发育完全，因机械性或外伤性露髓的年轻恒牙。

(2)根尖已发育完全，机械性或外伤性露髓，穿髓孔直径不超过 0.5mm 的恒牙。

(3)露髓位置无出血或仅有少量出血。

3. 操作步骤　橡皮障隔离，消毒橡皮障和患牙，术中严格无菌操作，使用无菌锐利器械以减少牙髓再感染和受到刺激的机会。对于外伤性露髓的患牙，应在局部麻醉下制备洞形；对于深龋近髓患牙，可在局部麻醉下以球钻或挖匙去除洞壁龋坏组织，然后去除洞底龋坏组织，近髓处软化的牙本质应最后清除，可以利用牙科显微镜，一旦牙髓暴露立即使用生理盐水或次氯酸钠冲洗窝洞，直到出血控制。如果 5min 之内出血无法控制，则应该进行部分牙髓切除术。无菌棉球干燥后，盖髓剂封闭暴露牙髓周围 1～2mm 牙本质，玻璃离子暂封窝洞，观察 1～2 周后，患者无任何症状且牙髓活力正常，可去除大部分暂封，进行充填。患牙经过盖髓治疗后 1～2 周后，对温度仍有敏感但无自发痛，可再观察数周，症状完全消失后永久充填。外伤冠折的牙本质大面积暴露或露髓者，盖髓 8 周，待牙髓组织恢复正常后，再行永久充填。患牙盖髓治疗后出现自发痛、夜间痛等症状，表明病情向不可复性牙髓炎发展，应去除充填物，改行根管治疗。见图 7-2。

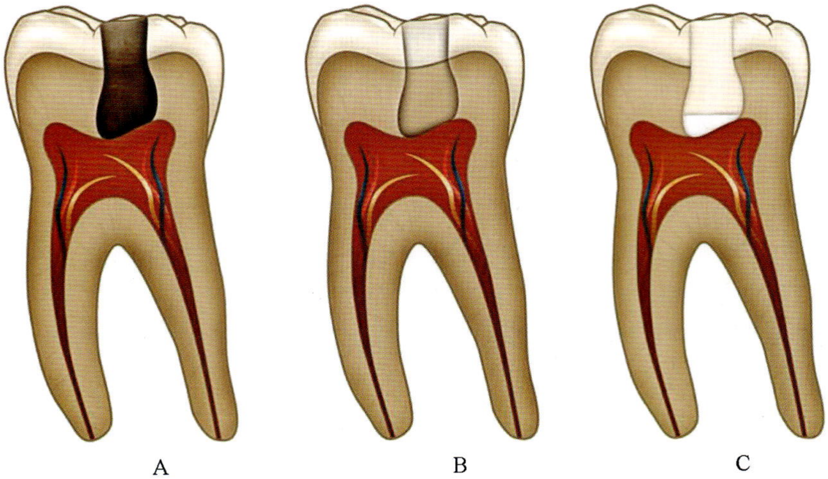

图 7-2　直接盖髓术

A. 深龋性病变延伸至牙髓；B. 窝洞预备，去除浅层龋坏组织后，快速暴露牙髓；C. 盖髓剂直接覆盖于暴露的牙髓表面，并完成最终修复。

二、部分/全冠髓切除术

牙髓切断术(pulpotomy)是去除冠髓并在牙髓的断面或根管口处放置药物的方法。活髓切断术作为临床上一种重要的牙髓保存手段,依据炎性牙髓的去除量又可分为部分牙髓切断术和全冠髓切断术。以往主要应用于牙髓健康或患有可复性牙髓炎的乳牙或年轻恒牙。随着盖髓材料的不断进步及对牙髓-牙本质复合体修复再生潜能的深层次研究,众多学者和临床医师将活髓切断术逐步应用于患不可复性牙髓炎的成熟恒牙。

(一)牙髓切断术的发展

尽管一直以来学者们都强调年轻恒牙要进行 VPT,但关于不可复性牙髓炎患牙的 VPT,可以追溯到的最早的证据却是关于发育完全的恒牙。这篇发表于 1967 年的文献,报道了 1 名 14 岁的患儿左下后牙有反复疼痛史,临床检查发现其左下颌第一磨牙大面积龋坏;X 线检查显示左下颌第一磨牙牙根发育完全,近、远中根根尖均有低密度影。在去除左下颌第一磨牙表面龋坏组织、氧化锌丁香油黏固粉暂封后,预约患者下次就诊进行根管治疗。但直至 18 个月后,患儿因该患牙对冷水敏感才再次就诊。临床检查见左下颌第一磨牙暂封物部分脱落,而让人意想不到的是该患牙 X 线检查显示左下颌第一磨牙根尖周组织正常,牙髓敏感测试与相邻牙一致。作者尝试着去除左下颌第一磨牙剩余龋坏组织,垫底、银汞合金充填,术后随访 3 年,患者无不适主诉,牙髓敏感测试与相邻牙一致,X 线检查未见异常。这个病例“令人意外”的预后颠覆了作者一直以来的认知,即根尖周炎在牙髓坏死后才发生,提示根尖周炎患牙牙髓并不一定坏死,在牙髓有活力的情况下进行保髓治疗可能有效。仅凭一次经验就推测类似患牙的预后显然是武断的,因此作者进行了进一步研究。从 11—18 岁的患者中选取了 8 颗有根尖周病损、牙髓有活力的恒牙(未具体交代牙根是否发育完全),其中 4 颗牙髓敏感测试值与相邻正常牙一致,4 颗牙髓敏感测试异常。牙髓敏感测试与相邻正常牙一致的 4 颗患牙进行部分去龋后,氧化锌丁香油黏固粉暂封;6 周后复查牙髓活力正常,遂去除暂封物及剩余龋坏组织,未发生牙髓暴露,于是使用硬固型氢氧化钙护髓、银汞合金充填。牙髓敏感测试异常的 4 颗患牙去龋过程中发生牙髓暴露,露髓孔呈粉红色,遂行氢氧化钙直接盖髓、磷酸锌黏固粉垫底、银汞合金充填。术后 6~36 个月随访,所有患牙牙髓活力正常,根尖低密度影消失。因此作者得出结论,X 线检查显示患牙根尖周有病损并不一定意味着患牙牙髓坏死。临床诊断为龋源性根尖周炎的患牙可能有活髓组织存在,而只要患牙牙髓有活力,其牙髓就有恢复功能的希望。

随后,众多病例报道或临床研究显示,临床诊断为不可复性牙髓炎伴或不伴有根尖周病损的(年轻)恒牙,在髓腔或根管内有活髓组织存在的情况下,在控制感染的基础上 VPT 获得成功。另有前瞻性临床研究对临床诊断为根尖周炎,X 线检查显示根尖有低密度影,其中 76.47%患牙有牙龈肿胀或窦道、根管探查显示根管内有活组织存在的年轻恒牙实施 VPT,术后 12 个月随访成功率为 82.35%,其中 70.59%患牙牙根继续发育。

针对发育完全的恒牙,一直以来学者们认为根管治疗是治疗不可复性牙髓炎的“金标准”,但根管治疗操作复杂、技术难度大,是临床中最具有挑战性的牙科治疗,流行病学调查证实由于根管治疗不完善导致的治疗失败率高。尽管当代牙科领域对不可复性牙髓炎、发育完全的恒牙进行 VPT 仍然存在很大争议,大部分学者仍然倾向于去除全部的病变牙髓组织,许多教科书也不推荐 VPT,但越来越多的证据显示不可复性牙髓炎的恒牙内包含大量的干细胞,VPT 治疗能获得成功。

Asgary 等则通过多中心随机临床试验比较了不可复性牙髓炎、发育完全恒牙（共计 407 颗）实施冠髓切断术（205 颗）和根管治疗术（202 颗）后疗效的差异，术后 1 年冠髓切断术、根管治疗术成功率分别为 97.6%、98.3%；术后 5 年则分别为 78.1%、75.3%，二者间差异无统计学意义。VPT 具有操作简单、成本低、耗时少等优点，且可以维持患牙本体感觉，减少牙体结构由于失去牙髓的营养而脆性增加的风险，因此，对于有活髓组织存在、不可复性牙髓感染、发育完全的恒牙，建议考虑 VPT。长期以来，学者们认为年轻恒牙牙髓比发育完全恒牙牙髓有更好的愈合潜力，同时，年轻人牙髓组织的愈合能力较年长者高。但近年来这一传统观点受到了质疑，越来越多的证据表明发育完全、不可复性牙髓炎的恒牙活髓保存成功率也较高，且患者年龄对 VPT 的成功率没有显著影响。

此外，研究表明，根尖低密度影并不是活髓保存的禁忌证。目前已知根尖周病损并不总是与牙髓坏死相关，根尖周病损患牙内可能有活髓组织存在，这与神经源性炎症相关。细菌毒素、代谢产物等刺激引发牙髓炎症的同时，牙髓及根尖周组织中的传入纤维会发芽、增生，局部炎症介质触发神经肽的释放，而神经肽不仅会导致血管舒张及通透性增加，也参与骨吸收，导致根尖周组织的神经源性炎症。如果牙髓没有严重受损，去除刺激后牙髓就可以愈合。研究结果显示，76%有根尖周病损的患牙在实施 MTA 冠髓切断术后根尖病损消失。

综上，对于临床诊断为不可复性牙髓炎或根尖周炎的患牙，无论是年轻恒牙或发育完全的恒牙，只要有活髓组织存在，都可以尝试进行 VPT。

（二）适应证与禁忌证

1. 适应证　适用于深龋露髓、部分冠髓感染的牙髓炎。

2. 禁忌证

（1）乳牙牙髓感染已侵犯根髓，形成慢性弥散性炎症，甚至牙髓坏死者。

（2）乳前牙髓腔宽大，且冠髓和根髓分界不清，炎症不易局限于冠髓内，不宜应用活髓切断术。

（3）牙根吸收超过 1/2。

（三）盖髓剂

1. 氢氧化钙　活髓保存治疗成功的一个重要因素是盖髓剂的应用。几十年来，氢氧化钙被认为是维持牙髓活力的标准制剂，是盖髓术临床最常用的材料，是评估新盖髓制剂的金标准。但是，近期大量研究发现，氢氧化钙直接盖髓术长期疗效不佳。研究发现，氢氧化钙用于直接盖髓术 4～5 年的成功率仅为 56%。Barthel 等研究发现，利用氢氧化钙行直接盖髓，10 年后发生牙髓坏死需行根管治疗或拔除的病例接近 75%。

2. 亲水性硅酸钙类生物活性材料　目前种类较多，包括 MTA、Biodentine 和 iRoot BP Plus 等，临床效果类似。

（1）MTA：是 1993 年由 Lee 等首次报道的一种牙髓治疗材料，其成分主要为硅酸三钙、硅酸二钙、铝酸三钙、铝酸四钙及少量三氧化二铋等。大量的细胞体外实验和动物实验证明，MTA 具有良好的封闭性、生物相容性、诱导成骨性、X 线阻射性，以及杀菌和抑菌功能。动物实验发现，MTA 盖髓后牙髓炎症反应轻、形成的修复性牙本质桥与正常牙本质桥类似，厚且均一。MTA 的基础研究效果推动了其在临床活髓保存治疗中的应用，大量研究表明 MTA 用于直接盖髓术和牙髓切断术均有较好的临床效果。Linsuwanont 等回顾性研究发现，不可复性牙髓炎成熟恒牙行 MTA 牙髓切断术后 5 年成功率为 84%，不可复性牙髓炎伴根尖周阴影的治疗成功率为76%。与氢氧化钙相比，动物实验研究发现，MTA 用于直接盖髓术和牙髓切断术的牙髓炎症反应更少、溶解度更低、形成“隧道形缺陷”较少且可形成更均质的牙本质桥、力学强度较高、与牙本质边缘密合性更佳。Mente 等通过 10 年回顾性研究发现，MTA 用于直接盖髓术的成功率为 80.5%，而氢氧化钙的成功率仅为 59%，两者差异有统计学意义。

(2)其他硅酸钙类生物活性材料：包括 BioAggregate、iRoot BP Plus(Innovative Bioceramix，加拿大)、Biodentine 等。细胞实验研究发现，它们具有与 MTA 类似的生物学特性和促进牙髓细胞和牙髓干细胞分化形成成牙本质细胞样细胞的功能。在直接盖髓术和牙髓切断术的临床效果方面，Biodentine 和 MTA 并无显著差异。iRoot BP Plus 是一种液压预混合生物陶瓷材料，具有与 MTA 类似的作为根尖倒充填材料和盖髓材料的功能，且不导致牙齿变色，其在临床中的应用逐渐增加。

(3)生物活性分子：除氢氧化钙和硅酸钙材料外，生物活性分子及生物活性分子结合水凝胶或缓释材料形成的新型盖髓材料在直接盖髓术或牙髓切断术动物实验中也取得了较好的牙髓愈合效果。这些生物活性分子研究较多的有生长因子如转化生长因子-β1、骨形成蛋白(bone morphogenetic protein，BMP)-7 和成纤维细胞生长因子-2(fibroblast growth factor-2，FGF-2)，牙本质基质蛋白成分如骨涎蛋白、牙本质基质蛋白-1 和牙本质涎蛋白等。这些生物活性分子的载体包括胶原、壳聚糖、羟基磷灰石、明胶水凝胶微球、壳聚糖双层膜、聚乳酸共乙醇酸微球等。但是，研究这些新型盖髓材料所使用的实验动物多为大鼠和狗，且观察时间一般较短(2 周至 6 个月)，缺乏长时间的疗效观察。另外，这些生物活性分子在临床应用有较多限制，还需要进一步的临床试验验证其长期疗效。

(四)操作步骤

根据患者的疼痛史、临床检查、牙髓活力测试，以及影像学检查做出牙髓状态临床诊断，条件允许时可配合激光多普勒血流检测仪或脉搏血氧仪的检查结果进行术前诊断。操作步骤如下。

1. 局部麻醉　局部麻醉药物中的肾上腺素含量为 1∶80 000～1∶200 000，要求其不影响术中牙髓出血状态判断。

2. 感染清除　橡皮障隔湿，辅助光学显微镜提高去腐效率，涡轮机球钻先去净侧壁腐质，再去除髓壁腐质，更换无菌车针在显微镜下开髓，精准微创去除感染牙髓组织。对于全冠髓切断术应揭全髓室顶勿遗留牙本质悬突。

3. 术中牙髓状态评估　术中牙髓状态检查是对术前诊断的重要补充。主要通过观察牙髓质地、有无出血、出血颜色，以及止血时间来确定，健康的牙髓组织质地韧、出血少且呈鲜红色，其中止血时间是判断牙髓状态的常用指标。临床常用止血药包括无菌生理盐水、氯己定和次氯酸钠溶液。虽然并无确切研究结果证实次氯酸钠处理牙髓创面能够提高牙髓保存预后，但次氯酸钠在活髓保存中的使用率逐渐增加。目前尚未确定止血时间与牙髓组织状态间的确切关系，依据国内专家共识及美国牙髓病学协会(AAE)和欧洲牙髓病学会(ESE)关于暴露牙髓管理的声明，止血时间最好控制在 5min，若 5min 内不能有效止血，则提示剩余牙髓仍有感染，需要继续去除炎症牙髓直到根管口水平，对于单根管患牙甚至可截髓至根中段。

4. 盖髓　建议使用不导致牙体变色效应的 iRoot BP 等硅酸钙基生物材料，覆盖牙髓创面及周围牙本质至少 1.5mm 厚度以保证密封性，盖髓材料上方放置厚 3～4mm 的玻璃离子以减少树脂聚合的影响，术后即刻 X 线片确定材料与牙髓、材料与材料间无空腔。

5. 最终修复　复合树脂直接修复，或使用高嵌体、髓腔固位冠等全牙尖覆盖式间接修复体。对于全冠髓切断术者多建议后者。修复时机：立即修复，或玻璃离子暂封后观察无不适症状后修复，但最终修复时间不宜超过术后 1 个月。

6. *术后随访* 活髓切断术后的 3 个月、6 个月、1 年随访进行临床检查，术后 6 个月、1 年行影像学检查，至少需要随访 1 年，必要时可延长随访时间。术后 3 个月及 6 个月的随访结果有助于进一步预测治疗预后，以便调整随访时间，及时干预。

(五)活髓切断术的结果判读

目前文献衡量活髓切断术成功与否的结果指标多以临床经验为主，并无指南或证据提出统一的结果指标。通过归纳总结文献，综合患者的症状、临床检查及影像学检查，活髓切断术可能存在以下预后。

1. *成功* 患者无疼痛、肿胀等不适症状，或视觉模拟疼痛量表提示有轻度疼痛，在术后 3 d 内已基本缓解，叩痛(－)，牙龈无肿胀或窦道形成，术后牙髓活力同正常对照牙，修复体完整，牙周健康，影像学检查提示无根管内外吸收及根尖周暗影，根尖周指数(PAI)≤2，年轻恒牙牙根继续发育。

2. *失败* 术后出现自发性疼痛、咬合不适等症状，叩诊敏感，牙髓活力异常，牙龈肿胀或窦道形成，影像学显示根尖周暗影，PAI≥3，无根尖周炎的钙化不认为是治疗失败。

失败案例根据其发生时间可分为早期失败和晚期失败，前者发生在术后的 3～6 个月内，所以术后 3～6 个月是进一步评价预后的关键时期。失败原因可能是患牙的不可复性牙髓炎或牙髓坏死，或牙体缺损过大而不具备可修复性。也有把因牙周原因导致的拔牙也纳入了失败范畴。

(六)活髓保存治疗的预后

活髓切断术应用于乳牙、年轻恒牙或成熟恒牙可复性牙髓炎具有较好疗效，应用于成熟恒牙不可复性牙髓炎术后 1～5 年的成功率也可达 78%～90%。除了术前牙髓状态是活髓切断术预后的显著相关因素，其余混杂因素对于活髓切断术的影响尚无确切定论。Ather 等学者认为，根尖孔发育情况和盖髓材料也可作为预后判断参考指标。但包括 Elmsmari 在内的学者认为，龋损位置、最终修复、盖髓材料、根尖发育状态及年龄均不影响治疗成功率。

(七)临床病例讲解

盖髓术、部分牙髓切断术和牙髓切断术 3 种治疗方法原理类似，目的都在于促使牙髓伤口愈合以保存活髓。

在操作前，需要充分地检查患者的临床体征，以及对患牙的牙髓情况根尖情况进行诊断，还应该对患牙的疗效和预后进行评估。影响治疗成功的因素很多，如患者配合度、无菌操作、牙齿龋坏部位、材料选择等，并与患者进行良好的沟通及签署知情同意。以下为一成年女性的恒牙牙髓炎病例。见图 7-3。

此病例为 30＋女性，右上后牙冷敏感 1 周。临床检查：右上第二恒磨牙远中邻颌面深龋，探痛，叩痛(－)，不松动，牙龈正常，冷试敏感。X 线显示：右上第二恒磨牙远中低密度影像至髓，根尖无阴影，牙槽骨正常，未见根裂根折。

对此病例进行分析，认为患者处于牙髓炎早期阶段，髓腔及根管影像清晰，根尖无病变，龋坏部分接近牙髓，且患牙除龋坏部分外，剩余牙体组织支持树脂充填，有一定的强度，可以尝试部分牙髓切除。患者配合度良好，接受治疗方案及预后可能，因此，拟定右上第二恒磨牙的牙髓部分切除加树脂充填(图 7-4)。

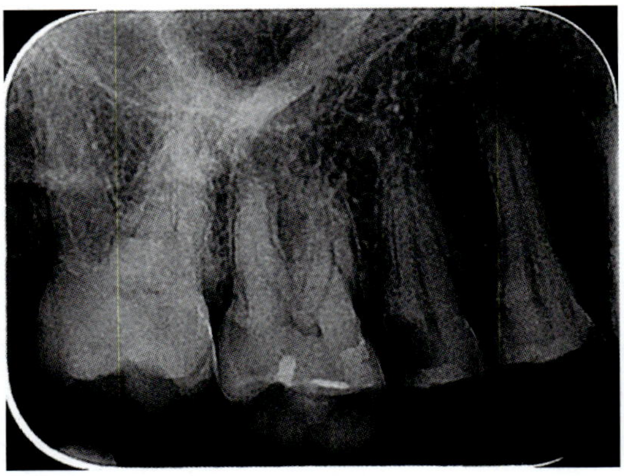

图 7-3 右上第二恒磨牙远中邻颌面深龋至髓，髓腔及根管影像清晰，根尖无阴影

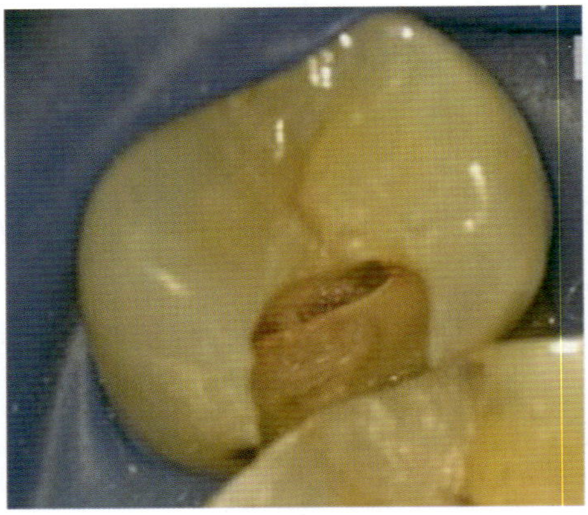

图 7-4 显微镜下切除部分冠髓

将腐质去净后，颊侧及腭侧髓角均可见穿髓，因患牙髓腔形态较窄，为盖髓材料提供良好的固位。我们将髓室顶揭去，显微镜下，可以清晰地看到患者的牙髓组织及牙髓内血管组织均处于良好的状态，充血状况不明显，无坏死牙髓。我们去除一部分可能感染的牙髓，将 iRoot BP 直接盖于牙髓上，并进行充填(图 7-5)。

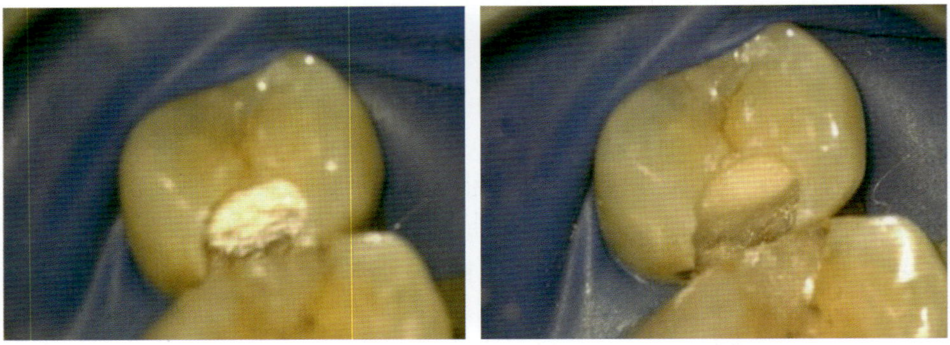

A B

图 7-5 显微镜下直接盖髓及垫底(A)，后续进行树脂充填(B)

在治疗后的 1 个月内，患牙有冷热敏感病史，无自发痛，临床持续复查，冷热敏感逐渐消失，无明显不适，1 年复查，患牙冷试同对照牙，牙髓活力无反应，应与冠髓切除有关，叩痛(一)，牙龈正常(图 7-6)。

第二节 根管治疗与再治疗

根管治疗术(root canal therapy，RCT)是目前治疗牙髓病及根尖周病的首选治疗手段。自 20 世纪 80 年代以来，逐步发展为理论体系完善、操作步骤规范、器械设备标准化的一种保存患牙的治疗方法。随着现代技术的普及应用，根管治疗的临床效率和治疗结果明显提高，保存牙齿的范围得以扩大。

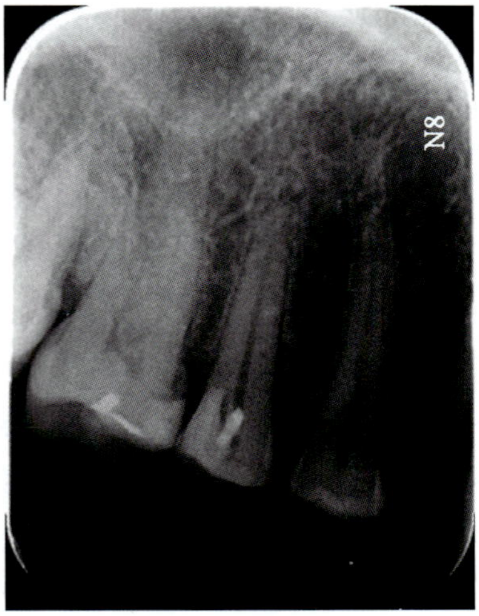

图 7-6 患牙进行部分牙髓切除术后
1 年复查，根尖无阴影

根管治疗的核心思想是感染控制，它包括两个方面。一方面彻底去除根管内的感染源，即应用机械和化学的方法预备根管，达到清创的效果；另一方面为血运丰富、修复再生力强的根尖周组织提供良好的生物学环境，进而达到防止根尖周炎的发生或促进原有根尖周病变愈合的目的。

根管治疗术由根管预备、根管消毒、根管充填三大步骤组成。现代根管治疗术将根管清理成形、消毒融为一体，强调机械预备和化学冲洗在实现去除感染目标中的作用；通过严密堵塞根管杜绝再感染。其中根尖部分感染控制水平是根管治疗成功的技术关键，而根管系统复杂的解剖结构往往成为制约技术实现的因素。

一、根管治疗适应证

1. 牙髓疾病　不能保存活髓的各型牙髓炎、牙髓坏死、牙内吸收、牙髓钙化（仅指可以去髓腔钙化物，根管通畅达根尖部者）。

2. 根尖周病　急性根尖周炎须在急性症状缓解后再进行根管治疗，各型慢性根尖周炎。

3. 牙周-牙髓联合病变

4. 外伤牙　牙根发育完成，牙冠折断、牙髓暴露者，或牙冠折断未露髓，但修复设计需要全冠或桩冠修复者，或根折患牙断根尚可保留用于修复者。

5. 某些非龋病牙体硬组织疾病　重度釉质发育不全、氟牙症、四环素牙等牙发育异常患牙需要全冠或桩冠修复，重度磨损出现严重的牙本质过敏症状无法用脱敏治疗缓解，隐裂牙行全冠修复前，牙根纵裂患牙需要截根手术的非裂根管。

6. 意向性摘除牙髓的患牙　牙体缺损过大，牙冠修复时需要去除牙髓，错位扭转过长的牙，义齿修复需要大量磨除牙体、可能露髓的牙，颌骨手术设计的牙齿，如颌骨囊肿、肿瘤、畸形等，术前应先做根管治疗，再行移植牙或再植牙。

二、了解根管的解剖形态

常规的牙髓腔解剖已经在第四章中有详细的解读。这里主要针对一些变异根管进行说明。

1. 上颌前牙　上前牙主要发生于侧切牙，畸形根面沟是发生在上颌切牙舌侧根面的一种较罕见的先天性牙齿发育畸形，发生率为2.8%～8.5%。其病因不明，有学者认为，是在钙化阶段之前由成釉器和Hertwig上皮根鞘向牙根内卷折导致。也有学者认为，它是牙齿试图形成另一个牙根所造成的。畸形根面沟的临床表现及结构多种多样，不同学者有不同的分类方式。Gu运用微计算机断层扫描的方法将畸形根面沟按严重程度分为3种类型：Ⅰ型，沟不超过牙根表面的根颈1/3，牙齿具有正常的根管结构；Ⅱ型，长而浅的沟延伸超过牙根的根颈1/3，通常呈V形截面结构，牙齿具有正常或简单的根管结构；Ⅲ型，深而内陷的沟延伸到牙根的根颈1/3以下，牙齿具有复杂的根管结构，包括C形根管、内陷根管和带次根管的额外根。

畸形根面沟是一种罕见的牙齿发育畸形，不易早期发现，就诊时多已出现严重的骨质缺损，治疗困难。对于这类患牙，临床可在进行CBCT检查之后，根据病变的具体情况，选择意向性再植术或显微根尖术联合引导组织再生术进行治疗，通常可取得较好的疗效。

2. 下颌前牙　过去一般认为下前牙为单根牙，根管形态为单根管。但近年来的大量研究发现，下颌前牙在根管形态上亦同后牙一样存在较高的变异率。因此，研究下颌前牙牙根和根管的形态对于提高根管治疗的成功率具有重要意义。

以往研究显示，中国人下颌中切牙多根管的发生率为3.76%～17.34%，下颌侧切牙多根管的发生率为10.59%～34.08%，下颌尖牙多根管的发生率为4.17%～10.41%。不同研究间数据差异较大，这可能与研究对象的地域差别、研究方法、研究设备的精确度，以及纳入样本量大小有关。陈思宇等的研究中，下颌前牙多根管最常见的根管类型为Ⅲ型，在下颌中切牙、侧切牙和尖牙中的发生率依次为6.23%、14.11%和3.88%。此外，Ⅱ型、Ⅳ型和Ⅴ型亦在下颌前牙中检出一定比例，下颌侧切牙中还观察到少量的Ⅵ型和Ⅶ型根管，下颌尖牙中亦观察到少量的Ⅵ型及Ⅳ型根管。下颌前牙多根管较高的发生率提示临床操作者在行下颌前牙的根管治疗时，术前应仔细判读影像资料，必要时辅以CBCT检查，术中采用小号锉从颊、舌向仔细探查根管形态，对于复杂病例，建议在根管显微镜下进行操作，从而避免遗漏根管而导致的治疗失败。见图7-7，表7-1。

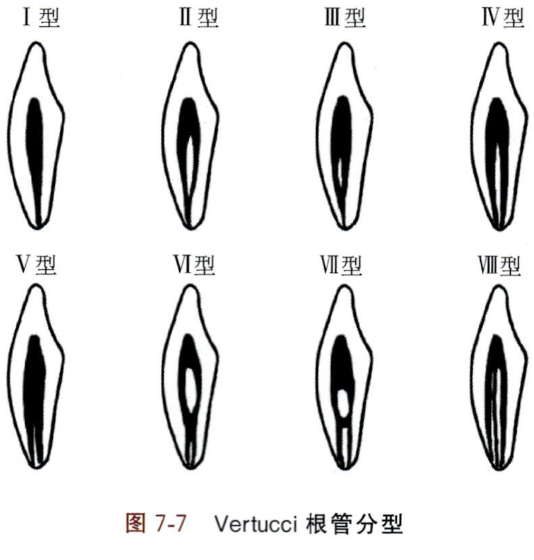

图7-7　Vertucci根管分型

表 7-1 下颌前牙根管构型分布[n(%)]

牙位	Ⅰ型	Ⅱ型	Ⅲ型	Ⅳ型	Ⅴ型	Ⅵ型	Ⅶ型	Ⅷ型	合计
下颌中切牙	1519 (89.30)	49 (2.88)	106 (6.23)	11 (0.65)	16 (0.94)	0	0	0	1701 (100.00)
下颌侧切牙	1355 (76.77)	54 (3.06)	249 (14.11)	38 (2.15)	54 (3.06)	13 (0.74)	2 (0.11)	0	1765 (100.00)
下颌尖牙	1698 (94.23)	7 (0.39)	70 (3.88)	4 (0.22)	9 (0.50)	2 (0.11)	0	12 (0.67)	1802 (100.00)

3. *上颌前磨牙* 上颌第一前磨牙的根管系统形态复杂，变异较大。张栋华等对 18－25 岁中国人 268 颗上颌第一前磨牙的透明牙标本研究后发现，其单根牙居多，双根管率高，单根双管型最多见；Ok E 对土耳其人上颌第一前磨牙的 CBCT 图像研究后发现，其大多数为双根牙，按 Vertucci 标准分类，Ⅳ型较多见，大多为双根管，女性单根管较多，男性大多为双根管或三根管；L Awawdeh 研究了约旦人 600 颗上颌第一前磨牙的离体牙后发现，30.8%为单根牙，63.2%有两个根，组织学染色后发现大多为双根管，且大部分为 Vertucci 的Ⅳ型根管。由此可见，上颌第一前磨牙的根管形态存在种族和性别的差异，但大多为双根管。

上颌第二前磨牙的形态较上颌第一前磨牙变异较小，以单根多见。Lin Yang 对 238 位中国人 392 颗上颌第二前磨牙的 CBCT 图像研究后发现，86.5%为单根牙，54.3%为双根管，按照 Vertucci 分类标准，大多数双根管牙齿的根管形态表现为Ⅳ型，其次为Ⅱ型、Ⅲ型和Ⅴ型，很少有三个根管的。牙根个数和性别没有统计学联系；Mutasim Elnour 应用显微 CT 对沙特阿拉伯人 100 颗上颌第二前磨牙三维重建图像分析后发现，多数牙为单根牙，三个根的较少；就根管形态而言，大多为双根管，也有三个根管的，依据 Vertucci 分类标准，最常见的为Ⅳ型和Ⅴ型。此外，还发现了一些不在 Vertucci 标准内的形态，如 1-3 型、1-4 型、2-1-2-1 型、2-3 型、3-2 型、2-3 型等。F Abella 在对西班牙人上颌第二前磨牙 CBCT 的研究中发现大多为单根牙，按 Vertucci 标准分类，大多表现为Ⅰ型，其次为Ⅱ型和Ⅳ型，双根牙大多以Ⅳ型多见。Ok E 对土耳其人上颌第二前磨牙的 CBCT 图像按 Vertucci 标准分类研究后发现，单根管和Ⅰ型较多见，女性单根管的概率高，双根管和三根管的概率男性更高，左侧单根管的概率高，右侧双根管的发生率高。

上颌前磨牙尤其是上颌第一前磨牙双根管的概率较高，根管峡部是指在同一牙根中两个根管之间窄、带状的含有牙髓或牙髓生成组织的连接结构，常常是坏死组织、碎屑、微生物及其代谢产物的隐匿区域，而根管治疗的目的是从整个根管系统中去除这些物质。器械的局限性及根管峡部的存在给根管治疗带来了困难。有研究表明，上颌前磨牙在距根尖 1～6mm 处根管峡部的发生率较高，且越远离根尖根管峡部发生率越高。在单根双管的上颌第二前磨牙中，根管峡部的发生率高达 91.67%，在Ⅱ型和Ⅴ型根管中发生率较高；根管峡部在距离上颌第二前磨牙根尖 3～5mm 处好发，4mm 处发生率最高。

苏征、范兵等应用显微 CT 对上颌前磨牙进行扫描后三维重建，分析根管峡区横断面及三维形态，将根管峡区的横断面和三维形态进行分型后发现上颌第一、第二前磨牙含峡区牙发生率分别为 100%和 97.5%。上颌第一前磨牙峡区横断面发生率高于上颌第二前磨牙。不同三维形态的峡区发生率未见明显差异。上颌第一前磨牙根管峡区至解剖学根尖孔的距离小于上颌第二前磨牙。由此可见，上颌前磨牙根管峡区发生率高、形态复杂，是临床医师面对的一大挑战。

4. *下颌前磨牙* 下颌前磨牙根管系统复杂，不同研究方法得出的结果也不尽相同。LU 等用切片法对中国台北市人口下颌第一前磨牙进行观察，显示单根管发现率为 54%，Ⅱ型、Ⅲ型、Ⅳ型、C 形、环形根管分别为 6%、6%、10%、18%、6%。Velmurugan 等用透明牙法观察印度人下颌第一前磨牙根管构型，结果显示Ⅰ型占 72%，Ⅱ型占 6%，Ⅲ型占 3%，Ⅳ型占 10%，Ⅴ型占 8%，C 形占 1%。LIU 等用 30μm 层厚显微 CT 观察中国西南地区人口 115 颗下颌第一前磨牙，发现 65.2%为Ⅰ型，2.6%为Ⅲ型，22.6%为Ⅴ型，0.9%为Ⅶ型。研究发现下颌第一前磨牙 87.66%为单根管，双根管发生率 12.34%，并以Ⅴ型发生率最高。下颌第二前磨牙则绝大部分为单根管，双根管发生率远低于下颌第一前磨牙。根管构型的差异可能由种族、地区、基因特征所决定，但是不同研究均显示下颌第一前磨牙根管解剖复杂，多根管检出率较高。在各种根管构型中，Ⅴ型根管治疗难度最大且发生率最高。研究观察下颌第一前磨牙Ⅴ型根管都在主根管中下 1/3 处分为颊舌根管，且颊侧根管明显比舌侧根管粗大。并且舌侧根管常常以较大的角度从主根管分出，因此临床如果发现 X 线片根管影像在根中或根尖 1/3 突然模糊、变窄或消失，需要引起重视，避免因遗漏根管造成治疗失败。

有文献将下颌前磨牙 C 形根管作为 Vertucci 根管分型的一类进行统计，发生率为 1%～2.78%；部分文献将 C 形根管独立统计，其发生率为 12.36%～18%。但他们都并未对 C 形根管和 Vertucci 根管分型关系做出阐释。C 形根管是根据横断面形态进行定义的，而 Vertucci 分类是根据根管走行对根管构型进行分类的，因此统计 C 形根管发生率时不再纳入 Vertucci 分类。结果显示，下颌第一前磨牙 C 形根管发生率为 12.21%，明显高于第一种统计方法，下颌第二前磨牙未发现 C 形根管。C 形根管系统存在大量不规则区域导致感染难以清理，因此建议根管治疗时对根管峡区用小号器械预备和大量次氯酸钠冲洗，配合超声锉进行根管荡洗可获得更好的治疗效果。同时，要注意前述近牙根中舌侧的危险区。总之，下颌第一前磨牙 C 形根管系统发生率高，根管治疗时务必要谨慎小心，否则易造成医源性意外和治疗失败。

5. *上颌第一磨牙* 上颌第一磨牙解剖形态复杂，近颊根在根面的近中和远中常见根面凹陷，牙根中常发生近中颊根第二根管(the second mesiobuccal canal，MB2)。临床治疗中容易遗漏近颊根第二根管，导致根管治疗失败。Zheng 等对中国人 775 颗牙进行锥形束 CT 影像分析，发现 MB2 发生率为 52.24%。Somma 等用显微 CT 研究上颌第一恒磨牙近颊根形态，发现双根管发生率为 80%。临床治疗中建立标准开髓洞形并去除近颊根管口上方的牙本质覆盖有助于探查 MB2，在根管治疗中使用手术放大器械将有助于提高 MB2 的发现率。

也有报道双腭根的变异情况，研究表明，上颌第一磨牙腭侧双根管(2PR)的发生概率为 0.31%～0.7%。以及远颊第二根管的存在。郝新宇等研究了 753 颗上颌第一磨牙 CBCT 影像资料发现，4 根管中 DB2 发生率仅为 0.53%。图 7-8 为上颌第二磨牙 5 根管病例。

有学者甚至可发现近颊 3 根管病例(图 7-9)。Lee、Kim 等均分别采用 CBCT 分析朝鲜人群的 458 颗和 814 颗上颌第一磨牙，MB3 的发生率分别为 1.3%和 0.1%。

6. *上颌第二磨牙* 上颌第二磨牙是口内牙齿中变异性最大的牙齿之一，其根管系统复杂多样。Peikoff 等研究了 520 例上颌第二磨牙的根管系统，并将其变异分为 6 种，且很多存在亚型：①3 个牙根，每根有一单根管；②3 个牙根，远颊根和腭根单根管，近颊根双根管；③3 个

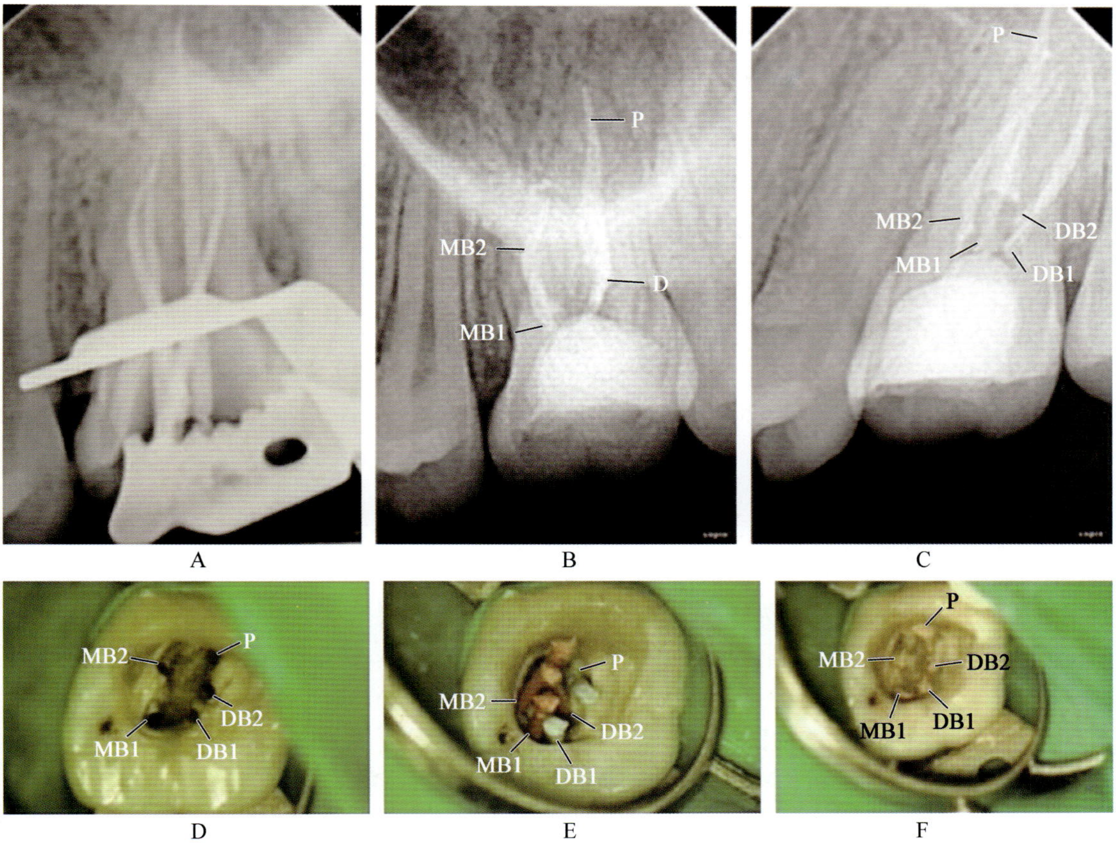

图 7-8　上颌第二磨牙 5 根管病例

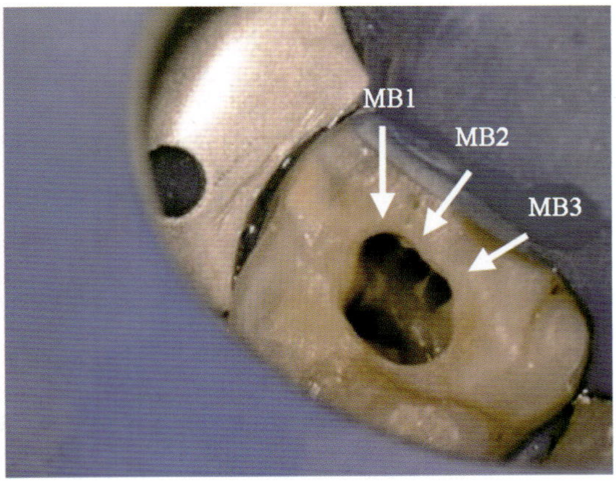

图 7-9　上颌第一磨牙近颊 3 根管

牙根有 2 个根管，近颊根管和远颊根管融为一体；④2 个牙根，每根有一单根管；⑤1 个牙根，1 个根管；⑥4 个牙根，每根有一单根管，其中包括 2 个颊根、2 个腭根的情况。上颌第二磨牙 Peikoff 分类见图 7-10。

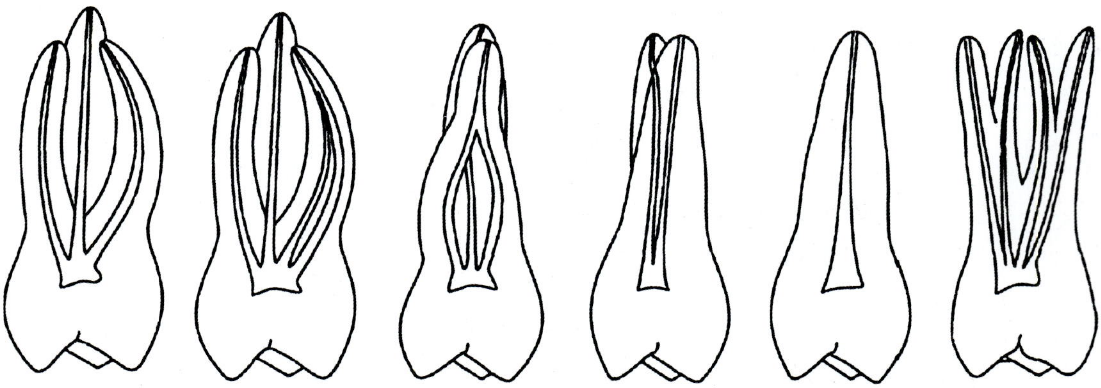

图 7-10　上颌第二磨牙 Peikoff 分类

上颌第二磨牙融合根发生率极高。研究发现，40.1%的中国人上颌第二磨牙具有融合根，其中近中颊根与腭根的融合发生率最高。其形成是因为牙根发育过程中赫特维希上皮根鞘(Hertwig epithelial root sheath)未融合。因此，在根管预备中，必要时拍摄 CBCT 了解根管形态，避免遗漏根管或并发症产生。建议在显微镜下，借助超声治疗仪充分敞开融合处存在的窄隙，充分的化学预备，以提高疗效。

7. *下颌第一磨牙*　近中中央根管(middle mesial canal，MMC)作为下颌第一恒牙根管变异最常见的一种，由于发生率较低常被临床医师忽略，造成治疗效果的降低。近年来，根管显微镜的使用使临床 MMC 的检出率逐渐提高，尤其是在锥形束 CT 更为广泛地应用于检查中后，MMC 发生率高于以往的临床报道。刘佼佼等、Akbarzadeh 等的研究显示，下颌第一磨牙 MMC 发生率为 13.5%和 14.7%。根管峡区(RCI)是位于牙根内连接双根管或多根管的带状通路，临床中，经常因 RCI 的清理不到位而产生漏根、二次感染等并发症，影响根管治疗的效果。众所周知，牙根发育过程中会在分化成牙根的相应位置先形成生发中心，这些生发中心逐渐分化形成独立的牙根，有些生发中心由于分化不完全会形成“葫芦”型或融合根型，而 RCI 的存在极有可能提示“带状生发中心”的存在，在这条带状通路上，可能分化为多于一个管壁完整的根管通路，即存在 MMC、MMC2 等。有学者研究提示了临床中如在髓室底处探及了 RCI 的存在，需要彻底清理其内的牙髓组织并注意变异根管的寻找，若患牙为下颌第一磨牙，则应寻找近中中央根管或远中中央根管。

根管治疗的目的固然是尽可能完善地清除感染坏死的牙髓组织，通过根内用药的方式消除炎症、封闭根尖孔，杜绝感染的再次发生。但是过度的根管预备亦是根管壁脆弱的原因之一，最终导致术后根管折裂，降低患牙的留存时间。MMC 的发现及预备使近中根壁进一步变薄，因此在一定程度上也可能降低抗折强度(fracture strength，FS)，因此 MMC 的预备必要性和预备方式更应在临床上慎重评估。对于 MMC 的临床处理，在控制感染的治疗目标纳入考量的同时，更应避免过度预备带来的根管折裂后果。目前建议，发现 MMC 且非弯曲狭窄者，机械预备不应超过 25#/04(Protaper)，否则术后根折可能性大；发现 MMC 但根尖狭窄弯曲者，可仅以小号手扩锉疏通根管通道，清除根髓，不进行预备，在根充阶段可通过垫底材料达到封闭根管口、降低二次感染风险的目的。这种做法可有效避免 MMC 预备带来的根折风险,但是否增加根尖炎症的发生仍应通过大范围临床病例观察研究,可作为未来 MMC 研究的方向之一。

8. 下颌第二磨牙　早在 1979 年 Cooke 与 Cox 报道了下颌第二磨牙 C 形根管治疗的病例,并提出该解剖结构给根管清理、成形和封闭带来了困难。Melton 等发现,C 形根管内通常存在未被清理的牙髓组织和碎屑,随后的研究也普遍支持这一观点。中国人群中下颌第二磨牙 C 形根管的检出率为 31.5%～44%,远高于其他地区人群。近些年中,对于下颌 C 型根管的研究已经非常成熟,在此不多做说明。

三、根管治疗方法

1. 无菌技术　无菌术包括清除细菌和避免将细菌带入手术无菌区。牙髓病学的无菌术包括橡皮障的应用、术区的机械清理、消毒及无菌器械的使用。

(1)橡皮障的应用:橡皮障具有以下优点。①隔离唾液、血液或其他组织液,获得相对无菌的操作区,防止交叉感染。②获得清洁的视野,提高工作效率。③防止器械误吞误吸,杜绝不必要的并发症。④保护牙髓、唇舌等软组织。⑤安全地使用次氯酸钠等有一定刺激性的冲洗液,提高根管清理的效果。

(2)术区的机械清理:临床上医师往往忽视髓腔外部术区的清理。有研究表明,刮除患牙牙周所有结石、菌斑,并抛光牙面,可减少进入治疗区的细菌数量,降低再感染率。除安置橡皮障和探查髓腔前清除窝洞腐质,还应去除不良修复体、旧充填体,避免边缘大量积聚的细菌进入术区,如果去除与开髓口不相连的牙颈部修复体不利于安置橡皮障,可暂时保留。

(3)术区消毒:清洁牙齿安置橡皮障后,术区必须消毒,龋坏未及髓腔、牙髓表面仍有健康牙本质时,只需要消毒牙本质,龋坏波及牙髓腔,牙髓的表面已被污染和感染,治疗过程中若将牙髓表面大量的细菌带入根尖创面将影响治疗效果。首先,去除所有龋坏组织但不进入活的冠髓组织,仔细消毒窝洞和牙髓创面,更换牙钻,无菌钻去除冠髓及根管口;再次,消毒窝洞和牙髓创面。

2. 牙髓摘除术

(1)开髓:要充分揭净髓顶、暴露全部冠髓。髓腔的准备,对根管治疗有着非常大的影响,要按照一定的标准开髓,充分清除髓腔内的钙化物髓石等阻碍根管通路建立的因素,成形良好的便宜形。随着年龄增长,髓腔的表现往往有增龄变化,髓腔缩小,根管钙化,造成根管形成较大弯曲度,要注意去除牙本质肩领,尽量减小根管弯曲度,避免一些并发症的产生。

(2)开髓及髓腔预备的器械:随着设备的不断发展,根管治疗提倡在显微镜等放大设备下进行,可以更好地帮助我们提供光源及良好的视野;髓腔的预备,包括超声等设备,可帮助我们去除髓腔钙化物。

(3)拔髓:可以初步清除根管内大部分牙髓。活髓牙髓摘除,尤其要考虑器械的选择,对于根管粗大的前牙或单根牙,可使用拔髓针、H 锉等;对于钙化细窄的根管,则不建议使用上述器械,拔髓针过于细小,且有倒刺,容易卡于根管内,造成器械分离。可在开敞根管口后,直接使用小号 K 锉拔髓并疏通根管,如遇到根管内钙化,可以使用硬度更高的 C 锉疏通。

在根管疏通后,即通道锉可以很好地到达根尖孔,使用根管测量仪确定工作长度。

3. 根管预备

(1)预备方法:根管预备的方法通常分为两种,即逐步后退法及冠向下预备法。逐步后退法是根管预备的基本方法，至今仍作为基本教学方法，而本书着重讲述临床中的操作要点，两种方法各有优缺点。逐步后退法简单易学，容易掌握，对于大部分常规根管安全有效。其缺点是，采用手动器械耗时费力，切割面积大，加上管壁限制器械，导致残屑堵塞根尖或退出根尖周组织时，容易发生诊间痛；而临床中大部分根管弯曲度较大，容易造成根管形态的偏移、拉直、台阶等并发症。冠向下预备技术借助镍钛器械，给术者带来更大的便利，并且冠向下技术首先去除根管冠部阻力，以获得良好的进入根尖 1/3 的通道，使得进入根管内部的器械受到冠方束缚减少，避免了并发症的发生；且根管中上段的开敞，更加方便冲洗液的进入，有利于感染物去除。

临床中，要针对不同的根管，在充分了解根管解剖的基础上，分析其难度及预后，选择合适的预备方法；而更多地是把两者的优点相结合，在首先开敞根管的前提下，根管下段着重清理，以达到清除感染的目的。

①便宜形的制备：首要步骤就是髓腔进入和初预备，形成方便适宜的操作便宜形（convenience form）是髓腔进入过程中的关键技术。完善的便宜形制备需要达到两个标准。一是同一视野下能看到所有的根管口；二是去除冠部阻力，使根管弯曲度降低，后续根管治疗器械能无阻挡、顺畅地进入根管深部或初始弯曲处。便宜形制备在根管台阶、偏移、根管壁穿孔、器械分离、术后疼痛等机械预备并发症的控制方面均有临床意义，对于高质量完成根管治疗和预防医源性并发症十分必要。具体见图 7-11、图 7-12。

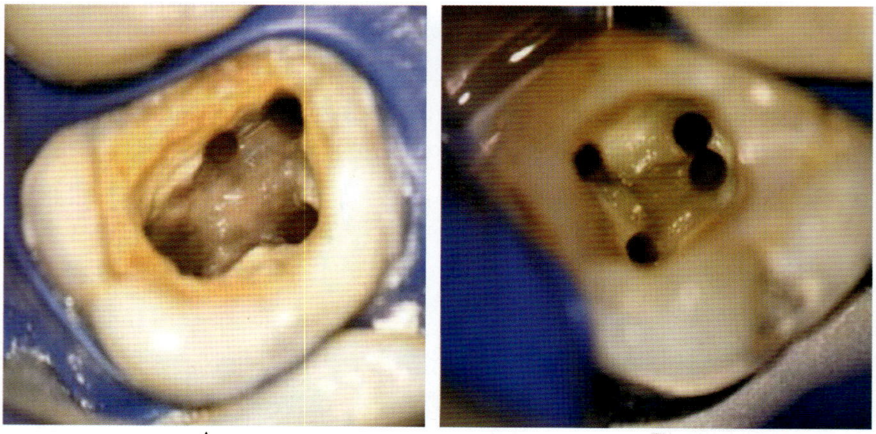

A　　B

图 7-11　预备完成后的上颌第一磨牙(A)及下颌第一磨牙(B)

根管口易被牙本质肩领或髓石阻挡而难以定位，前牙区的阻挡大多是在入口切龈向的切缘和舌隆突，可用车针敞开开髓入口，在切缘或舌隆突的相应部位做切嵴；后牙的阻挡主要来自牙颈部髓室侧壁的牙本质凸起（即牙本质肩领），可采用小号球钻、安全车针或超声工作尖去除，最后将洞壁修整光滑。

超声器械的工作端没有旋转运动，可以在保证切割效率基础上提高操作的安全性和可控性，降低穿孔风险；在显微镜下操作能够更好地辨认继发牙本质和髓室底在色泽上的差异，准确去除牙本质肩领，定位根管口。例如，上颌磨牙近中颊根第二根管口（MB2）常被近中壁牙本质悬突阻挡，采用超声工作尖不仅能制备便宜形，形成直线通路，还有利于 MB2 的定位。临

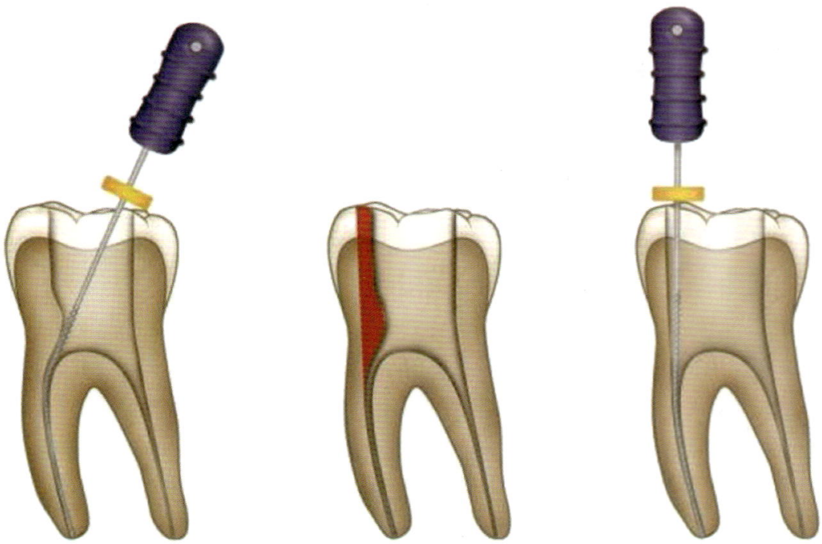

图 7-12　**直线通路的建立**

床可使用超声工作尖 ET18D、ET20 等以提拉式方法去除牙本质肩领及髓腔内的钙化物或充填材料。应注意，超声工作尖的缺点是瞬间产热和削弱牙本质壁，特别是覆盖金刚砂的工作尖，术者要关注功率的选择和对工作尖的控制。

镍钛开口锉用于预敞冠方和根管上段，减小根管弯曲度和冠方阻力，有助于提升中心定位能力，保证器械能以直线通路进入根管中部和根尖区；通过对根管口进行预敞、改形，使其成为漏斗状，能够提高预备效率，便于冲洗，避免将冠方感染物质带入根尖。然而，操作时应注意防止锉刃与根管壁结合过紧，以避免器械分离；开口锉的使用也可能会影响剩余牙本质厚度和根分叉区的脆性。

不锈钢 G 钻和 P 钻转速快、振动大，易造成根管口牙本质微裂；而镍钛开口锉具有多重优势，其优越的记忆性和超弹性，能够更好地顺应根管走行，避免对根管侧壁或根分叉区过分切割造成穿孔；机用镍钛锉由减速马达驱动，可较好地保持根管形态，器械单向旋转时，根管内的碎屑可以沿着锉的螺纹凹陷向根管口方向排出，切削效率高。另外，不同物理性能的镍钛开口锉有其独特优势，CM-wire 制成的开口锉柔韧性和抗循环性能均较好，可通过预弯顺应根管弯曲形态，并有控制记忆效应，使用后发生形变亦可经加热回复原状（如 HyFlex CM、M3、欧罗德卡系统等）；CM-wire 经热处理后冷却反复循环后可生成氧化钛层，不同氧化钛层的厚度对应不同的合金表面颜色，即形成 Blue wire 和 Gold wire，弥补了合金加工时丧失的硬度，增加了切削的耐磨性（如 Reciproc Blue、ProTaper Gold 系统等）。目前常用的镍钛开口锉很多，如 ProTaper Sx、ProTaper Gold Sx、Flex Master IntroFile、Pre-SAF OS 等，HyFlex CM、M3、欧罗德卡、速航等也配有其开口锉，术者可评估具体情况选用。

②便宜形与并发症的控制：台阶是指根管预备过程中使用弹性较差或直径较大的器械时，在预备根管的弯曲部分时会产生回复趋势，易偏离原本方向，这样局部的反复切割会导致侧壁出现“平台”样结构。冠方预备不足，未形成便宜形是其原因之一。去除牙本质肩领，对根管上

段进行预敞以去除冠部阻力，建立直线通路，可使根管弯曲度相对减小，预防台阶产生。有学者发现，预备磨牙根管时使用G钻预敞根管冠部后，台阶等并发症的发生率与未使用G钻相比，差异有统计学意义，其结果可能与髓腔直线通路的建立有关。一旦形成台阶，根管预备应立即终止，可采用非手术治疗、手术治疗和拔牙等方法进行处理；其中使用非手术治疗的旁路通过法处理时，在操作过程中随直线通路建立完全和弯曲根管的拉直，工作长度可能会发生变化，应对其及时调整。

根管偏移是指根管预备过程中，根管锉为保持其初始线性形态而过多切削根管壁，使根管中轴向过度切削侧偏移的现象，可发生在根尖段和根管中上段，其中根尖偏移一般指弯曲外侧牙本质壁被过度切削。未形成便宜形易导致过度去除牙本质，使牙根薄弱，增加根折的风险，也可能削弱充填材料封闭根管的效果，影响远期预后。形成操作便宜形在一定程度上减缓了冠部弯曲，可使根管器械顺利到达根尖，有利于形成顺滑通路，当根管下部弯曲程度较大时，进行冠部预处理后还应使用预弯的根管器械并配合以EDTA、超声冲洗等润滑疏通根管，以避免根管偏移。

根管壁穿孔是指当牙根吸收或术者操作失误时，预备器械偏离根管长轴并过度切削根管壁，造成根管系统和牙周系统异常相通的现象。根管冠1/3穿孔通常是在根管口的寻找及预敞过程中发生的，未形成便宜形会导致器械操作受限，增加发生穿孔的风险。预防髓室底穿孔要求术者充分了解髓腔及根管解剖结构，必要时可在锥形束CT、手术显微镜辅助下去除髓石和根管口钙化物以减小根管的弯曲度，避免根管锉对根分叉危险区过度切割。然而，便宜形对于不同解剖结构根管的弯曲度影响也有所区别，有学者发现中重度弯曲的前磨牙和磨牙根管行根管冠部预处理后可减小根管弯曲度，从而降低根管预备的难度；由于磨牙在近根管口处较前磨牙弯曲，冠部预处理对其影响更大；同一类根管，弯曲越靠近根尖，冠部预处理对其弯曲度影响越小。

器械分离主要是由于疲劳折断和扭转折断，未形成便宜形可能导致镍钛器械折断，断端滞留于根管内是根管治疗失败的原因之一。与不锈钢器械相比，镍钛器械具有记忆性和超弹性，但由于周期性疲劳和不良直线入路，仍存在发生锉刃变形，甚至器械分离的风险。因此，使用镍钛器械预备弯曲和钙化根管时建议采用根向预备技术，先进行冠部预敞，减小牙体组织阻力和根管弯曲度，有利于预弯器械进入根尖区，在一定程度上可增强镍钛器械的抗循环和抗扭转疲劳性能。

部分患者会在根管预备后出现自发痛、咬合痛等症状，主要表现为急性根尖周炎。根管预备过程中机械和药物的作用破坏根管内细菌之间的共生平衡，常导致疾病急性发作而引发疼痛；未形成便宜形可能限制治疗器械进入和化学冲洗液的浸泡消毒，增加术后疼痛发生率；根管空间细小，操作手法稍有不慎就易造成碎屑堆积、堵塞根管，甚至推出根尖孔，引起急性炎症反应。因此，术者应在根管预备时形成便宜形，充分敞开冠方及根管上段，避免造成感染物质和碎屑拥堵，溢出根尖孔；并提高根管冲洗效率，减少发生术后疼痛不适的风险。

(2)根管预备器械：随着镍钛器械的发展，登士柏(ProTaper)镍钛系统是一套经典的镍钛锉，每一根锉均实现多种锥度的变化、确保器械良好的弹性、减少转矩力负荷、增加器械使用效率和根管治疗的成功率。在很长一段时间，ProTaper系统都是根管预备的主流，但是它也存在一定弊端，它有很强的切割效能，但是硬度过大，在重度弯曲根管中，扭力增大易导致器械折断，往往成为纠纷及拔除的隐患。近几年，热激活型镍钛器械被发明出来，代表有CM锉及M3锉，这种镍钛锉更加柔软，能够预弯，其中M3-Path通道锉的柔韧性和根管适应性较强，其刃部顶端平坦没有锁角，可以减少根管预备时的阻力，大幅节省操作时间。M3 的回弹力小，其可以顺着根管的中心旋转，进行自适应运动，从而均匀切削根管各壁，不破坏根管的原始形态。当遇到巨大应力时，镍钛锉会出现解螺旋的现象而非直接折断，表现出较好的抗疲劳性。镍钛锉表面的金色纳米涂层充斥在细小裂纹中，增强了其抗折断能力。见图 7-13 和图 7-14。

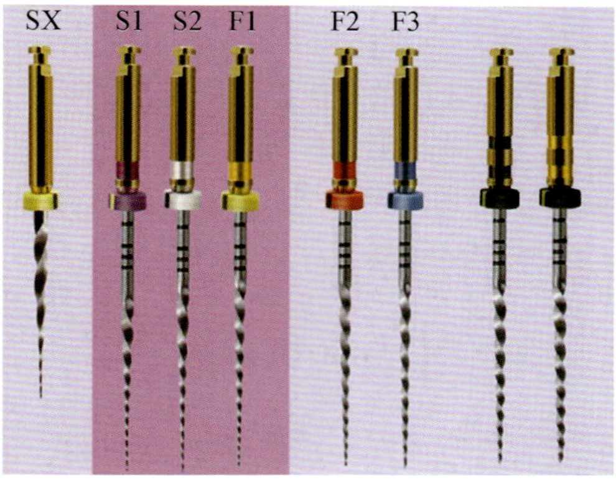

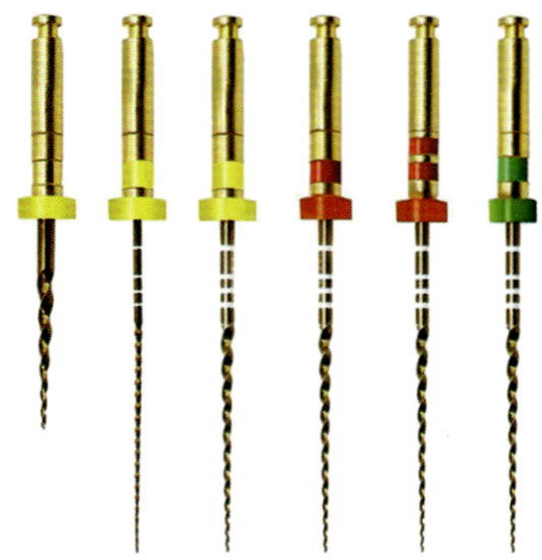

图 7-13　ProTaper 镍钛锉与 M3 镍钛锉

2020 年登士柏公司发布了 ProTaper gold 新型镍钛锉，兼具了柔韧性及良好的切割性能。

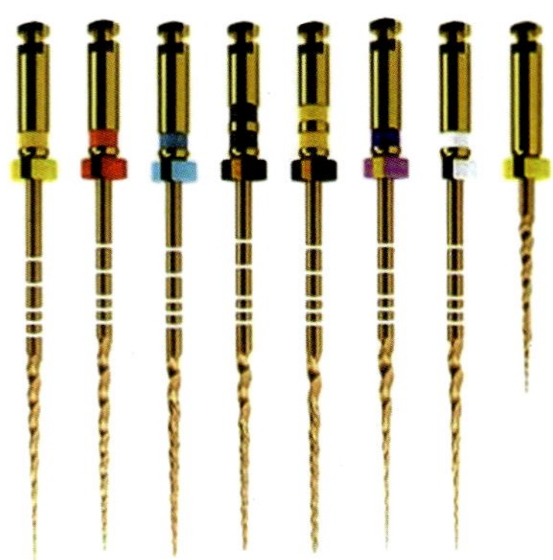

图 7-14　ProTaper gold 新型镍钛锉

根尖段的预备，除了镍钛器械外，有些根管仍需要用到标准号 K 锉，比如根管过粗时，镍钛器械的最终锉仍不能满足预备需要，提倡在根尖部，主锉应大于初锉至少 3 个标准号，此时需要用到加粗 K 锉继续预备根管，直到满足预备要求，将根尖腐质去净。

(3)根管冲洗：根管冲洗以清洁根管、提高根管治疗成功率为目的，是根管治疗的关键步骤之一。有研究发现，细菌在牙本质小管内的侵入、定植是一个潜在的持续性感染因素，细菌和内毒素可以穿透牙本质小管 300～500μm。因此，冲洗液渗入牙本质小管的深度成为评价根管化学预备效果的重要指标之一。

机械预备会在根管内壁形成无结构物质的玷污层，残留的碎屑和玷污层可妨碍根管冲洗液渗入，降低根管充填材料充填的密闭性和根管内封药的抗菌效果。微生物可以在玷污层中存活、繁殖，甚至进入牙本质小管深部，导致根管治疗失败，玷污层清除不足是导致根管治疗失败的重要原因之一，因此去除玷污层的能力也被广泛应用于根管冲洗辅助手段的评价中。

对于冲洗液的选择，美国AAE指南中，提倡的根管冲洗液仍为次氯酸钠，浓度为0.5%～5.25%，5.25%的溶液只需要15～20s的时间就能杀灭几乎所有根管内微生物，浓度越高，杀菌作用越强，同时细胞毒性越高。它不仅有强杀菌作用，也能够溶解坏死组织及根管壁胶原组织，还可以中和或灭活细菌产生的毒素脂多糖，破坏清除细菌生物膜。但是它也有缺点，刺激性气味、对衣物纤维及皮肤有较强腐蚀性，在使用时，必须做好防护。17% EDTA也是常用的根管冲洗液，通过对玷污层无机物成分起螯合作用将玷污层清除并暴露牙本质小管。两者相结合，更有利于次氯酸钠的渗入，发挥杀菌效果。值得注意的是，EDTA不宜在根管长期停留，使用后应用次氯酸钠作为终末冲洗去除。大部分新型根管冲洗消毒药物仍停留在实验室阶段。从基础研究向临床实践转化是根管冲洗消毒药物的研究的新方向。抗菌肽、纳米材料、季铵盐、超氧水、聚维酮碘、天然提取物乃至一些气体类的冲洗消毒材料均被尝试应用在根管冲洗消毒领域。

冲洗过程建议使用侧开口冲洗针头，操作过程尽可能深入根管深部，接近根尖区，不能楔入太紧，防止推出根尖。

传统的注射器冲洗(needle irrigation，NI)方法因进入深度及气锁效应等因素限制了冲洗效果，弯曲根管中清洁效果更是进一步降低。因此需借助辅助根管冲洗方法，通过搅动冲洗剂来增强冲洗剂的作用。目前常用的辅助根管冲洗方法包括：被动超声冲洗(passive ultrasonic irrigation，PUI)，通过震荡产生声流和空穴等效应，松解、溶解根管内的坏死组织和细菌，清除玷污层，通过大量液体交换，提高对根管壁的冲刷作用和清洁效果。光子激活光声流(photon-initiated photo acoustic streaming，PIPS)，通过光声流效应，激发水分子反应引发膨胀和冲击波，反复冲刷根管内壁，能有效地去除牙本质小管内的坏死组织并能提高次氯酸钠的杀菌效果及有效去除玷污层。VDW新推出的声波设备EDDY声波动力冲洗，以6000 Hz的频率激活，产生的三维运动触发气化和声流作用，大幅提高了工作尖端的振动频率。有研究发现，EDDY在单根管中去除玷污层的效果与被动超声荡洗相近，但在解剖结构稍复杂的根管系统中效果不显著。

对于一些感染较重的根管，使用超声的高频振动可在冲洗剂中产生空穴效应和超声流，促进冲洗剂发挥其效能。Swimberghe等探究相同冲洗时间下不同冲洗方法对管间峡区的清理效果时研究，结果显示，超声组、EDDY声波组及PIPS激光组均不能完全去除管间峡区内容物，但其剩余内容物长度均显著小于侧方冲洗组，这与既往部分研究结果一致。

(4)根管封药：诊间封药首选氢氧化钙，它的强碱性使其具有较强的杀菌效果，能中和细菌脂多糖的生物活性，也能使坏死组织变形从而更易被次氯酸钠溶解和清除。一般封药1～2周，且封药要到达根尖区。

4. 根管充填　根管充填是根管治疗的最终步骤，理想的根管充填应该是致密的三维充填，恰好到达根尖狭窄部，并维持根管的自然形态，超填和欠填均会使根管治疗成功率下降。

根管充填的材料和方法有多种，目前临床应用最多的是以牙胶尖充填，而方法包括侧方加压法和热牙胶垂直加压，两者在疗效上没有明显差别，但根充的质量对预后影响较大。一项随访研究发现，对于有根尖周病变的死髓牙，若根充物与根尖距离在0～2mm范围内，则根管治疗成功率达94%，若根管充填物距离根尖2mm以上，则相同病变程度的患牙根管成功率只有68%。这可能由于根尖未能完全清理干净或是感染的牙本质碎屑残留在根尖部造成病原菌增殖引起长期的炎症所致。而超出根尖孔，则根管治疗成功率为76%。其原因可能是器械及牙胶超出根尖孔对根尖周组织造成机械性损伤，根管预备不当将根管内感染物推出根尖孔，引起再感染，超出根尖孔的充填材料存在排异反应，影响愈合。见图7-15。

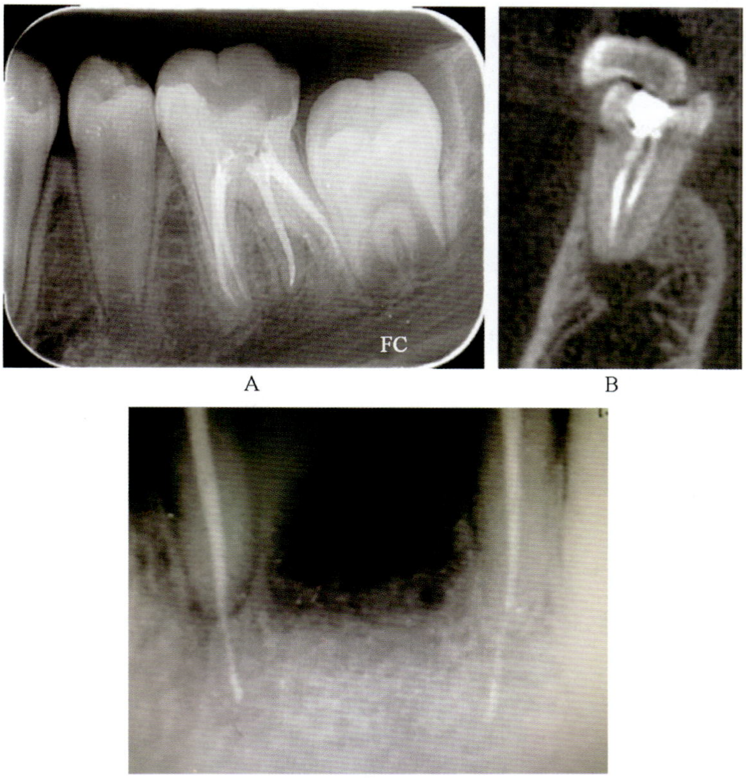

图7-15　根管充填

A. 根管恰填；B. 根管欠填；C. 根管超填。

5. 冠方封闭　冠方封闭的好坏对根管治疗成功率也有着直接影响，需要引起重视。冠方封闭不佳以微渗漏多见，脱落者较少，对于冠方封闭的微渗漏，西方学者Swanson等于20世纪80年代通过体外实验首次证明，当牙胶尖暴露于口腔环境中时，不能提供有效屏障能力而出现由冠部向下的微渗漏。冠边缘密封不严、牙折、冠修复体缺损与脱落均会导致冠向渗漏，致病微生物会经充填材料与根管壁间隙进入根管，造成根管持续感染或继发感染，继而导致疼痛，是影响根管治疗远期疗效的潜在因素。不过目前，对于冠方微渗漏的评价通常采用牙亚甲蓝渗入法诊断，活牙中不宜开展，临床较难评价，而且影响根管充填后冠方渗漏的因素也众多，包括根充材料、根充方式、冠修复、暂封材料等，永久充填的材料封闭性较暂时材料更佳，理论上可以将微渗漏发生率降低。

四、临床病例解析

患者男性，主诉右下后牙冷热刺痛就诊，X线可见右下颌第一磨牙远中牙槽骨吸收至根尖段，根尖无明显阴影，诊断为逆行性牙髓炎(图7-16)。治疗后见图7-17。

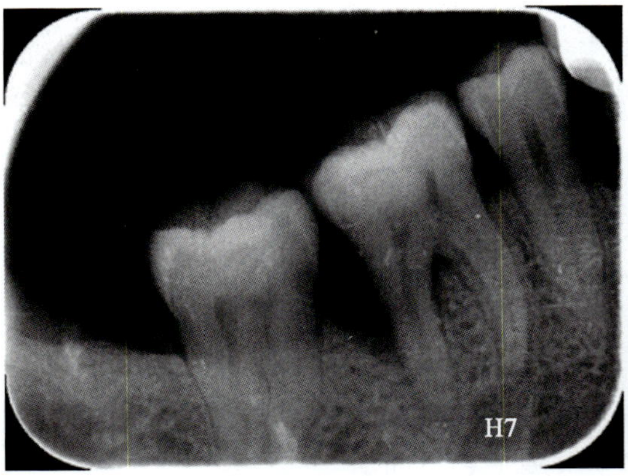

图 7-16　远中牙槽骨吸收 X 线片

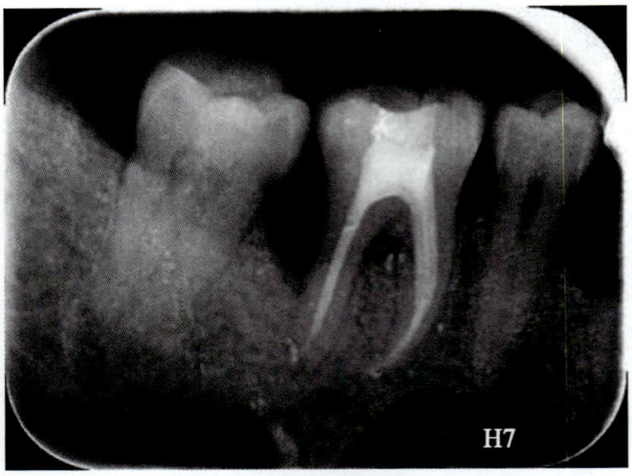

图 7-17　根管治疗后，根管充填位置良好，三维影像密实

五、根管再治疗(nonsurgical endodonitic retreatment)

随着牙髓病学理论和治疗技术的不断完善和发展，根管治疗成功率已经明显提高，大多数学者认为在 85%～90%，但是由于种种原因，根管治疗失败病例仍时有发生。对于治疗失败的病例进行再处理，通常有两种方法可供选择，一是常规根管治疗术对根管进行再处理，二是采用根管外科手术的方法。

根管治疗失败通常是因为没有按照治疗规范进行操作，如没有严格地进行无菌操作，遗漏了根管，根管预备不当，出现并发症导致感染未清除，根管充填不严密，后期微渗漏等。通常这些病例都可以通过仔细地再治疗而保存，但是有些病例，虽然治疗的各个步骤都严格按照临床规范操作，仍不能取得成功。原因可能有根管内感染严重且复杂，尤其是残留于根尖段的细菌长期存在；根管外感染的存在，细菌在根尖周组织定居抑制愈合；根尖存在囊肿，囊肿内含有胆固醇晶体会影响组织愈合，导致治疗失败；还有超出根尖孔的根充材料所引起的免疫排斥反应。还要进一步检查患牙是否有创伤、邻牙的牙髓状况及牙周状况等。

临床医师应清楚和知晓在治疗中可能出现的问题，即再治疗的风险和成功率，这需要仔细地检查患牙，判断首次治疗失败的原因，并与其他专科医师共同会诊决定患牙保留或寻求效果更明确的治疗修复方案。同时，也要了解患者的想法、需求和对口腔健康相关的期望值，充分告知治疗时间、费用、预后，使其知情同意。

1. *再治疗的适应证*　除了上述涉及根管治疗失败的患牙，还涉及塑化治疗虽成功，但是修复需要根据根管再治疗的情况。

2. *再治疗方法*　再治疗主要是有针对性地解决治疗失败的原因，比如遗漏根管。需要在显微镜下，找到遗漏的根管，重新预备充填。如封闭不严、欠填，应在重新根管预备后，严密封闭根尖；出现并发症时，应纠正错误；如器械分离，需要在显微镜下，取出分离器械，重新治疗；根尖段偏移，需要重新找到根管通路，预备根充，并修补侧穿。

对于根管治疗的再治疗，提倡在显微镜下，使用现代根管治疗技术的先进设备。如根管上段牙胶，可以用超声工作尖去除，方便而且快速，直视下更加安全；而根下段，需要药物溶解牙胶后，以 H 锉取出，注意尽可能不要将牙胶推出根尖孔。

而对于塑化剂干尸化根管再治疗的策略，在根尖无病变的情况下，只需要把阻塞的根管重新疏通。而疏通的部位一般是根管直段，满足桩道的需求足以。同样，提倡显微镜下应用超声直视下取出根管内塑化物；下段将溶塑剂置于塑化物表面，同时 K 锉向根方逐渐捻搓，探查，感觉塑化变软时，再逐渐深入，如遇到很大阻力，不要强行通畅，避免侧穿。

器械折断的取出，通常有多种方法，如利用 H 锉缠绕，套管技术，专用夹钳，这些基本适用于根管较为粗大、器械折断于根管上段；而根管中下段的器械折断，在不能肉眼观察到时，不建议使用缠绕等方法，常常 H 锉也继发性折断于根管内，建议使用超声取出的方法。操作时需要专科医师，并有一定经验的术者。

根管阻塞、台阶、根尖偏移，往往需要使用小号器械如 6＃，8＃，最好是有硬度的 C 先锋锉，预弯根尖 2mm，做好止动片标记；在根管壁各个方向，仔细寻找根管通道；手法要轻柔，不要过度旋转。疏通后，做好冲洗，重新建立通路，在根尖偏移较大时，除对原通路进行预备，还要修补侧穿处。

3. 临床病例分析

(1)病例 1：37 C 型融合根根管治疗失败的再治疗。见图 7-18。

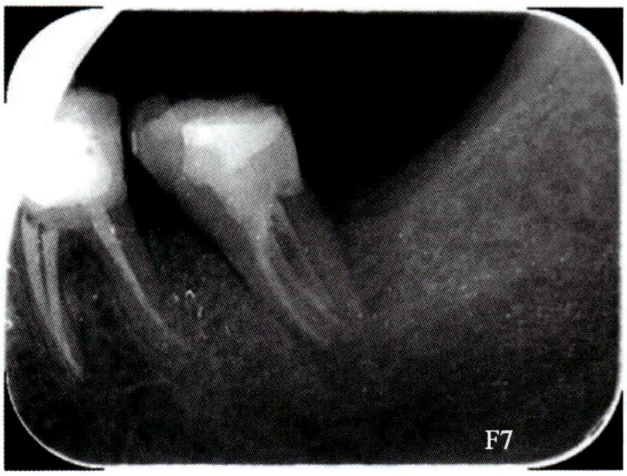

图 7-18　X 线显示 37 根充欠密合，根尖阴影。远中牙槽骨可见明显吸收

分析原因：牙齿的解剖形态会影响根管治疗的疗效，尤其是 C 型根管这一特殊形态。有研究表明，下颌第二磨牙 C 型根管的发生率约 41％，根管内存在大量带状窄隙，感染物的彻底清除是治疗的难点。本病例中，虽然已经找到 3 个根管位点，但是远中根管的充填物明显欠密合，三维影像不佳，而对于 C 型根管的研究，一直都有包括何种预备器械更能够适应根管，感染物清除得更加彻底；预备过程中使用的荡洗方式，超声及激光的使用是否能够提高化学预备效率；根管充填糊剂及根管充填方法对疗效的影响等。因此，C 型根管在机械预备后辅以有效的化学药物、超声等消毒清理技术，能彻底清理峡区，提高 C 形根管治疗的三维根充效果及治疗成功率。见图 7-19～图 7-21。

(2)病例 2：35 根管治疗过程中发生侧穿，根管走向偏移的再治疗。见图 7-22。

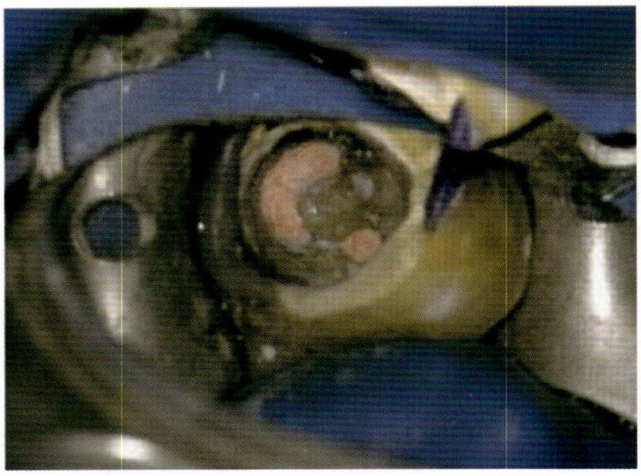

图 7-19　显微镜下，超声工作尖开敞上段，打开狭区，重新进行根管的清理和消毒

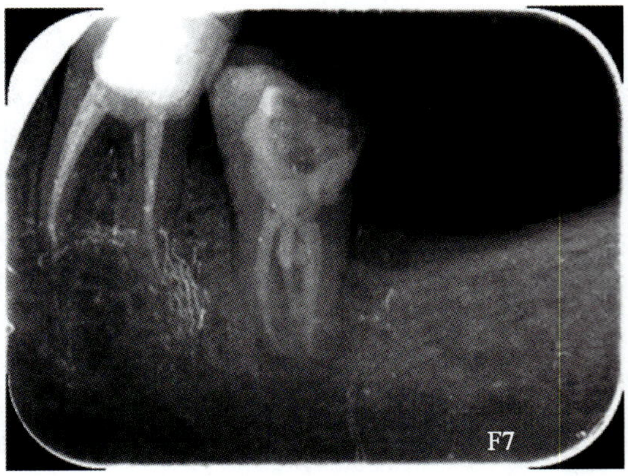

图 7-20　经过根管再治疗后，根充即刻

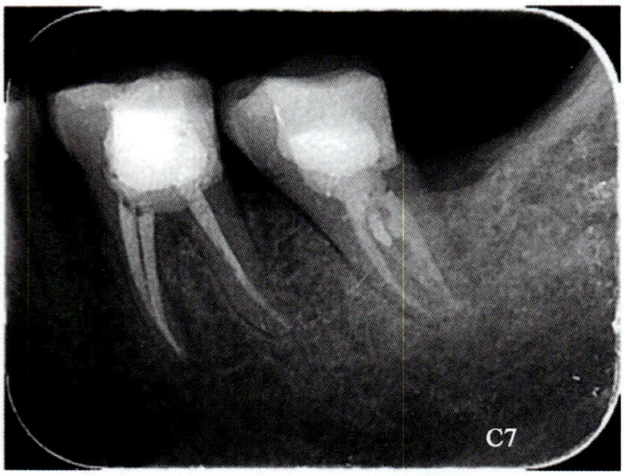

图 7-21　再治疗后 4 个月，复查根尖病变消失，远中牙槽骨恢复

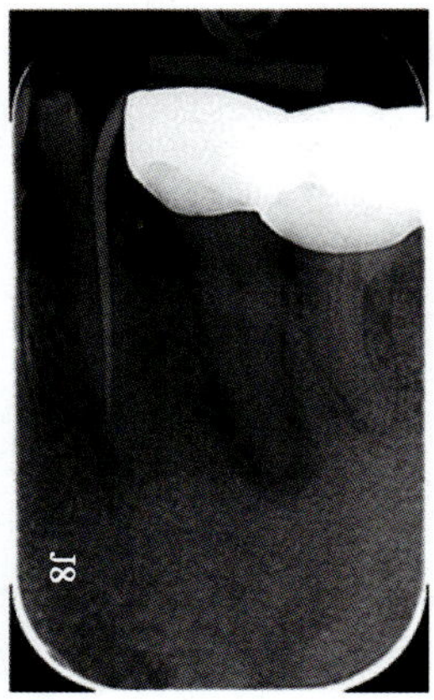

图 7-22　X 线显示，34 首次治疗时发生了明显的根尖偏移

分析原因：根管中下段存在较大的弯曲，且根管下段钙化明显是导致根管通路建立失败的主要原因；而术者经验不足，在下段预备过程中丧失工作长度，又用了较大力气扩锉，造成穿孔。该如何避免类似的情况发生呢？首先在治疗前要拍摄 X 线片。X 线摄片作为临床最常用、最基本的疾病检查。钙化根管在 X 线牙片中可表现为根管或髓腔内高密度影像，根管模糊不清或完全消失。但由于呈现二维信息的 X 线片影像上存在着相互重叠，从而无法精准判断钙化具体部位以及严重程度。而 CBCT 则有效解决了这一问题，可明确显示根管弯曲度、钙化位置及钙化程度，为临床根管治疗提供精准依据，有效降低根管遗漏率。Kazmi 等运用 CBCT 影像分析牙髓体积；Paliwal 等运用 CBCT 检查进行根管治疗前评估；徐莉等研究表示，即使无操作经验的学生运用 CBCT 也能达到与有操作经验的医师接近的根管准备效果。充分了解牙齿的解剖形态、根管弯曲程度、根管钙化程度、根尖的情况等，再评估根管治疗的难度，对治疗中可能的情况有所预知。

根管钙化是牙齿随着牙龄的增长，受磨损、炎症、龋坏等刺激，牙髓组织发生的防御性改变，在牙髓腔、根管内壁形成保护性组织，导致根管壁增厚，根管发生堵塞。根管钙化程度一般与不同刺激有关，一般越接近龋洞的根管越容易发生钙化。另外，随着年龄的增长，牙髓发生老化，修复性牙本质和继发性牙本质沉积及牙髓腔空间减小，根管钙化数目和程度逐渐加剧。受口腔特殊生理结构、操作器械及操作视野的影响，根管疏通操作技术难度较大，器械耗损多，费用高，操作时间长，患者不适感强烈，使根管疏通成为牙髓病治疗的难题。操作者要在X线片和CBCT检查影像资料的指引下试探性疏通，同时对操作经验、手法、手感等要求较高。根管钙化严重的牙齿应在有经验的牙体牙髓专科医师处治疗。

随着微创医疗技术的发展，各种微创显微仪器被广泛应用于临床。另外，根管显微镜能够通过对牙本质的颜色改变等细微变化来鉴别正常牙本质和钙化根管，有效缩短根管评估时间。超声器械联合根管显微镜能够在明确钙化病灶部位及程度的前提下，借助超声器械的切削功能和振荡效应快速去除根管口及根管上的钙化沉积物，从而提升根管探查和钙化去除成功率。根管显微镜及超声器械联合应用的环境下，应用C型先锋锉疏通钙化根管，利用各个器械的优点，有效提升根管疏通成功率。

针对此病例，我们需要在显微镜下，充分开敞根管中上段，暴露至侧穿处，用小号C锉预弯根尖，标记好止动标，仔细寻找原有的根管通路，找到后记住弯曲的方向，再次进入，并小幅度提拉，重新建立工作长度，并用手动器械尽量通畅侧穿部分以下的根管。直到镍钛器械可以进入，预备好原根管，并充分消毒根管，侧穿部位以下的根管严密充填，侧穿处用iRoot BP生物材料修补，上段充填。见图7-23。

(3)病例3:26近颊根管内存在分离器械的再治疗。见图7-24。

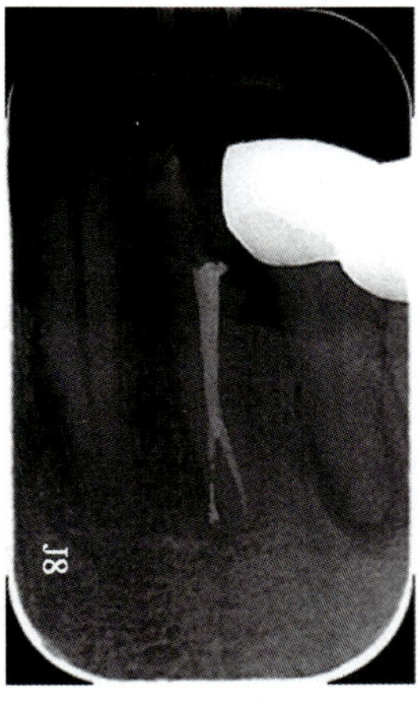

图7-23 找到正确的根管通路，完善根管治疗

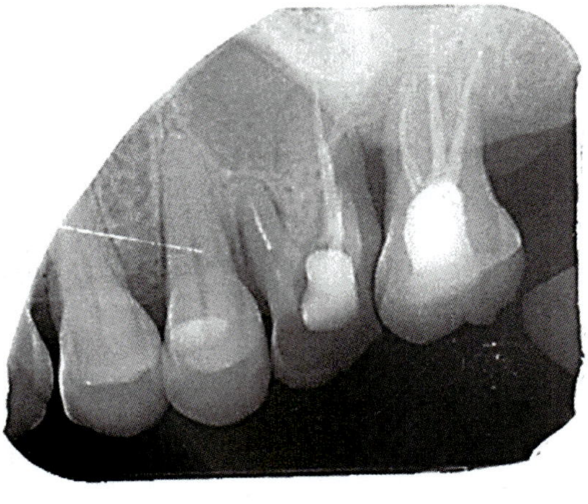

图7-24 X线显示左上第一磨牙近颊根下段存在分离器械，根尖无阴影

分析原因:器械分离是近年来根管治疗的常见并发症，尤其是在镍钛器械越来越普及应用于根管预备中。根据Logistic多因素回归结果显示，对根管预备中镍钛器械分离影响显著的因素主要有以下几点。

①操作者经验。随着工作时间的延长，操作者积攒的经验也更丰富，操作手法更加熟练，

器械分离的发生率也会降低。

②根管弯曲度。根管弯曲度越大，根管有更大可能发生旋转疲劳折断。想要降低折断率，需要减少根管弯曲度，可以通过构建髓腔预备直线通道实现这一目标。

③根管弯曲半径。根管弯曲半径越小，抗折断能力越强；反之，其抗折断能力就会越差，更容易发生折断情况。

④器械锥度。随着器械锥度的增加，具有更强的抗扭力折断能力，柔韧性相对较差。

⑤机用器械转速。转速和器械、根管壁之间的摩擦力为正相关，如果旋转速度过快，会加快器械折断；如果转速过低，会对器械的操作效率产生不利影响。因此需要在使用当中选择合适的转速，不仅可以提升切削效率，还可以降低器械分离发生率。

⑥器械旋转方式。往复运动是按照平衡力原理设计的全新镍钛器械运动方式，逆时针和顺时针交替运动，此种运动方式能够让嵌入到牙本质内部的镍钛器械松解，释放器械上被加载的应力，与连续旋转运动相比，往复运动效果更优。

⑦循环次数。Parashos P 等研究发现，当器械平均使用(3.3±1.8)次时，可以看到器械螺纹改变，所以建议镍钛器械循环利用次数<5 次。王南南等研究中认为，镍钛器械循环利用 5 次后，磨损率明显提升，循环利用 8 次后，器械全部磨损，认为应将循环次数控制在 5 次以内。

本病例中，器械为 ProTaper S1＃折断于近颊根管内，根管相对较直，有取出路径，近颊根为扁根管，侧穿风险相对小，故拟行超声取出。见图 7-25、图 7-26。

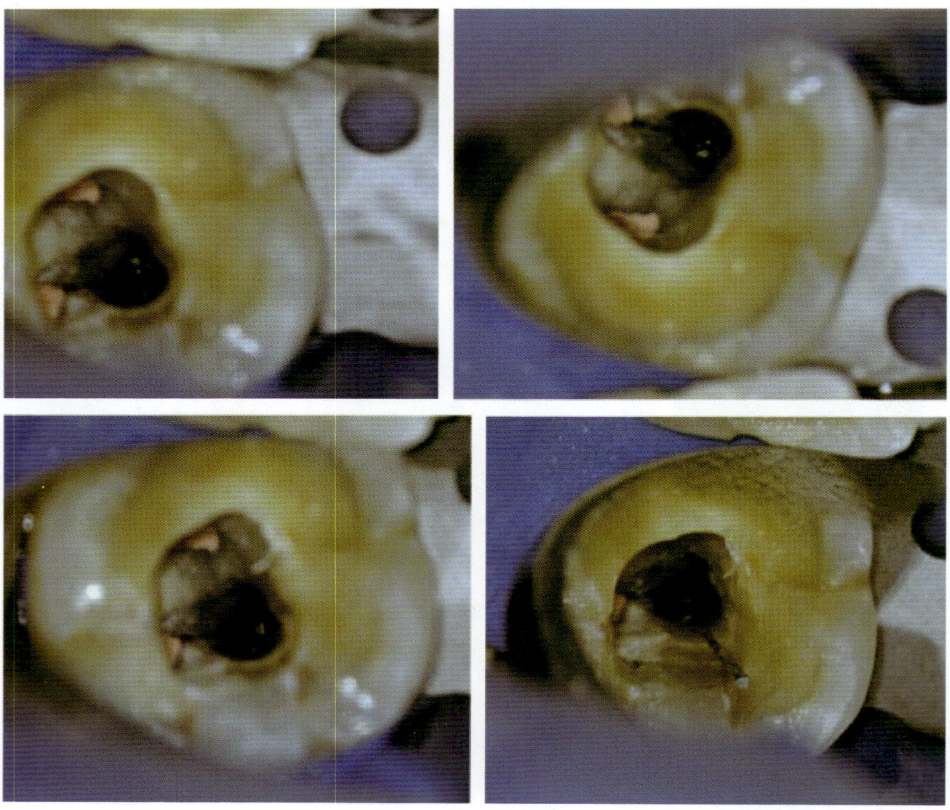

图 7-25　显微镜下，逐步游离取出分离器械

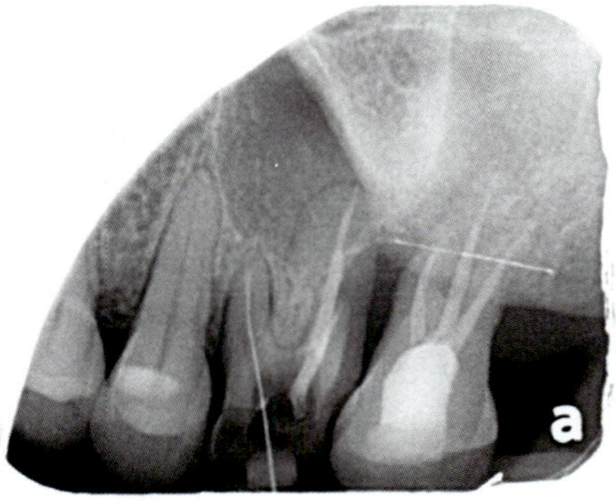

图 7-26 重新疏通近颊根管

(4)病例 4:右上第二磨牙遗漏根管的再治疗。患者为中年女性,根管治疗后 1 年,右上后牙肿痛就诊(图 7-27)。行根管再治疗,见图 7-28、图 7-29。

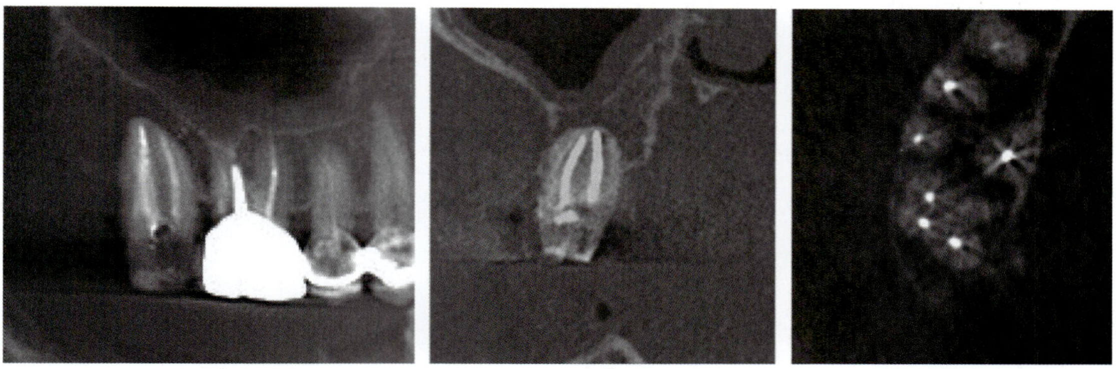

A B C

图 7-27 右上第二磨牙遗漏根管

A. 17 近远中侧根管可见恰填,根尖大面积阴影,远中根周膜增宽;B. 颊舌侧根尖低密度影;C. 横断面显示 17 存在 P2 根管。

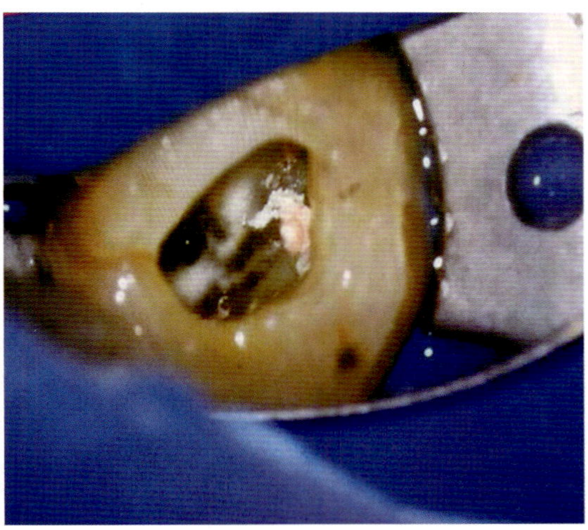

图 7-28 显微镜下找到遗漏根管,进行再治疗

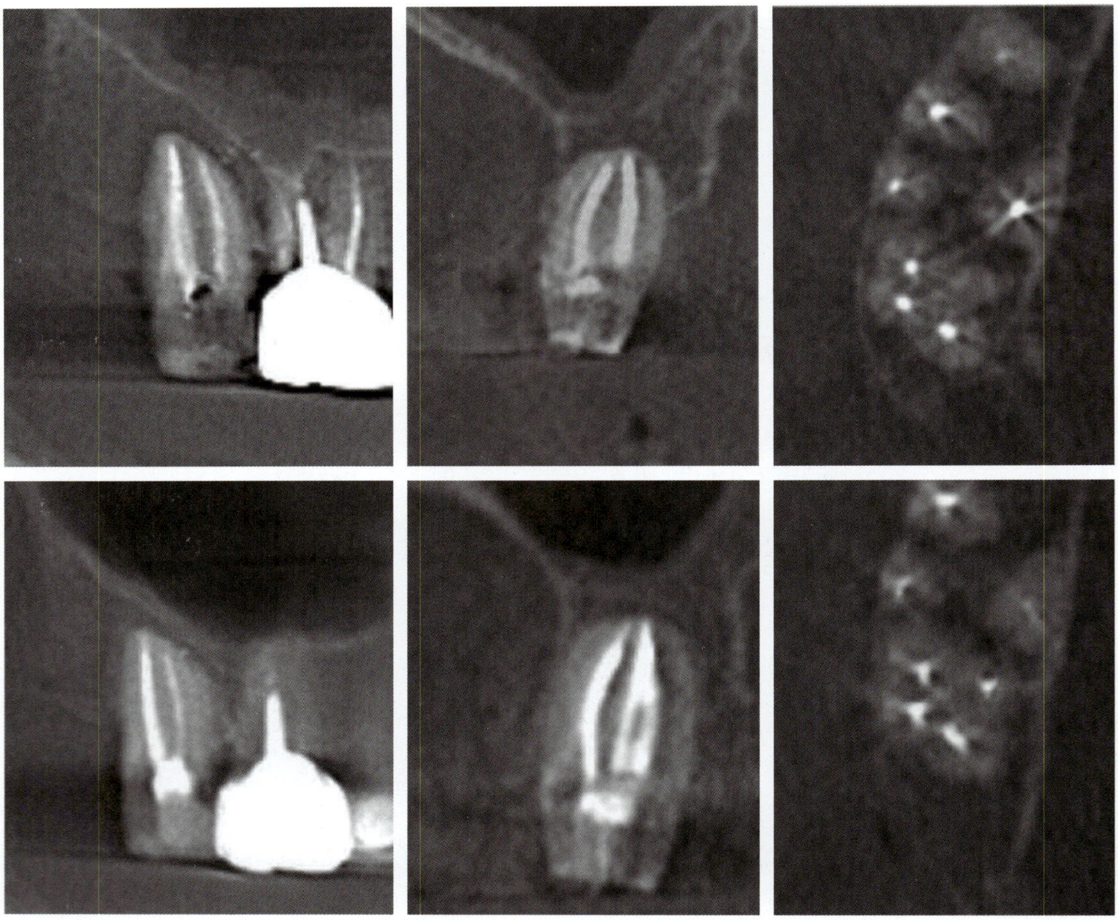

图 7-29 再治疗 3 个月后，复查 CBCT，显示根尖病变消失，远中牙周膜恢复

第三节 根尖屏障术(apical barrier)

一、根尖屏障的适应证

在根管治疗的讲述中提到了根管治疗中常伴有一些复杂的情况，如根尖孔未发育完成，根尖长期处于炎症中，导致根尖吸收，这些都影响了正常的根管充填效果。所以，需要特殊的方法将根尖孔封闭。现在，不仅仅是根尖粗大、根尖形态的异常，如下颌第二磨牙的 C 型根管，在根尖段仍可呈现不规则的 C 型；上颌第二磨牙扁根管，根尖呈现哑铃状，首次治疗失败伴有根尖少量偏移，根尖孔破坏，超预备等都适用于根尖屏障术。

二、根尖屏障的方法

根尖屏障的操作步骤基本与根管治疗一致，原则不变。不同的是，在异常粗大的根管中，需要衡量去腐及保留正常根管壁的利弊关系，根管壁切削过多势必会影响患牙的强度，增加了后期根管纵裂的风险，所以，更加突出了化学预备的重要性。

根管封药，在教科书或指南中，建议使用氢氧化钙或抗生素糊剂。近几年的研究表明，抗生素糊剂在前牙中容易引起牙冠变色，且抗炎效果对比氢氧化钙并无绝对优势，因此，近几年的指南中根管封药，提倡使用氢氧化钙，直至炎症控制，即可行屏障术。

根尖屏障制备，使用超声荡洗彻底去除根管内的消毒药物，干燥根管。在手术显微镜下以专用器械将封闭剂置入根尖部，将垂直加压器做好标记，适当加压，直至将根尖段4～5mm填充密实，用纸尖或小毛刷清理根管壁中上段多余的材料。置湿棉球于根管中上段，为材料硬固提供湿润的环境，但勿将小棉球与材料接触，以避免棉球中的纤维混入材料中。暂封开髓孔，拍X线片确认屏障材料在根尖区的位置及充填质量。最后建立良好的冠方封闭及定期随访，3～6个月复查。

三、根管屏障的材料

前些年临床上使用较多的是无机的三氧化物聚合物MTA。理想的牙体修复和盖髓材料应具有十分良好的封闭性、生物活性和结构固定性，不被组织吸收，能促进牙周牙髓组织再生，易于操作等性能。传统的材料如银汞合金、玻璃离子水门汀、磷酸锌水门汀等具有细胞毒性大、封闭性差、固位性差、对口腔环境刺激大等缺点，逐渐被淘汰。三氧化物聚合物MTA、Bio Aggregate(BA)、iRootBP、iRoot BP Plus、Biodentine等生物活性材料大量上市，并开始在各个医院逐渐得到推广。其中，iRoot BP Plus非常方便用于根尖手术、盖髓、根吸收等修复并且不会使牙体变色，治疗成功率也较高，效果非常显著，且易于操作，已经成为主流产品。

四、临床病例解析

见图7-30～图7-32。

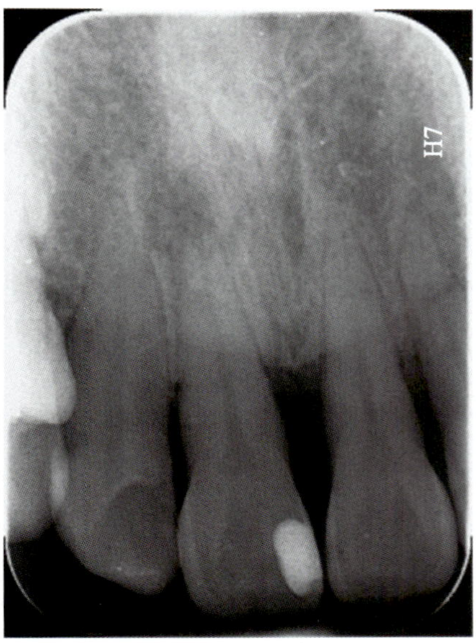

图7-30 根尖病变导致根尖吸收，根尖开敞，成喇叭口状

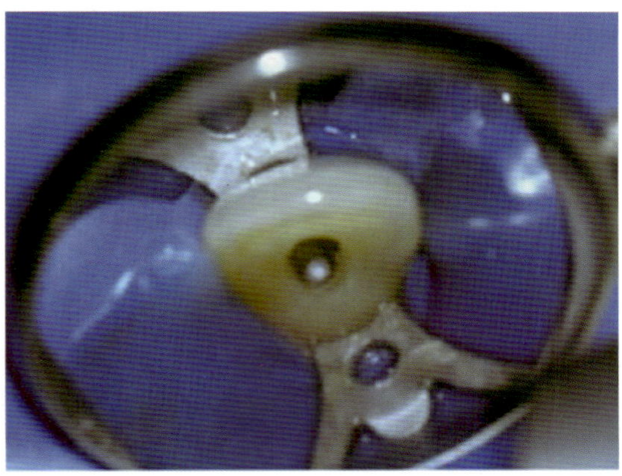

图7-31 显微镜下，iRoot BP封闭根尖4mm

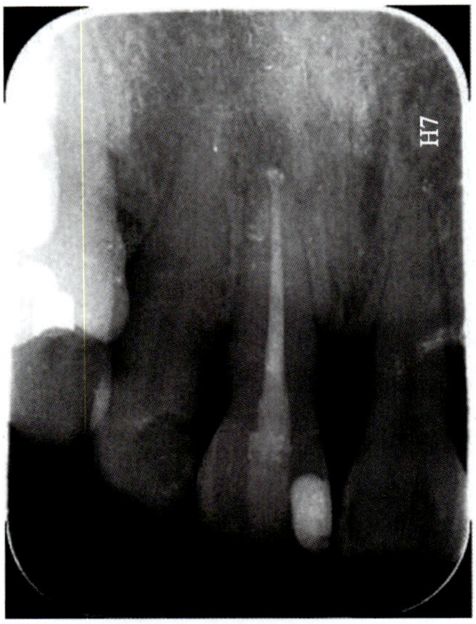

图 7-32　11 行根尖屏障术后

第四节　显微根尖手术(apical microsurgery)

根管治疗可以治愈多数牙髓病和根尖周病。然而,临床上有些病例或在某种情况下,从牙冠进入根管达到根尖的治疗方法不能达到预期效果,或者根本无法实施根管治疗和根管再治疗。此时,通过手术的方法直接进入根尖完成对感染的控制,是保留患牙的另一个选择。

随着手术显微镜的引入和应用,给手术操作提供了更为放大和清晰的视野,使得牙髓外科尤其是根尖手术在治疗理念、操作步骤、配套的器械材料方面均与传统手术方式明显不同,也正因为治疗的精细化,大大提高了疗效。

一、根管外科手术类型

包括根尖搔刮术、根尖切除术、根尖倒充填术、穿孔修补术、意向性再植术、外伤再植术和截根术。

二、根尖手术适应证

1. 非手术治疗失败,不能进行再治疗或在治疗仍失败时。
2. 根管被继发性牙本质阻塞,钙化不通,而根尖周存在病变时。
3. 根尖解剖变异,包括根管末端明显呈三角形或漏斗形。
4. 根管严重弯曲,根尖明显或急剧弯曲且无法被正常疏通时。
5. 其他因素。①器械折断于根管内或根管外,使用显微、超声治疗技术不能取出,根尖周存在病变时;②根管内形成不能疏通的台阶导致根尖部无法清创,③根尖折断;④因根管超填出现症状,不能自行消除。

6. 已行桩核冠修复而根管桩不能取出，或取出造成根折的患牙。

7. 根尖周囊肿经非手术治疗后不愈合。

三、根尖手术禁忌证

1. 术前没有清楚评估手术适应证，或没有修复价值。

2. 局部解剖因素，由于个体差异，某些局部解剖因素不利于选择手术治疗，如患牙根长过短，根尖切除后冠根比失调；牙周炎患牙的支持骨不足。

3. 有系统疾病、全身健康状况差的患者，选择做手术应慎重，如患有凝血缺陷或血液病、糖尿病、需要透析的肾病、免疫系统损害。

4. 对手术极度恐惧，有严重心理障碍的患者；长期或正在服用某种药物如稀释血液的药物的患者；受孕前 3 个月和妊娠后 3 个月的妇女；手术入路限制，如张口受限。

四、根尖手术步骤

1. *术前检查*　术前检查包括全身病史的检查、预测可能并发症。口腔检查牙齿的形态、牙周、牙槽骨解剖、膜龈结合区、前庭沟深度、肌肉附着、根分叉及牙间乳头的健康。术前检查中影像学检查尤为重要，常规拍摄 CBCT，可以使术者更加全面地了解病变范围、骨板厚度、术中可能涉及的重要解剖结构，如颏孔、下颌神经管、上颌窦、鼻底等位置的关系；要提前熟悉手术全部流程、切口位置、使用的材料等。

2. *知情同意*　常规检查的基础上，医师要制订手术方案，与患者充分地沟通交流，用通俗的话向患者解释根尖手术的理由、过程、预后等，双方建立理解信任。同时，也要了解患者对于手术的预期，回答患者提出的问题，缓解患者术前紧张焦虑的情绪。提前做好医嘱。在充分告知和接受的前提下，签署知情同意书。

3. *器械准备*　除了手术所需的通用器械，如手术刀柄、刀片、骨膜分离器、拉钩、外科刮匙等，为适应显微镜下的操作，还需要准备显微手术器械，包括显微镜口镜、显微镊子、显微持针器，以及根尖倒充填材料、超声倒预备尖、根管倒充填器、显微三用枪头。

手术要严格遵循无菌原则，避免交叉感染，准备铺巾、各种管线套、显微镜保护套等保护物品。手术所有器械物品都要打包消毒。

4. *局部麻醉*　牙髓外科主要在局部麻醉下进行，麻醉前测量血压，氯己定含漱，可提前口服镇痛药。

局部麻醉要为手术提供足够的麻醉深度和时间，通常用 2% 的利多卡因，而使用最多的是含 1∶100 000 肾上腺素的阿替卡因，它具有起效快，麻醉效果持久，过敏反应少的优点。研究显示，在麻醉效能和不良反应方面，阿替卡因优于利多卡因。

上颌牙的根尖手术，颊侧和腭侧都可采用局部浸润麻醉，下颌磨牙位置可配合阻滞麻醉。保证术中的麻醉效果，首先药量要足够，注射后 5～10min 再做手术，麻药要有足够浸润时间。麻醉不全时，去骨时疼痛可增加腭侧和切牙管注射，或牙周膜韧带内局部浸润注射；去除根尖周肉芽时疼痛，可在刮除肉芽前向病变组织中注射小量药液；去囊肿时疼痛，可在刮骨组织囊壁时局部敷药，此时加麻药的效果不佳，只能快速准确地刮除囊肿组织。

5. *手术操作*

(1)瓣设计类型：根尖手术所需瓣设计有水平切口和垂直切口，水平切口又分为龈沟全厚黏骨膜瓣和膜龈瓣。

前者是沿龈沟切开，将游离龈、附着龈连同黏膜组织全部翻起，是根尖手术最常用的手术瓣。加上单侧或双侧垂直切口，优点是术区显露好，适合大面积根尖周病损，完整保留了黏骨膜瓣的血供，易于复位，切口下方有骨支撑，通常Ⅰ期愈合，感染概率小。缺点是术后牙龈有轻度退缩，多数人造冠的患者慎重选择，易影响美观。

后者切口位于附着龈距牙龈边缘5～7mm处，加上近中或近远中垂直切口，优点是保留了牙冠的牙龈组织，避免龈沟内切口愈合后引起的退缩，维持美观。缺点是术区显露有限，不适合大面积根尖病变，该瓣的水平切口切断了牙龈缘的主要血供，剩余的牙龈组织血供，只能靠牙槽骨来源。如果附着龈窄，可能出现切口冠方牙龈血供不足，影响愈合。术区有瘢痕、牙根短或根尖周病变大，禁用这种瓣，下颌牙也不建议用。

垂直切口的范围通常包括邻近的1或2颗牙，这种切口常在牙齿近中或远中轴线角处，与龈沟内切口相交近直角。值得一提的是，在手术显微镜下，能清晰观察到牙龈黏膜组织的血管走向。垂直切口的走向应与黏膜血管走向一致，以减小组织创伤，促进手术愈合，减少瘢痕形成。对于牙根较长的前牙，矩形瓣的显露优于三角瓣。后牙主要是三角瓣，在下颌第一颗磨牙，垂直松弛切口应位于第一前磨牙近中或远中，因为下颌第二前磨牙的根尖邻近颏孔，且为肌肉附丽区，此处切口会延迟愈合。

(2)翻瓣：翻瓣要完全、彻底，骨面上残留的骨膜易出血，缠绕钻针，使视野不清晰，解剖标志难以辨认，使手术更加困难。翻瓣时判断张力是否过大，必要时延长松弛切口。

保护瓣不被挤压，局部使用拉钩时，术者和助手各用一支，两人都应注意保护瓣不被挤压，防止肿胀瘀斑。去骨时瓣膜注意不要卷入。

当唇颊侧皮质骨破坏、病变组织附着黏骨膜上，需要锐利分离，在下颌磨牙根尖术中，要避免损伤颏神经。

(3)去骨：术前通过CBCT检查，初步确定唇侧骨板的完整性，是否有缺损，如已有缺损，则术中翻瓣后，可以直接见到骨病损部位，从穿孔处逐步去除周围骨质即可显露根尖。对于病损小或无病损，翻瓣后，肉眼不易辨别病变区，使用显微镜观察唇侧骨板的形态，是否有小的空隙，结合探针检查，找到浅表骨破损部位。如颊侧骨板较厚，则需要术前在CBCT上测量好根尖的位置，术中利用牙周探针比对颊侧牙槽嵴顶的位置，一点点在根尖区制备小洞，仔细观察，找到牙根，注意不要磨到根侧壁。

(4)根尖刮治：去骨完成后，通过根尖搔刮可能去除病变软组织、坏死骨组织和感染牙骨质，一般与根尖切除结合。就病因学而言，根尖周病的发生源于根管内感染，病变的愈合取决于根管系统清理、成形和充填的情况，根尖刮治术仅去除根尖周的病变组织，因此单独开展不能取得良好的远期效果。

根尖刮治时，选择合适的刮匙，将绝大多数根尖周病变组织从骨腔剥离，但将病变组织从牙根面剥离的难度较大，需要截根后再做彻底清除，病变组织被分离后，用组织镊夹出骨腔，浸泡在福尔马林液中送病理检查。对范围较大的病变，注意保护邻牙的血供及重要的解剖结构。

(5)根尖切除：根尖软组织病变去除后，下一步需要寻找导致根尖病变的原因，对于封闭不完全的根管系统进行彻底清创。在显微镜下，仔细检查根尖部，可能发现导致治疗失败的许多因素，如复杂的根尖孔开口、额外牙根、超充的材料和异物、根尖部折裂、侧支根管、根尖孔之间的狭区。一般根尖切除长度在 3mm，如牙根有足够长度，应至少切除 3mm。研究表明，切除 3mm 根尖，能够去除 93%的侧支根管和 98%的根尖分叉。切除的角度，在显微根尖术中，应尽可能垂直牙长轴方向切除牙根。

(6)根尖断面检查：根尖切除后，首先检查根尖断面，判断根尖是否完整切除及根充物与根管壁的密合程度。如果骨腔出血过多，可用止血药压迫，使手术视野更清晰。使用亚甲基蓝染色对根尖截面染色，生理盐水冲洗后，在显微镜下放大 16～25 倍，利用显微口镜对截面进行仔细检查，观察是否有狭区、遗漏根管、根裂等。如果主根管位于牙根一侧，往往提示存在第二根管；在根尖弯曲度较大的患牙，术者易被牙根长轴误导，根尖切除时可能仅将根管侧壁切除而遗留根尖孔，尤其在用磨除法去除牙根尖时更易发生，术中应加以注意。对于狭区和遗漏根管，可通过倒预备治疗，如检查有根裂，需要重新判断患牙的预后。

(7)根尖倒预备：根尖的解剖结构复杂，有大量根管交通支，侧、副根管，折断线，盲管，凹陷，融合线和两根管峡部，如何做好充分倒预备是确保疗效的关键。根尖倒预备目的是通过彻底清理成形，在剩余牙根尖端沿根管走行，形成 3mm 的 Ⅰ 类洞型，为倒充填提供空间。一般是利用超声倒预备专用工作尖进行，根尖倒预备要具备足够深度，确保后续倒充填材料有一定强度和固位。显微根尖倒预备技术比传统技术有很大优势，超声尖能更好地适应根尖的方向，所需要的骨通路也小得多，一般 5mm 左右即可，倒预备完成后，用显微三用枪头冲洗，小股气吹干，避免大量气体同时进入，发生气肿。最后，高倍放大镜下，检查根尖洞型，要求清洁、光滑，有一定的深度。

(8)根尖倒充填：根尖倒充填的目的是封闭根尖末端，防止根管系统内的微生物及其代谢产物侵入根尖周组织，促进根尖周病变的愈合。理想的倒充填材料应具备无渗漏、生物相容性好，以及与牙体组织产生结合、无溶解性、抗菌性、易于操作、不受潮湿环境影响和 X 射线阻射。

目前，最常用的倒充填材料为硅酸钙基的 MTA 及生物陶瓷 IRoot BP。有研究表明，使用这两种材料进行的显微根尖手术的成功率均高，影像学概率在 85%～92%。

在显微镜观察下，将材料准确地放入倒预备的洞型中，然后用显微加压器压紧，可多次重复充填直至填密实。注意充填过程中保持术野干燥。最后，用雕刻刀修整，去除多余材料。

(9)关闭术区：瓣复位的目的是促进伤口一期愈合。关闭伤口前，将骨腔内的止血用品及多余的倒充填材料清理干净，然后用盐水冲洗术区，待血液充满骨腔，将瓣复位。如有窦道等病变，可覆盖一个可吸收生物膜，覆盖整个骨缺损区域，使瓣与骨面紧密贴合，然后缝合切口。

根尖手术的各种瓣都可用褥式、间断或连续悬吊缝合。要求从游离瓣向附着龈黏膜缝合，防止缝合张力导致组织撕裂。有多种缝合材料，可根据自己的喜好使用其中的一种，以往所用 4-0 丝线，但容易膨胀，可能会阻碍一期愈合；现在多使用 5-0 或 6-0 的单股尼龙缝合线，在显微镜下，能够让缝合更加精细。

(10)术后护理：缝合完成后，医师应用生理盐水湿纱布，对术区轻压 10～15 min，可缩小血凝块厚度。术后应行病理检查。

术后第一天书面和口头医嘱：麻醉药消退前不要进食，不要刷牙，间歇用冰袋冷敷，轻压术区 24～48 h，减少术后水肿；48 h 内可服用镇痛药物；如出现术后并发症，及时与医师联系。

自术后第二天开始，用氯己定漱口，每日 2 次，连续 5 d。这样有助于减少缝线和伤口周围的菌斑聚集。关于拆线时间，过去主张 4～7 d，现在认为 48～72 h 即可拆线。

(11)复查：根尖术后 3 个月，骨缺损开始修复，在 X 线片上将有所反应，因此对患牙的复查最早可在术后 3 个月，之后 6 个月、12 个月、24 个月定期复查。Molven 在 1987 年对根尖手术的愈合分为 4 级，即完全愈合、不完全愈合(瘢痕化)、不确定愈合和失败。其中不确定愈合的病例只有通过长时间的追踪后才能视为稳定的成功病例。

Rud 和 Andreasen 认为，根尖手术的病例复查应持续至术后 4 年，复查包括临床检查和 X 线片示骨缺损修复和牙周膜形成，视为成功(完全愈合)，如果出现疼痛、松动、肿胀、瘘管等异常体征，以及 X 线片显示骨缺损区无硬组织修复甚至范围更扩大，视为失败；如果患牙无临床症状或异常体征，X 线片示骨缺损范围缩小(不确定愈合)，可持续观察一段时间；有的患牙在根尖区见到新月形的 X 线透射影，多为瘢痕愈合(不完全愈合)，也视为成功。

五、临床病例解析

见图 7-33～图 7-39。

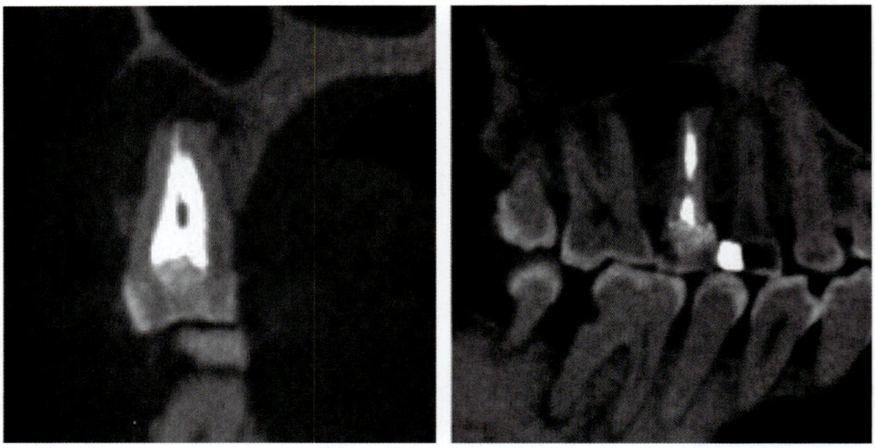

图 7-33　15 慢性根尖周炎，根管再治疗后，根外感染面积很大，怀疑囊肿存在

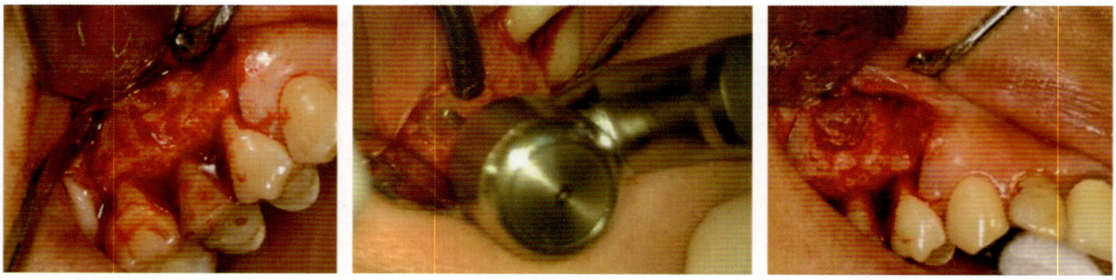

图 7-34　翻瓣去骨

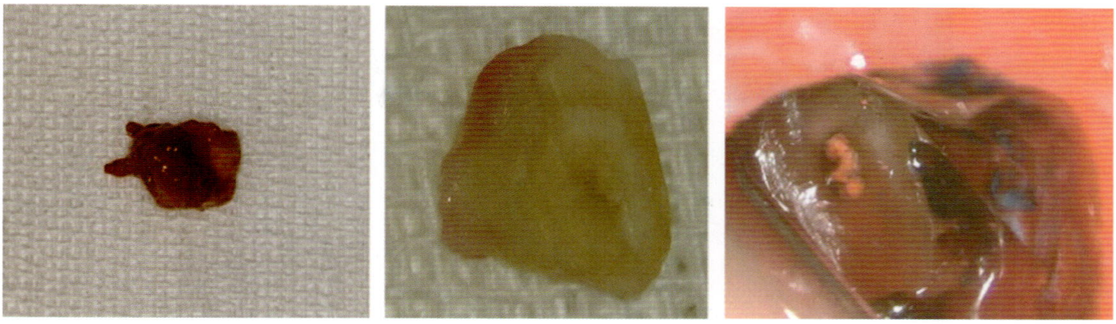

图 7-35　刮除囊肿，根尖切除，染色并观察有无根裂及根尖段充填质量

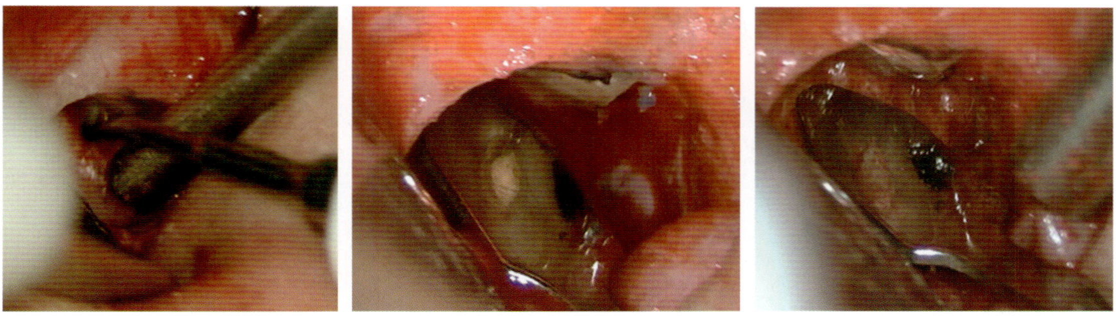

图 7-36　根尖倒预备及倒充填

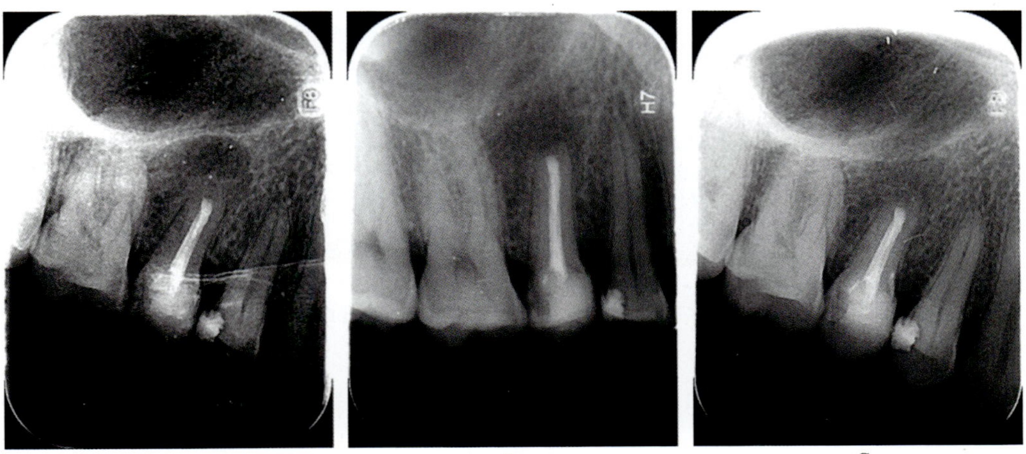

A　　B　　C

图 7-37　A. 术后即刻；B. 术后 3 个月；C. 术后 6 个月

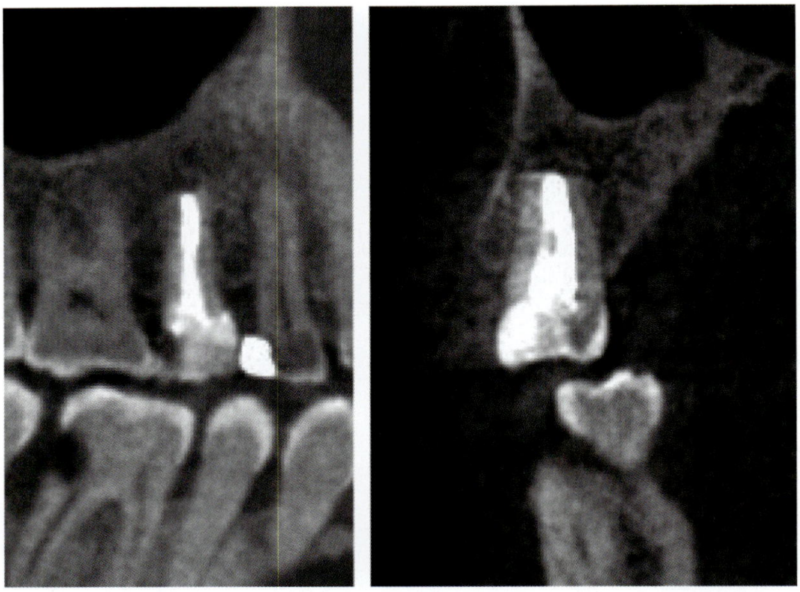

图 7-38　术后 9 个月

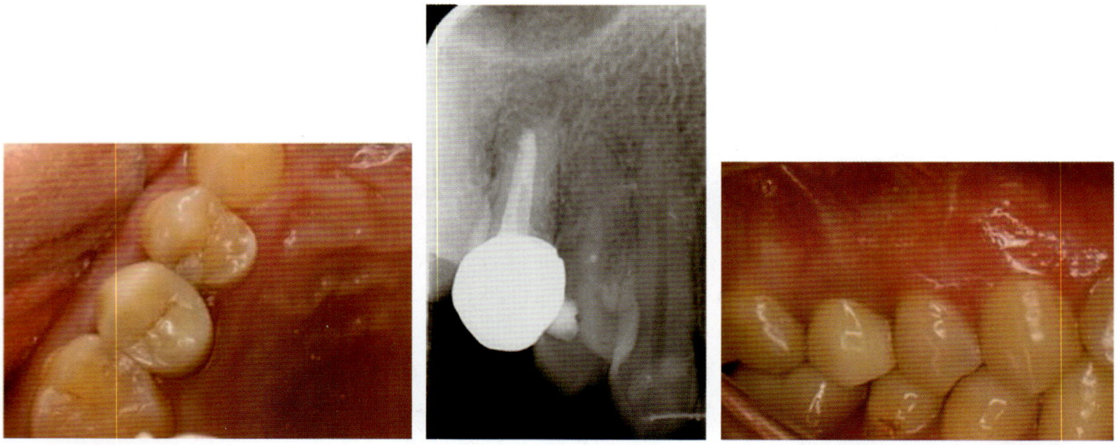

图 7-39　术后 30 个月，根尖骨质完全恢复，牙龈及冠良好

第五节　牙髓血运重建术

牙髓血运重建术是通过血液重建技术，可以保护根部周围的干细胞和活性组织，并引入自己的血液，制成生物支架，刺激牙髓样组织的形成。这种牙髓组织具有大部分的牙髓功能和感觉。

它能使年轻恒牙继续发育，达到接近正常牙齿的水平，所以血运重建术目前最多地应用在年轻恒牙当中，具体理论及方法见第五章，而本节主要讲述一些应用于成人的血运重建术。我国在临床上对此研究比较少，对牙髓血运重建术远期效果和根管钙化、牙髓治疗难度是否有关系都值得思考。所以，牙髓血运重建术在临床上的应用和操作还要给予进一步思考。

一、成人血运重建的应用原因

牙髓血运重建术是目前的一种新型治疗方法，能促使细胞的生长和分化，确保尽快恢复。牙髓血运重建术在很大程度上能维护患者的牙齿功能、保证患者牙齿正常发育，对脆弱的根管壁具有维护作用，避免折根现象的出现。牙髓血运重建术的使用能够为组织再生提供养分，选择好干细胞和血管内皮样细胞定向分化是重点，将牙髓血运重建术运用到根尖病变治疗中，能促使干细胞的成体生长，也将帮助硬组织有效增厚。牙髓血运重建术在实际使用过程中，要做好感染控制。治疗过程中还要注意消毒剂的使用，牙髓血运重建术期间需要选择具有较强消毒能力和杀菌能力的消毒剂，避免增加感染情况。次氯酸钠能够更快地分解坏死组织，杀菌能力更强，能避免粪肠球菌的繁殖。在对患者进行针刺引血前期使用 EDTA，能有效提升牙根尖乳头存活率。

前磨牙根尖周病与畸形中央尖关系密切，多见于第二前磨牙。部分前磨牙可见有髓角深入到中央尖中，因为中央尖折断或磨损导致了牙髓的暴露和感染，最终导致根尖周病发生。而这一类病例往往不能及时被患者发现，有很多是在成年后，牙龈出现窦道，到口腔科就诊而被检出。此时患牙仍然处于根尖孔未闭合状态，但是根尖病变比较严重，牙根发育没有完成，管壁厚度不够。以前临床上往往采取根尖屏障术或直接拔除患牙，而近年来，也有一些成年人的病例尝试了血运重建的治疗。

临床上根尖屏障技术的特点如下。①疗程较短；②根尖区形成即刻屏障严密封闭；③需在口腔手术显微镜下操作；④MTA 或其他根尖封闭材料成本较高。根尖屏障术主要包括根管消毒、根尖屏障的形成、根管充填、冠部充填和随访等几个主要步骤，目前多应用于年龄较大患者的牙根未闭合患牙，以及因根尖囊肿等原因需行手术治疗的患牙。

根尖屏障技术中由封闭材料严密封闭根尖并诱导形成硬组织，且该硬组织可与封闭材料及根管壁紧密结合，促使牙根尖端自然发育闭合。不但自身形成一个机械性屏障促进根尖炎症愈合，还可引起患牙根尖继续发育和根尖诱导成形，最终在根尖形成“生物一体化”封闭。临床治疗及复诊发现，根尖屏障技术较少引起牙根发育，未见增厚管壁或延长牙根长度，仍存在术后患牙牙根短、根管壁薄等缺点，目前尚无其长期疗效数据。总体而言，根尖越接近闭合，采用根尖屏障术或根尖诱导成形术对牙根发育影响越小，效果越好。

基于根尖屏障术的弊端，我们也开始尝试在成人的患牙中应用血运重建技术，主要尝试的是由于龋坏或发育因素造成牙齿在未发育完成造成感染，根尖存有病变的患牙，但是临床的观察仍有待研究。

二、成人血运重建的生物学基础

牙髓再生是为替代损伤的牙体组织如牙本质、牙髓牙本质复合体、牙髓和牙骨质等设计的以组织工程为基础的一种生物学疗法，主要涉及成牙本质细胞、血管和神经等修复问题，包括牙髓血运重建、成体干细胞疗法、牙髓植入、支架植入、三维细胞打印、可注射式支架植入和基因治疗等方式。牙髓再生的发生理论上需要种子细胞、生长因子、支架和载体系统等基本要素。体外诱导成牙本质细胞再生形成相关牙髓三维组织结构，移植到体内并为其提供血运重建和神经再生的诱导微环境，从而保证移植组织生存并发挥功能，这是一种理想的牙髓根尖周病治疗方法，该方法目前取得一定突破，但整体研究仍处在实验阶段。牙髓血运重建技术通过彻底有效的根管消毒，尽量保护残留牙髓组织、牙髓干细胞和根尖乳头干细胞等，形成以血凝块为主的再生支架并提供生长因子，最后进行严密的冠方封闭，为干细胞增殖和分化提供良好的环境，从而促使牙根继续发育。严格意义上，牙髓血运重建技术并非牙髓的再生，却是目前相对成熟的应用于临床的一种牙髓再生治疗方法。

再血管化在组织再生中起着决定性作用。由于牙髓有其独有的结构特点，其四周被坚硬的牙本质包裹，仅从狭小的根尖开口获得血供，因此再血管化在牙髓再生中难度增加。

通过一些文献关于牙髓再生的研究，我们总结了一些牙髓再生的特点。

1. 促血管生成因子主要包括血管内皮生长因子、血小板来源生长因子和成纤维细胞生长因子等，通过促进内皮细胞和血管周细胞的增殖、迁移，促进干细胞的募集和向内皮细胞分化来促进血管的生成和稳定。

2. 为了维持微环境中适宜的促血管生成因子的浓度，向支架上添加肝素、硅酸锂镁和纤维素纳米晶等化学材料，可以溶解包裹、吸附、共价交联信号因子，模拟体内信号因子储存、释放机制，而天然材料包括脱细胞牙髓基质、富血小板血浆和富血小板纤维蛋白等本身富含多种生物活性分子，且自身结构可保护并控释这些信号因子。

3. 牙髓干细胞中不同细胞亚群有不同的成血管潜能，而通过生物、化学等载体可以转染干细胞以提高细胞分泌信号因子的能力，也可以促进干细胞向内皮细胞转化，转染后的细胞成血管能力显著提升，而将干细胞和内皮细胞共同植入体内也可以提升成血管能力。

4. 预血管化或可成为促进牙髓再生快速血管化最有力的手段，在体外将内皮细胞和干细胞以一定比例共培养可以制备出含血管结构的微组织，也可以通过酶消化脂肪组织得到微血管碎片，其中的管状结构和功能细胞能促进植入体内后新生血管的发育，并和宿主血管的吻合。

5. 目前针对牙髓再生血管化的临床研究仅限于牙髓血运重建术，即在刺激根管内血凝块形成的同时加入特定种类的信号因子并观察其效果，而其他研究方向主要涉及的是小型、大型动物体内实验，未来仍需进一步进行临床试验以观察再生效果、减轻副反应，并优化制备流程。

牙髓再生技术的新进展主要有细胞归巢技术，它是建立在内源性干细胞及其再生组织的能力之上。细胞归巢是指内源性细胞在受到电化学或生物刺激或通过与来自根尖组织的血块的被动流动刺激时迁移或渗透到细胞中。其再生牙髓手术的成功标准由美国牙髓病医师协会确定。细胞归巢技术专门研究根尖牙乳头干细胞（stem cells from the apical papilla，SCAP）的牙髓再生。SCAP 可以通过根尖孔迁移，在管间隙、骨骼、牙骨质和功能性牙周韧带中产生牙本质和血管。与其他间充质干细胞相比，它们可以在没有外源性生长因子的情况下分化，并且端粒缩短更少。因此，SCAP 可能是组织再生的优越细胞类型。特别是来自未成熟牙齿根尖牙乳头的 SCAP 具有高度增殖性，能够分化为“成牙本质细胞样”细胞，从而促进牙髓再生。见图 7-40。

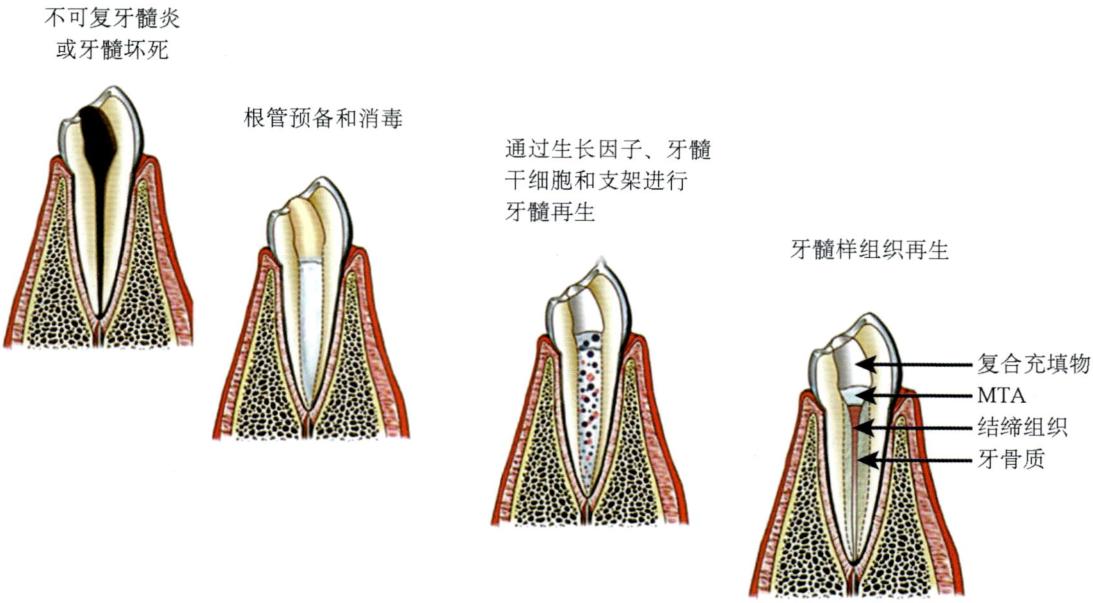

图 7-40 细胞归巢技术应用于不可逆牙髓炎的再生治疗

三、成人血运重建失败的因素

血运重建术的失败主要表现为治疗过程中无法形成血凝块。其可能的原因是局部的小血管收缩，或者是根尖区组织的严重破坏。多采用不含肾上腺素2%利多卡因或3%甲哌卡因以预防，若仍无法引导根尖出血改行根尖诱导成形术或根尖屏障术，也可尝试输入自体富血小板血浆PRP或富血小板纤维蛋白PRF。根尖炎症复发是治疗失败另一主要原因，可考虑重新封药再次行血运重建或改行根尖诱导成形术、根尖屏障术；对根尖周炎反复发作的患牙也可考虑拔除。

患者年龄较大或患牙病史较长的病例中，常可见到根尖炎症得到控制，根尖区阴影减少或消失，但牙根停止发育处于静止状态。这种情况多数为外伤病例，特别有脱位复位病史的前牙，建议采用根尖屏障术处理。某些外伤病例中可见有牙根外吸收且无法控制，处理方法常尽量保留以保持间隙，提示外伤脱位引起的根尖周病不是血运重建适应证。

血运重建术常见并发症为牙体变色与根管钙化。以往研究认为，牙体变色与三联抗生素糊剂有关。米诺环素被认为和牙本质小管内钙离子形成螯合物，从而改变牙齿折光度引起牙体变色，由此也引起对三联抗生素的改进。但目前研究多认为，牙体变色可能机制与MTA与血液相互作用并堵塞牙本质小管有关。AAE在最新的血运重建操作指南中建议不要在前牙美容区使用MTA。同时，根管内牙本质小管封闭剂及iRoot BP等的使用也降低了牙体变色概率。根管钙化是血运重建术另一常见并发症。主要表现为根管内弥散性钙化或根管壁进行性增厚。根管内弥散性钙化多出现在血运重建过程中MTA等盖髓材料坍塌的病例中。更多的病例在术后可观察到根管壁进行性增厚，髓腔变窄近消失，推测可能与根管内牙周膜干细胞的作用机制相关。

四、血运重建预后的影响因素

根据美国牙髓病学协会(American Association of Endodontists,AAE)指南,若患牙症状及阳性体征消失,且在根尖片上观察到骨愈合征象则可认为达到一级目标;若在根尖片上观察到根管壁厚度和(或)牙根长度增加,则认为牙根继续发育,达到二级目标;若牙髓活力测试有阳性反应为达到三级目标。近期研究表明,根尖孔的大小似乎不是影响血运重建成功率的主要因素。有学者研究根尖孔分别<0.5mm,0.5~1.0 mm及>1.0 mm的不同牙血运重建效果,发现根尖孔直径为0.5~1.0 mm的牙临床成功率最高(但差异无统计学意义),这可能与其他潜在因素(包括患者年龄、牙髓坏死病因、术前根尖破坏程度、手术细节、随访时间和样本量)有关。

也有研究表明,影响血运重建效果的主要因素为病因与患牙年龄。龋病和发育畸形引起的年轻恒牙根尖周病血运重建效果较外伤引起的年轻恒牙根尖周病效果较佳,两者有统计学差异。龋病和发育畸形病因类型单纯,因此血运重建预后相对更好。外伤分类较多,表现不同,因此预后差别较大。此外,治疗时患牙年龄(并非患儿年龄)是影响疗效的另一因素,年龄越小,患牙根尖孔越粗大,血供丰富,根尖干细胞与生长因子活性强,机体有着较强的愈合能力,远期疗效也更好。多数情况下,尽管儿童年轻恒牙表现为牙髓坏死或根尖周病的症状和体征,宽大的髓腔中仍然有部分生活的牙髓组织,这为牙髓血运重建术的治疗提供了有力的生物学基础。而成人的根尖病变感染时间相对较长,根尖周组织的干细胞活性较低,不利于炎症的控制和牙根发育。根尖病变的范围和病程与牙髓血运重建后牙根发育的关系是根尖破坏范围越大、根尖病变时间越长,牙髓血运重建后牙根的发育程度就越低,这可能是长时间的感染破坏了干细胞的再生能力引起的。但临床上也可见较长病程或根尖阴影较大的患牙进行牙髓血运重建治疗获得成功,因此根尖病变时间可能不是影响牙根发育的主要原因。

五、临床病例解析

22牙内陷的牙髓血运重建术。见图7-41~图7-44。

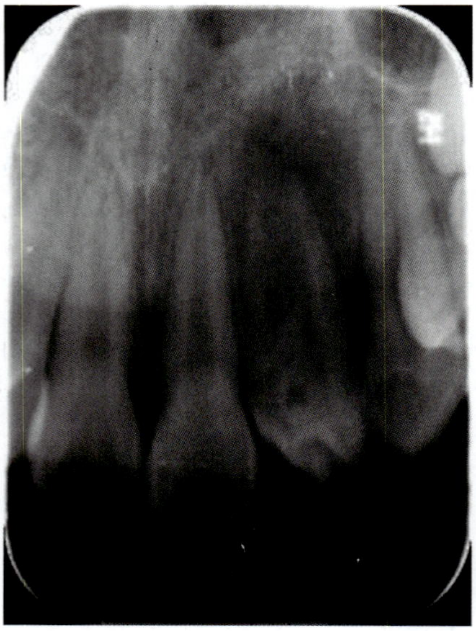

图7-41 22冠部可见牙内陷,22根尖大面积阴影

患者左上前牙牙龈肿包就诊,X线显示22根尖大面积阴影。值得注意的是,22的根管形态异常,类似牙中牙,且根尖病变感染面积非常大,根尖孔未闭合,于是加拍了CBCT。

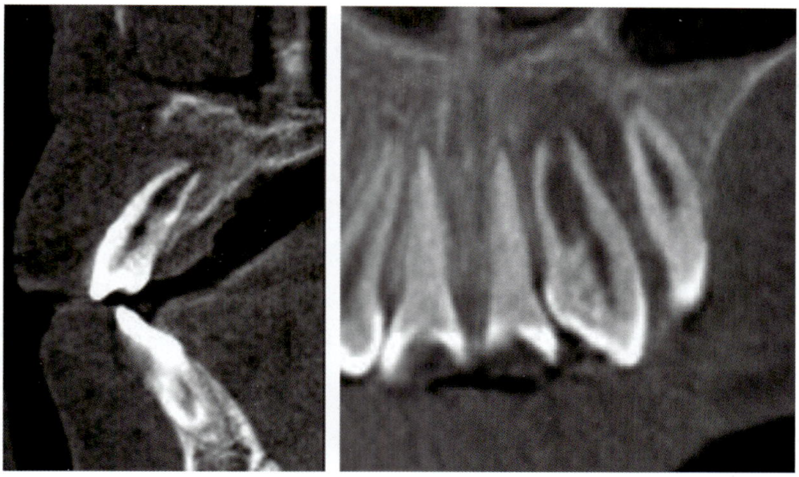

图 7-42　CBCT 显示，22 有明显牙内陷的表现，根尖孔异常粗大，根尖低密度影像面积较大

临床思考，传统的根管治疗无法操作，根尖封闭性差，结构异常也会导致根管清理不到位，所以，我们尝试了血运重建术。

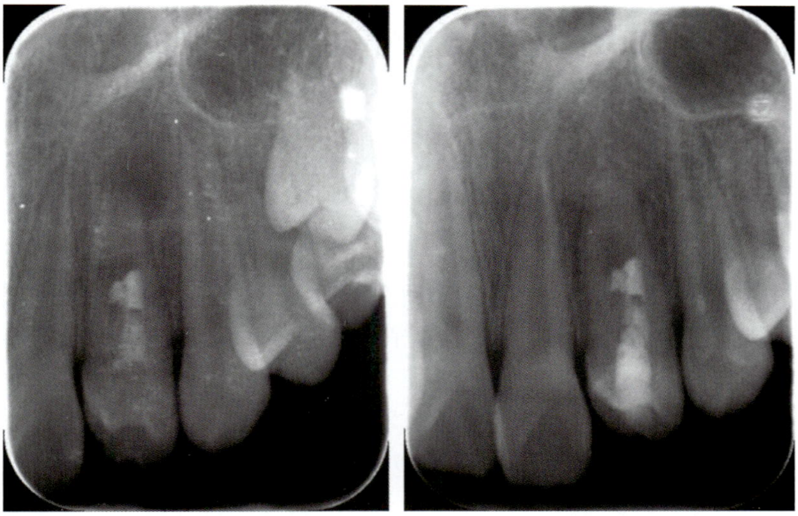

图 7-43　血运重建术后 3 个月、6 个月复查，根尖周病变明显缩小，逐渐消失

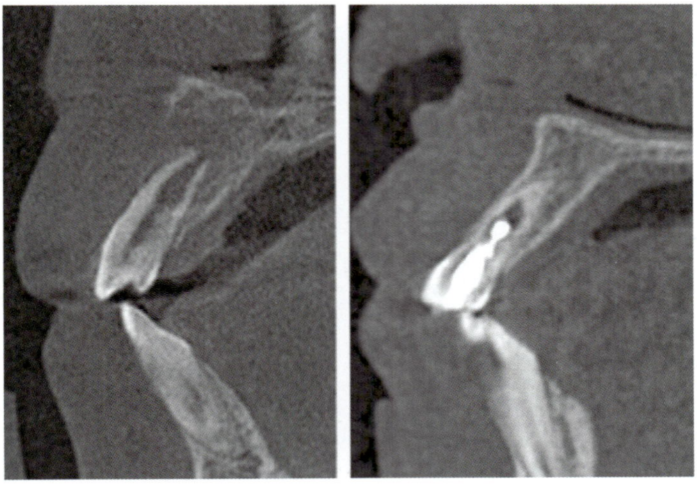

图 7-44　1 年后复查可见 22 根尖病变愈合，根下段根管壁增厚，根尖孔闭合

第六节　意向性再植

意向性再植又称“刻意性再植”，是一个很古老的术式，自 11 世纪 Abulcasis 首先报道 1 例意向性牙再植病例以来，至今已有一千年的历史了。它的原理是将牙髓根尖周病患牙完整拔出，在体外对牙根进行检查并评估，进行根管处理与充填，去除病变感染组织和阻断感染源，然后将患牙再植入原牙槽窝内，从而达到控制感染、保存患牙和恢复咀嚼功能的目的。被认为是临床上保存天然牙的最后手段，为临床上保留常规方法无法保留的患牙提供可能，近些年来应用越来越广泛。

一、意向性再植的适应证

意向性再植的适应证包括以下 6 方面。

1. *采用非手术根管治疗术无法解决的牙髓根尖周病患牙*　包括根管再治疗时根管系统通路无法重建的患牙，以及采取非手术治疗疗效不确定而患者不愿意选择根尖手术的患牙。

2. *根尖外科手术通路无法建立的患牙*　患者开口度小、颊脂垫厚、前庭沟过浅、下颌升支外斜线过粗、牙根尖向舌侧倾斜，均可导致下颌磨牙特别是第二磨牙根尖手术通路建立困难。

3. *邻近重要解剖结构的患牙*　上颌磨牙区和前磨牙区有些牙根已伸入上颌窦内，或者距离上颌窦底很近。下颌磨牙应关注下牙槽神经管与根尖的距离，下颌前磨牙应关注颏孔与牙根尖的距离，如果距离太近则手术入路造成颏神经和血管损伤的风险高，可导致术后下唇麻木。容易被忽视的还有下颌切牙区与舌动脉分支间的关系，两者间距离太近根尖手术时可能损伤舌动脉引起大出血，危及生命。

4. *根尖手术无法修补根管壁穿孔的患牙*　包括根分叉穿孔并伴有牙胶尖误充填到根外的磨牙、磨牙根管壁侧穿修补，采用根尖手术可能对牙槽骨和牙根破坏过多。

5. *存在明显解剖发育畸形的患牙*　如上颌侧切牙的畸形舌侧沟，可以在完成根管治疗后行意向性牙再植术去除沟内感染，采用两段法（釉牙骨质界根方使用生物材料，釉牙骨质界冠方使用复合树脂）填补凹沟。

6. *患者强烈要求保留的牙根纵裂单根牙*　可试行拔除患牙，体外树脂粘接修补裂纹后再重新植入。

二、意向性再植的操作步骤

1. 拔牙前对根管通路进行清理、成形和充填，用永久的修复材料封闭髓腔入口。

2. 要微创并且完整地拔出患牙，尽量减少对牙周膜（PDL）的损伤。牙周膜细胞存活率是治疗成功的关键因素。因此拔牙中不建议使用牙挺。牙钳的喙部应安放在釉牙骨质界的冠方。

3. 牙齿完整拔出后要检查牙根有无根折、根裂、额外的根管、峡部，一般用亚甲蓝染色后在手术显微镜高倍放大倍数下观察。轻轻搔刮牙槽窝基底部去除根尖异物。

4. 用无菌的浸有生理盐水的纱布包裹患牙牙根，用高速涡轮手机结合金刚砂车针切除根尖 3mm。随后用高速涡轮手机或者超声工作尖对根管进行倒预备 3mm，MTA 或者 iRoot BP Plus 等生物材料倒充填根管。体外操作时间尽可能短，控制在 5～10min。

5. 再植前，生理盐水冲洗牙槽窝，取出血凝块，同时冲洗牙根去除根面残留异物。

6. 牙齿植入原牙槽窝，嘱患者咬紧纱布 5～10min 后检查牙齿松动度。如松动大于Ⅱ度则需要固定，建议弹性固定如用缝线在咬合面上缝扎或使用玻璃纤维夹板固定于邻牙。固定不超过 14d，应保留天然牙的生理动度。

7. 术后维护口腔卫生非常重要。除患牙及其前后牙齿外，其余牙齿应进行常规清洁，坚持用 0.12%氯已定含漱液漱口，每天 2～3 次，术后 1 周内不用患牙咀嚼食物。

三、意向性再植的预后

意向性再植的成功标准，包括患牙无临床症状、无咀嚼痛、无松动、能行使正常的咀嚼功能；临床检查牙龈无红肿、无明显退缩、无叩痛；根尖 X 线片显示牙齿根尖周病变愈合、根周牙周膜间隙宽度恢复正常；牙根未见吸收、未见与牙槽骨粘连等。关于意向性再植的成功率，文献报道为 60%～95%。Mainkar 通过循证医学分析，意向性牙再植术的成功率达 89.1%。虽然略低于单牙种植的成功率。但是意向性再植术经济、快捷，是保存天然牙的一种有效的方法。

根尖区持续 X 线透射区和牙根吸收是意向性再植的主要并发症。导致根尖区持续透射影的原因是根管系统的感染扩散或根尖切除后对末端根管的清理和充填不当。牙根吸收常由于拔牙、根尖倒预备或再植时损伤牙骨质所致。牙根吸收最常见的形式是炎症性吸收，置换性吸收和骨性粘连较为少见。为提高意向性再植的成功率，减少并发症，应严格按照操作流程操作。

四、临床病例解析

37 慢性根尖周炎的意向性再植病例。见图 7-45～图 7-51。

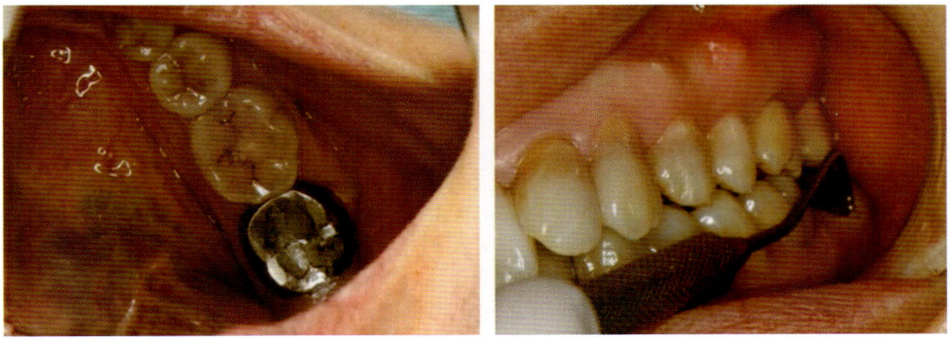

图 7-45 40＋女性，37 根管治疗及冠部修复三年，颊侧龈缘区可见窦道，牙周探诊 PD:8mm

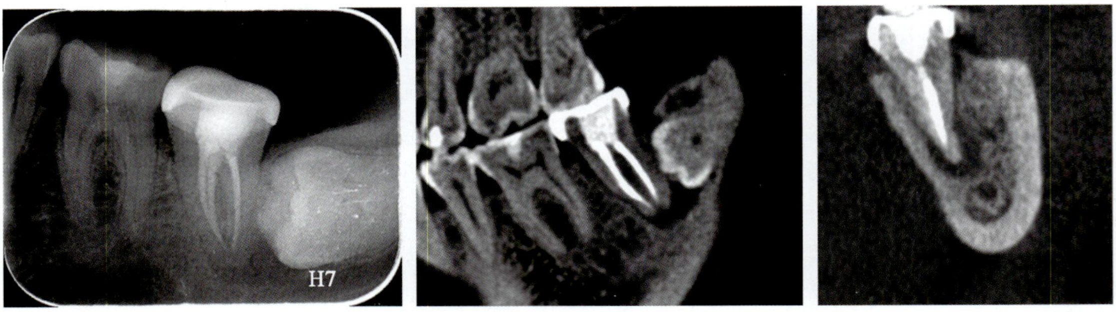

图 7-46　初诊时的根尖片和 CBCT 片显示根尖区低密度影像

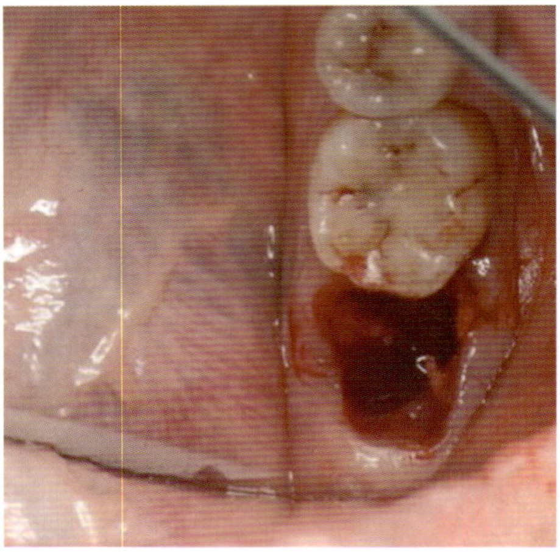

图 7-47　拔牙即刻

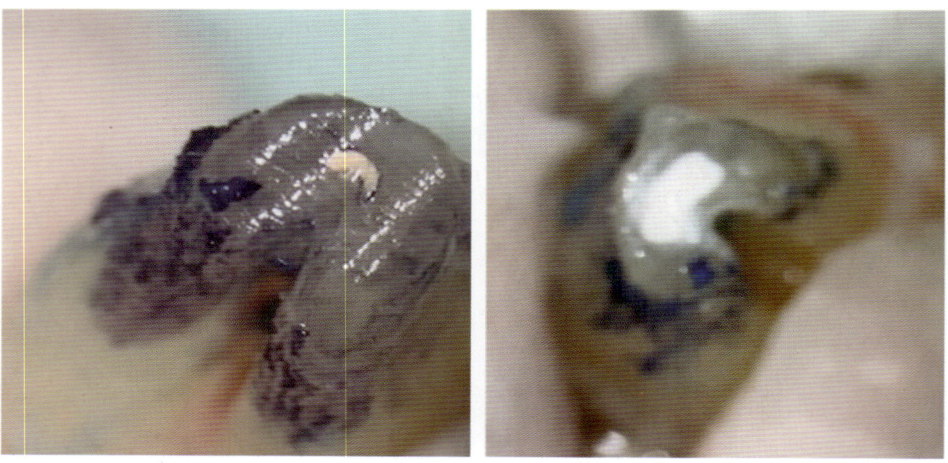

图 7-48　截根染色，倒充填

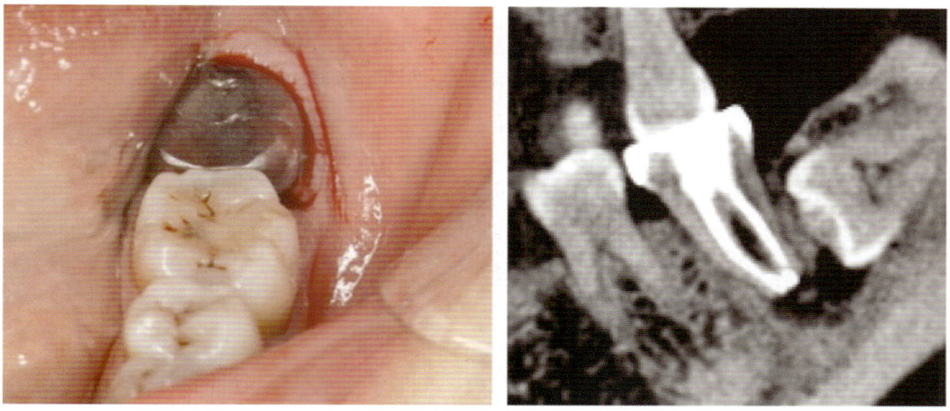

图 7-49　再植即刻

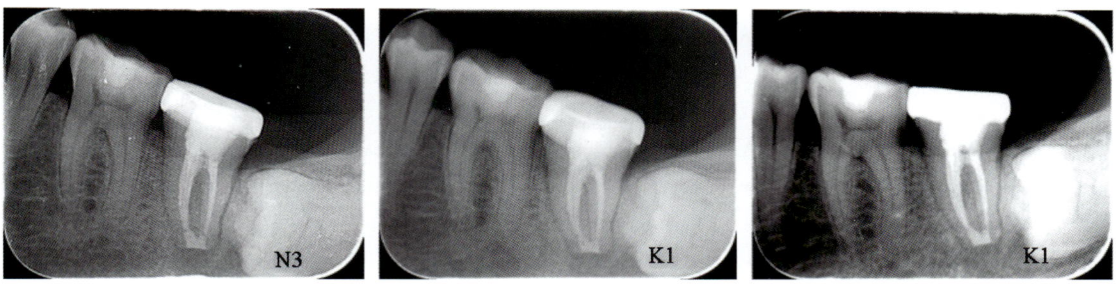

图 7-50　术后 2 个月、3 个月、6 个月复查，根尖病变逐渐缩小

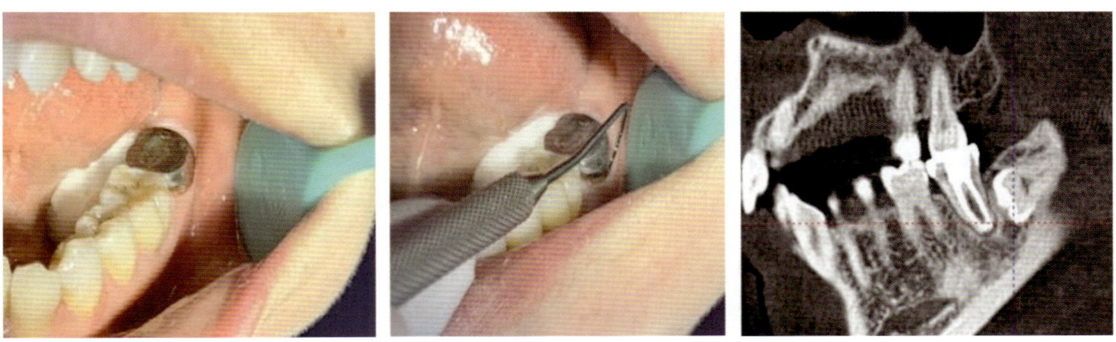

图 7-51　术后 12 个月，口内检查冠及牙龈状况良好，CT 显示根尖病变消失

参考文献

[1] Moore DL. Conservative treatment of teeth with vital pulps and periapical lesions: a preliminary report [J]. J Prosthet Dent, 1967, 18(5): 476-481.

[2] Cushley S,Duncan HF,Lappin MJ,et al. Pulpotomy for mature carious teeth with symptoms of irreversible pul-pitis:a systematic review[J]. J Dent,2019,88:103-158.

[3] 杜智敏,印晶晶,苗雷英. 三种盖髓剂用于恒牙活髓保存治疗疗效的 Meta 分析[J]. 现代口腔医学杂志,2022,36(6):396-403.

[4] Duncan HF,Galer KM,Tomson PL,et al. Europeansocie-tyofendodontologypositio nstatement:Managementofdep cariesandtheexposedpulp [J]. Int Endod J,2019,52(7):923-934.

[5] Elmsmari F,Ruiz XF,Miró Q,et al. Outcome of partialpul-potomy in cariously exposed posterior permanent teeth:A systematicreview and meta-analysis [J]. J Endod,2019,45(11):1296-1306. e1293.

[6] GU Y C. A micro-computed tomographic analysis of maxillary lateral incisors with radicular grooves[J]. J Endod,2011,37(6):789-792.

[7] 陈思宇,陈青娅,刘健. 下颌前牙牙根及根管形态的锥形束 CT 研究[J]. 实用医院临床杂志,2023,20(4):130-133.

[8] 孙凯瑞,黄云生,周鹏,等. 上颌第一磨牙远颊双根管 1 例[J]. 口腔医学,2019,39(7):632-635. DOI:10.13591/j. cnki. kqyx. 2019. 07. 013.

[9] Peikoff MD,Christie WH,Fogel HM. The maxillary second molar variations in the number of roots and canals[J]. International Endodontic Journal,1996,29(6):365-369.

[10] 王煜. 下颌第一恒磨牙近中中央根管的 CBCT 研究及三维有限元分析[D]. 山东大学,2022. DOI:10.27272/d. cnki. gshdu. 2022. 004472

[11] Swimberghe RCD,De Clercq A,De Moor RJ,et al. Efficacy of sonically,ultrasonically and laser-activated irrigation in removing a biofilm-mimicking hydrogel from an isthmus model[J]. Int Endod J,2019,52(4):515-523.

[12] Yanling Zhou,Chen Xu,Xiaoya Wang,et al. Fast setting tricalcium silicate/magnesium phosphate premixed cement for root canal filling[J]. Ceramics International,2018,44(3):3015-3023.

[13] 张黎,吴芸菲. 根管预备中镍钛器械分离分析调查及影响因素研究[J]. 世界复合医学,2023,9(1):1-4+9.

[14] 张欣,李娜. 根管内器械分离两种处理方法的对比研究[J]. 中国医药指南,2020,18(26):95-96. DOI:10.15912/j. cnki. gocm. 2020. 26. 045.

[15] 许玉婷,杨同燕,陈美兰,等. CBCT 辅助下显微超声技术疏通不同深度钙化根管的效果研究 [J]. 中国卫生标准管理,2022,13(14):92-96.

[16] 郝鸿. 牙体牙髓病诊断及治疗中 CBCT 的运用分析[J]. 影像研究与医学应用,2022,6(3):125-127.

[17] Parashos P,Messer HH. Rotary NiTi instrument fracture and its consequences[J]. J Endod,2006,32(11):1031-1043.

[18] 王璐,吴光远,李午丽. iRoot BP Plus 和 MTA 作为根尖倒充填材料在显微根尖手术应用中的近期临床疗效观察[J]. 中华全科医学,2023,21(4):585-588+610. DOI:10. 16766/j. cnki. issn. 1674-4152. 002936

[19] 凌均棨,林家成. 牙髓血运重建术治疗进展[J]. 口腔医学,2019,39(10):865-872. DOI:10. 13591/j. cnki. kqyx. 2019. 10. 001.

[20] 王舸,谢利,田卫东. 牙髓再生中促进血管化策略的新进展[J]. 中国组织工程研究,2022,26(30):4904-4911.

[21] 姚敏慧,吴锦涛,周愉,等. 牙髓再生相关细胞因子研究进展[J]. 口腔医学,2023,43(3):282-288. DOI:10. 13591/j. cnki. kqyx. 2023. 03. 018.

[22] 孟楠,刘琪,董青,等. 富血小板纤维蛋白用于年轻恒牙牙髓血运重建术效果的系统评价与 Meta 分析[J]. 现代口腔医学杂志,2022,36(4):244-250.

[23] 陈乐怡,吕晓琳,徐稳安. 支架材料在牙髓再生和血运重建中的应用[J]. 中国组织工程研究,2020,24

(28):4452-4458.

[24] 于金华.临床牙髓再生的现状与挑战[J].口腔医学,2018,38(8):673-680.DOI:10.13591/j.cnki.kqyx.2018.08.001.

[25] Yan C, Yue M, Xueting Y, et al. The Application of Pulp Tissue Derived-Exosomes in Pulp Regeneration: A Novel Cell-Homing Approach[J]. International Journal of Nanomedicine, 2022(17):465-476.

第八章

牙髓疾病的影像学概述

影像学检查作为临床上的常用辅助检查，在牙髓疾病的所有阶段中都是必不可少的。常规牙髓疾病的影像表现包括准确解读牙根及根管形态、确定放射影像上根管长度、诊断牙根及根尖周病变、根管治疗术后即刻和长期疗效评估。所有影像的解读必须系统、有序进行。

放射学有多种不同成像模式，包括电离辐射成像、超声波成像及磁共振成像。其中电离辐射成像是牙髓疾病中最常用的成像技术，包括传统的口内胶片和现代的数字化成像技术。数字化成像技术较传统的胶片具有辐射剂量减小、操作简便、空间分辨率提高、对图像可做后续处理、便于存储及提取、减少对环境及工作人员的有害影响等优点。

近年来临床医师越来越青睐于锥形束容积 CT（CBVCT），也称为锥体束 CT（CBCT）。CBCT 分辨率高，可对根管形态及内部其他细微变化进行有效判读，可以使临床医师在轴面、矢状面、冠状面三维角度观察牙齿及髓腔的结构。可使原来二维图像不可见的根尖周病变及根管形态可视化，本章节将就以上两方面进行阐述。

第一节　根尖片在牙髓病学中的应用

1895 年 Röntgen 发现了 X 线，不久 Kells 将其应用在口腔。在牙髓病学中，最常使用的影像学检查就是根尖片。根尖片可以在牙髓病中提供诊断和不同治疗阶段的信息，评估治疗的质量。具有确认正常情况和病变的指征或细节的双重目的。影像学的检查应在病史的收集、记录及临床检查之后进行。

一、拍摄根尖片的问题及解决

在开始病情讨论之前，必须要对根尖片的图像质量进行评估。诊断过程可能会因为根尖片的不充分透照而得出错误的结论，并且可能导致不适当的治疗。因此往往需要患者重新拍摄根尖片，并重新暴露于辐射环境中，幸运的是，目前临床上大多为低辐射的数字化成像技术。

每次拍摄根尖片的剂量为 8.3μSv，拍摄咬合片的剂量为 6～17μSv，拍摄全景片的剂量为 7～150μSv，曲面断层片的剂量为 26μSv，锥体束 CT（CBCT）的剂量为 29～1037μSv[正常人平均 1d 受到的背景辐射量为 10μSv；长途飞行为 6μSv；已知能对致癌率产生影响的最低剂量为 100 000μSv（0.1Sv）；放射科医师的安全阈值为 20 000μSv/年]。

对于处在妊娠期间的人群，美国 NCRP、ACOG、ACR 给出共识为单次拍摄 X 线片检查不会对胎儿造成损害，胎儿暴露于＜5rads 的吸收剂量并不会增加胎儿的畸形风险及导致妊娠终止；当辐射剂量＞15rads 畸变风险才会显著增加[环境中的基础辐射量（9 个月）＝0.1rads。

口腔科 X 线片单次检查胎儿平均吸收剂量=0.0001rads]。因此,在牙髓病的治疗过程中,拍摄 X 线片是相对安全的。

对于理想的根尖片表现应有以下几个方面。

1. 图像曝光适宜,有清晰的细节,没有标记和瑕疵。

2. 牙齿位于胶片中心,在尺寸上尽可能精确,且不能与邻牙或牙根的重叠。

3. 根尖外应至少能看到 3mm 的骨组织(但在临床上,由于口内黏膜或数字传感器放置位置的解剖结构,在某些区域很难实现这一理想)。见图 8-1。

使用合适的设备进行良好的图像拍摄包括三个变量的控制,即曝光、胶片或数字传感器位置及光束角度。当 X 射线束的中心穿过根尖并以直角将牙齿投影在胶片或传感器上时,可以获得用于牙髓诊断和治疗的良好放射图像(图 8-2、图 8-3)。

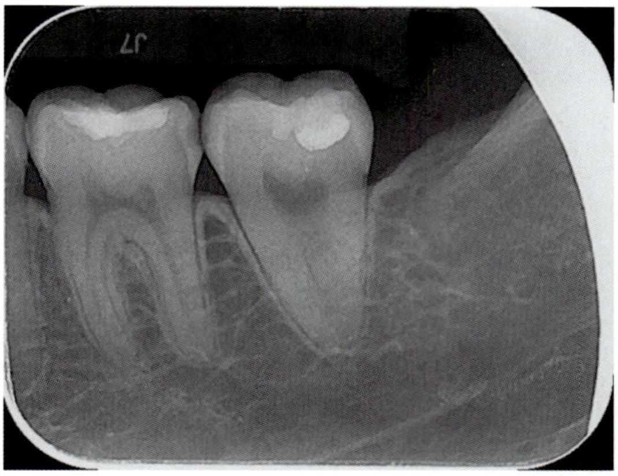

图 8-1　X 线图片不清晰

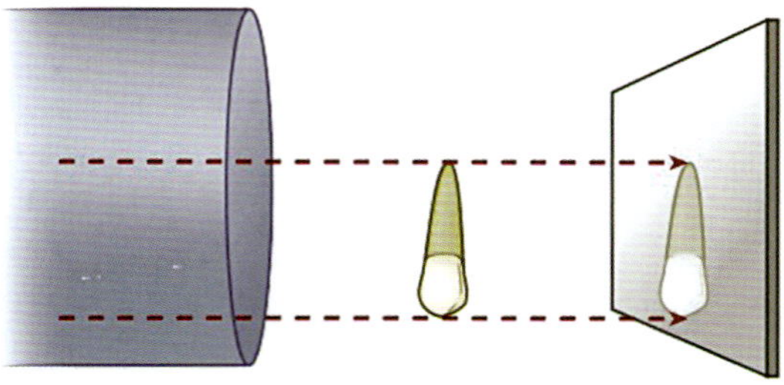

图 8-2　X 线成像投影

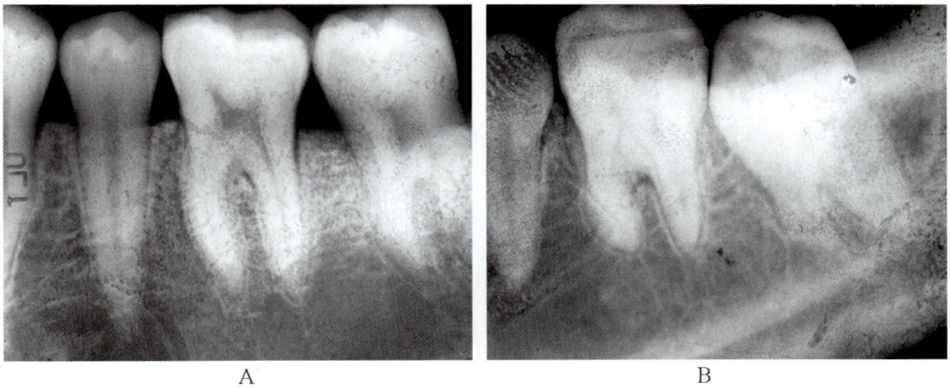

图 8-3　X 线束的中心未以直角将牙齿投照

A. 理想条件下;B. 不太理想。

对于曝光，始终需要遵循放射设备厂家提供的推荐曝光设置。

曝光不足会导致根周膜间隙和根尖周围硬骨板等细节的丢失。曝光不足也会使得难以发现缺少明确边界的病变。相反，如果增加曝光，往往会使正常结构看起来具有病理性。见图 8-4。

对于胶片或传感器位置，如果胶片或数字传感器没有完全位于要研究的牙齿后面，则牙齿将不能完整地展现在图像上。在牙髓病中，我们需要了解的区域大多数是根尖。见图 8-5。

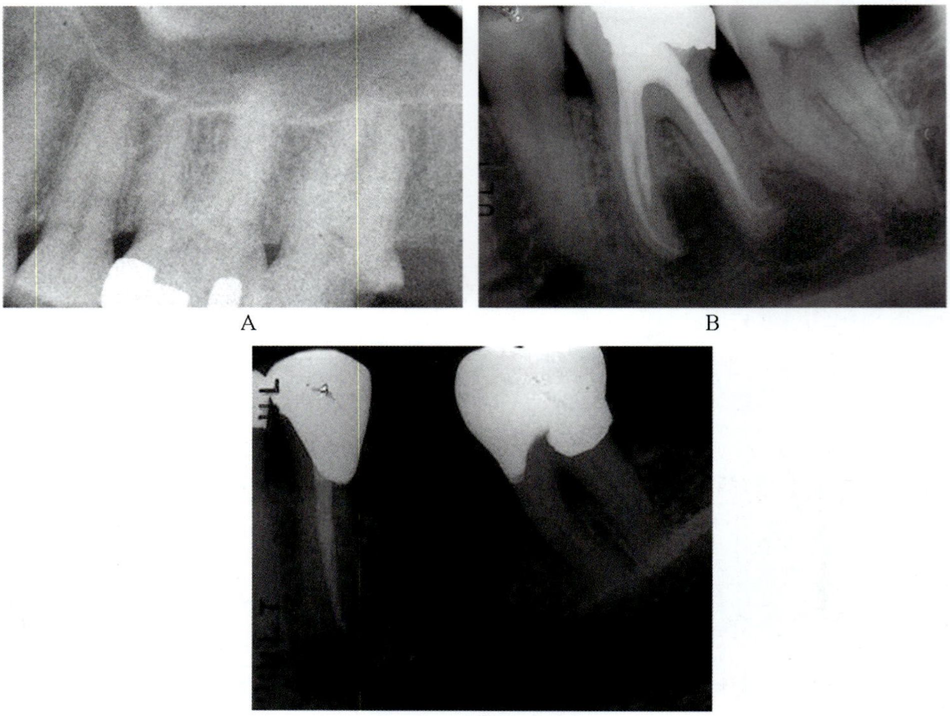

图 8-4　曝光对 X 线片的影响

A. 曝光不足；B. 正常曝光；C. 曝光过度。

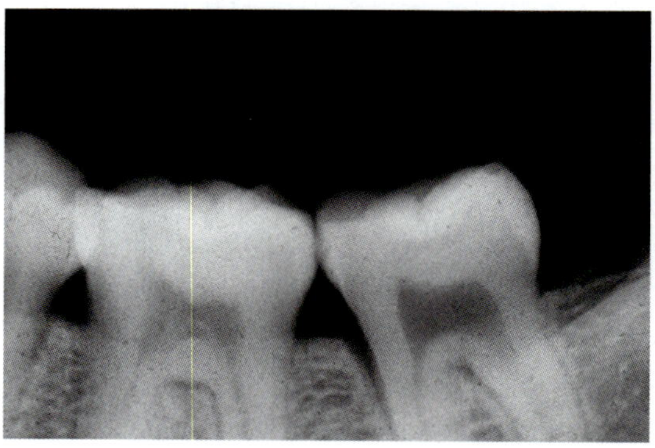

图 8-5　未拍摄到根尖区域

根尖片的局限性，根尖片像一张照片一样，它仅提供一个三维实体的二维图像，因此我们可以从不同角度来拍摄，以获取想得到的信息。见图 8-6。

根尖片可以用来确认牙髓和根尖周组织的异常状态，也可以确定牙根和根管的数目、根管的位置以及牙根的弯曲程度。见图 8-7、图 8-8。

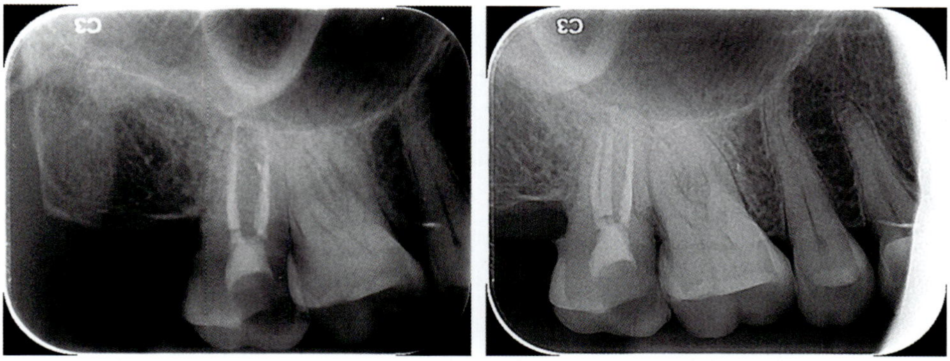

图 8-6　不同拍摄角度

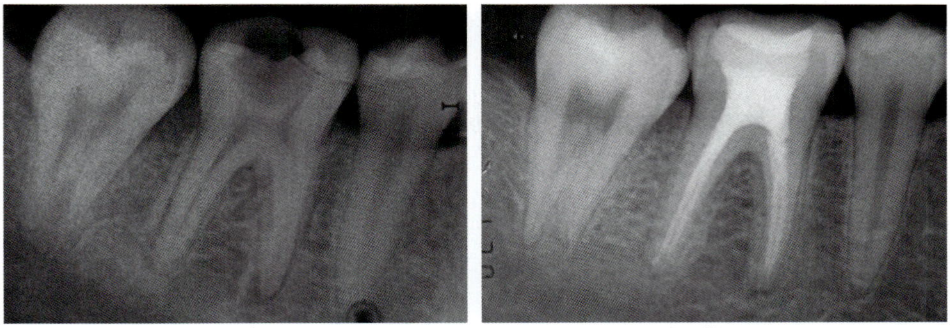

A　B

图 8-7　牙髓病治疗前后

A. 龋病感染到牙髓；B. 根管治疗后。

对于可能需要行根管治疗的牙齿，应检查其长度、牙根数目、根管形态和根管钙化程度。完成评估后，确认解剖形态并开始治疗，临床医师应清楚地了解根管形态，并在整个治疗过程中予以保持。见图 8-9。

在根管治疗的过程中，由于 X 线片必须在放置有橡皮障的条件下拍摄，拍摄技术就显得更加重要。橡皮障使可见度降低，并且橡皮障夹的弓部往往限制胶片的精准放置。基于根管治疗的目的，平行投照技术能拍摄出最准确的根尖片。众所周知的长遮线筒技术或直角技术产生的影像有所改善。将胶片与牙齿的长轴平行放置，中心光束垂直于胶片和校准根尖。为了达到平行投照，经常需要将胶片远离牙齿，向口腔中部放置，特别是当橡皮障夹已放置好时，更需如此。在平行投照技术中应用长的遮线筒瞄准装置，以增加焦点至物体的距离。这样就可以达到将光束的中心和平行射线对准牙齿和胶片的效果，减少牙齿尺寸的扭曲。这种技术

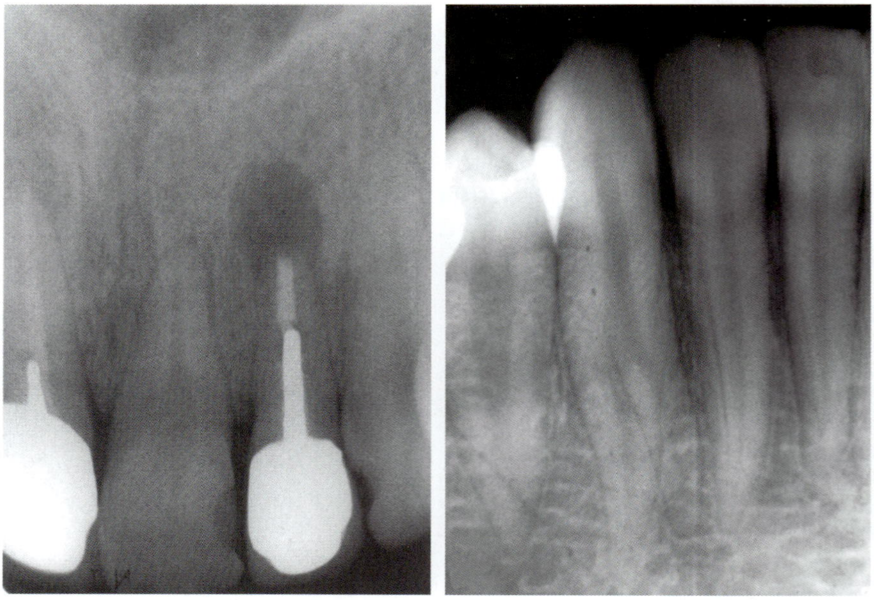

A　　B

图 8-8　牙根尖 X 线表现

A. 上颌侧切牙根尖组织异常；B. 下颌尖牙根管中段处分为两根管。

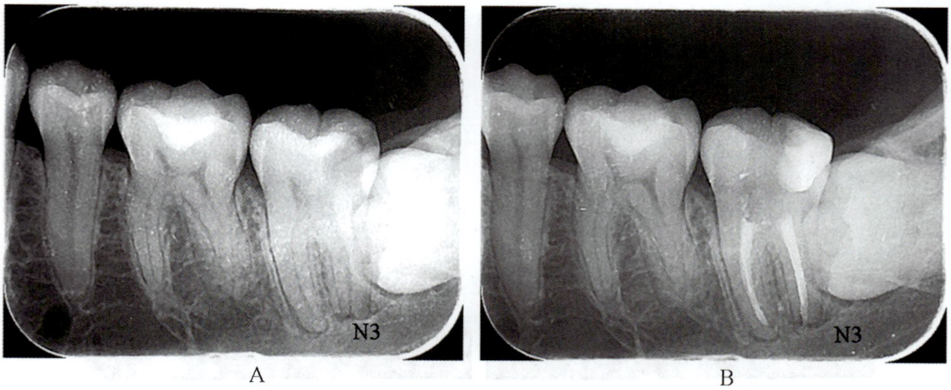

A　　B

图 8-9　牙根管治疗

A. 治疗前；B. 治疗后。

允许更准确地将牙齿尺寸重现，从而增强牙齿长度及其与周围解剖结构关系的确定。另外，平行投照技术还可以降低颧突与上颌磨牙根尖重叠的可能性，而采用分角线投照技术时常发生这种情况。如果使用恰当，平行投照技术将为临床医师提供扭曲最小、重叠最少、最清晰的胶片。

口腔结构的大小和形态的变异（如低平腭穹隆、隆突、过长的牙根）或患者作呕使真正平行放置的胶片成为不可能。为了弥补放置胶片的困难，胶片可以放置在偏离牙齿长轴 20°的位置上，这时纵向扭曲最小。拍摄上颌磨牙时，任何垂直角度的都会增加颧突与颊根重叠的机会。

垂直角度不大于 15°时，通常可以将颧突拍向上方，而使之远离磨牙牙根。为此，可采用改良平行投照技术，即垂直角度增加 10°～20°。虽然按照这个角度投照，拍到的牙根有一点缩短，但在不太容易拍摄的上颌后牙区，这样的拍摄增加了根尖的清晰度。

二、根尖片的解读

见图 8-10～图 8-18。

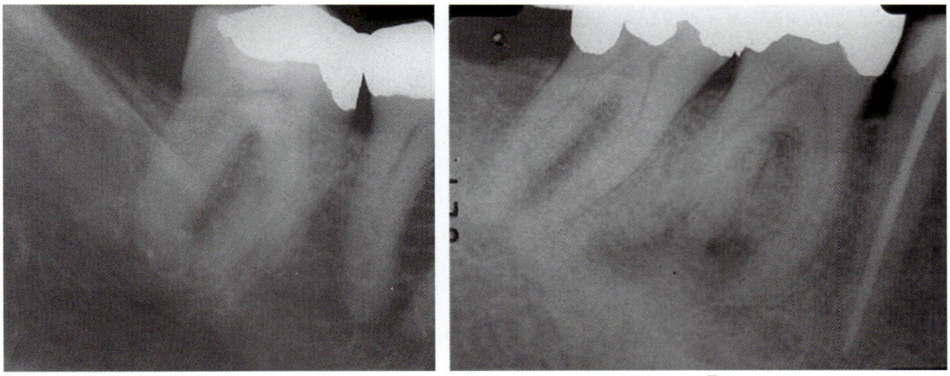

A　　B

图 8-10　A. 近中两个根；B. 远中两个根

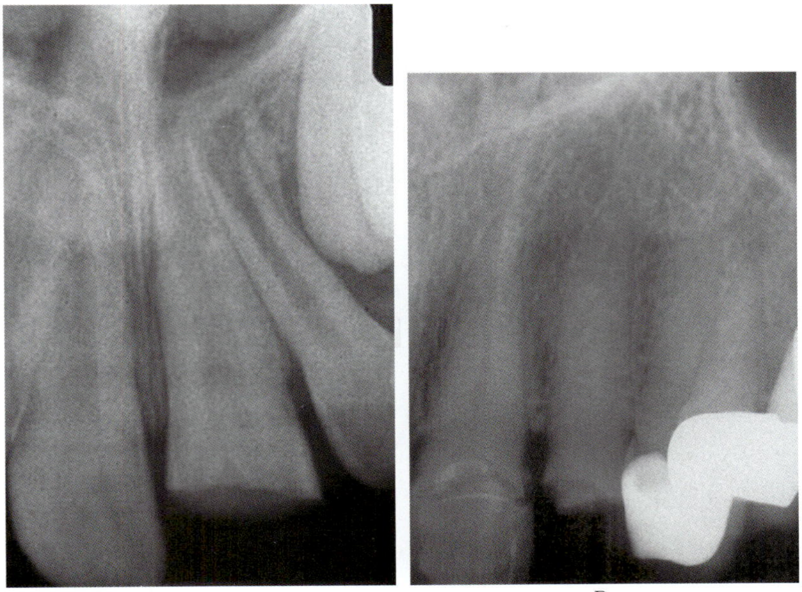

A　　B

图 8-11　A. 年轻恒牙发生冠折；B. 存在根管钙化牙齿发生冠折

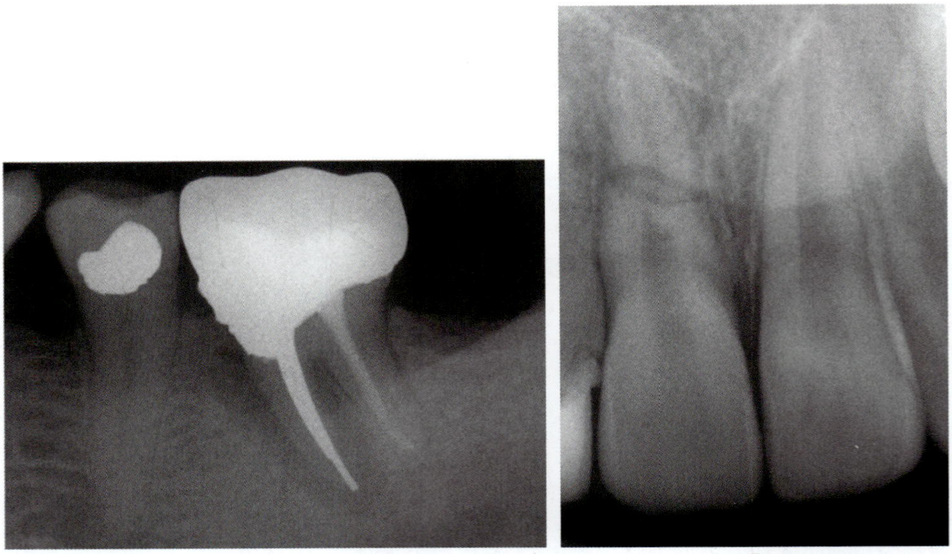

A　　B

图 8-12　A. 第一磨牙近中根根折；B. 中切牙根 1/2 处折断

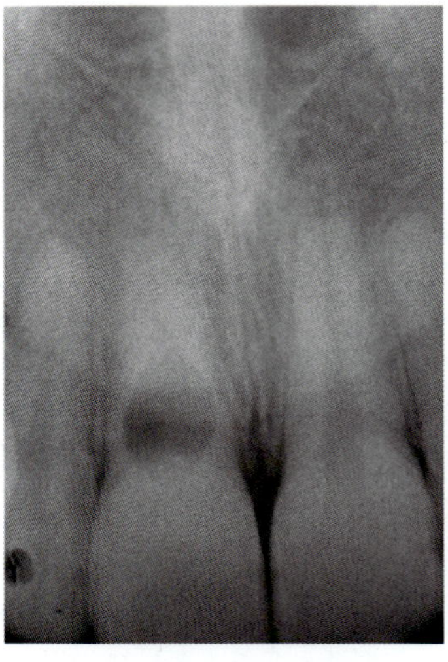

图 8-13　上颌中切牙出现内吸收

对于已经治疗过的患牙，应注意各种情况下治疗过的牙根数量，以及治疗质量（填充长度、填充密度、根管形态等）。虽然有些在影像学上没有发现异常变化，但未清理的根管中残留的组织可能会引起冷、热测敏感、叩痛和自发痛的症状。

根管治疗后仍有症状出现的患牙。

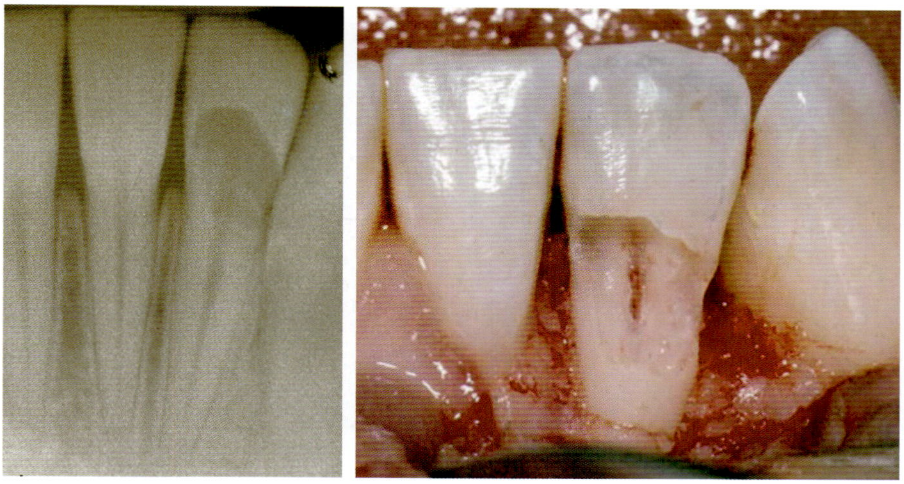

图 8-14　下颌侧切牙发生外吸收

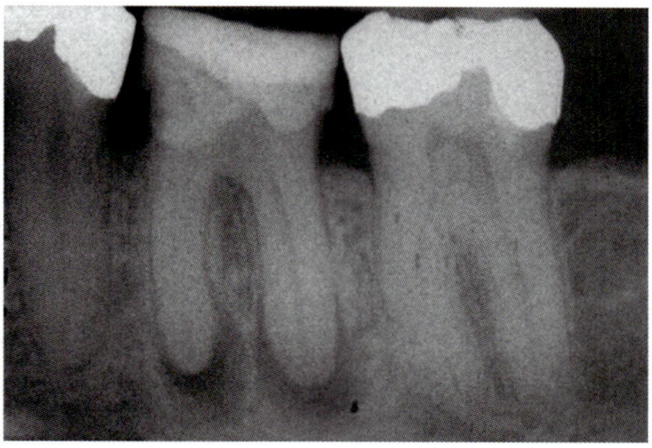

图 8-15　第一磨牙根尖周组织病变

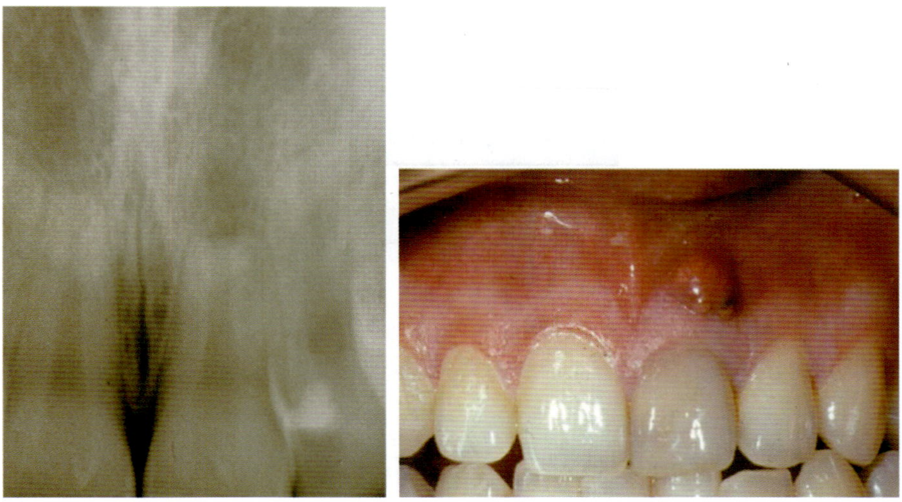

A　　B

图 8-16　A. 中切牙根尖周组织发生病变；B. 中切牙牙冠已变色，并且有窦道形成

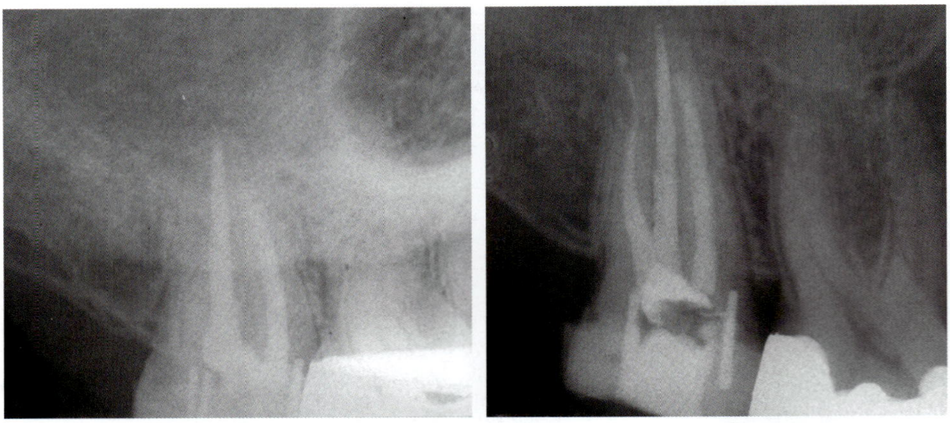

A　　B

图 8-17　A. 发现存在遗漏根管；B. 找到并治疗后

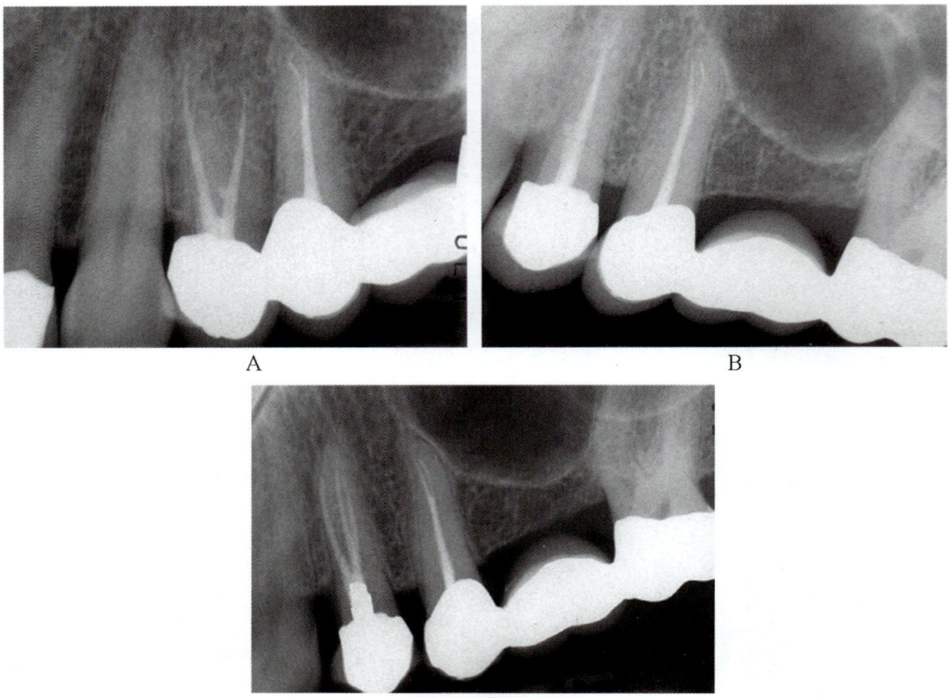

A　　B　　C

图 8-18　A. 左上第一前磨牙治疗后刺激痛；B. 将角度偏向远中倾斜拍摄，冠方 1/3 处发现向内有牙胶凸起；C. 找到原来遗漏根管，治疗后

三、数字化放射技术

计算机技术在放射照相术上的发展有即刻获得影像、增强影像、储存、重摄，甚至将图像向远处传送。采用数字化放射技术最主要的优点是可以即刻获得影像，并且与普通的胶片技术

相比较放射曝光减少50%～90%。其主要的缺点是，与普通胶片相比最初的投入较高，影像质量可能有所降低。

直接数字化系统由3个部分组成。①放射部分；②可视部分；③图像部分。放射部分包括高分辨率传感器，带有一个与普通胶片同样大小的有效工作面积。但各系统在长度、宽度和厚度上有细微差别。传感器有一个光纤维屏蔽，以保护其不被X线降解，并可以进行冷消毒。

直接数字化系统第2部分即可视部分，包括图像监视器和显示处理装置。当图像被传送到处理装置时，就被计算机数字化处理并储存。处理装置可将图像放大，并同时能显示数张图像，可以对其行进一步处理，包括增强、对比延伸和翻转，还可以对图像的一部分放大至全屏。

第3个部分即图像部分，是一个高分辨率的图像打印机，它使用相同的视频信号，可以提供一个反差强的、屏幕图像的拷贝。

然而，根尖片对于一些特殊病例的检查存在一定的局限性，例如，在骨皮质较厚且松质骨多孔区域存在的根尖周病变或早期病变密度差异未达到根尖片分辨度时容易漏诊；对于重度开口困难、严重颅脑损伤及因系统性疾病或其他病情严重无法配合、咽反射反应较重和口内有重度溃疡损伤的患者，拍摄根尖片困难。

第二节　CBCT在牙髓病中的应用

一、锥体束CT的分类及特性

目前，临床上锥体束CT影像系统的分类主要涉及以下3种。①小视野锥形束，视野为6 cm×7 cm；②中等视野CBCT影像系统，视野为7 cm×10 cm；③大视野的锥体束CT影像系统，视野为10 cm×15 cm。根据多年的临床实践证明，视野为一小视野的锥体束CT影像系统一般具有高分辨率的图像识别技术。在牙体牙髓病的具体诊断中，高分辨的锥体束CT影像系统更加有利于显示牙体的微细结构，因此在临床的牙体牙髓病诊疗中的应用更加广泛。

二、锥体束CT与根尖片、全口曲面断层片、传统螺旋CT的比较

1. 普通X线片　首先在口腔临床上得到了推广，进而在牙体牙髓病方面实现了新的发展与突破，帮助广大的患者减轻了痛苦。目前在一些不是很发达的城市和国家，传统的X线片仍然是医师在具体诊断牙体牙髓病方面最主要的辅助手段，它具有放射剂量小、操作简单和空间分辨率高等优点。然而，随着口腔临床医学的不断发展，对疾病诊断的要求不再仅仅局限在表面，还需要更加深度的考查和研究，普通的X线片已经逐渐不能满足需求。其局限性主要体现在以下两方面。

(1)普通的X线片完全是遵照平行投照技术，立体的三维图像被拍摄成平面的二维图像，导致影像相互重叠，因此不能准确地反映患者牙齿及牙周相关病变区的三维详细信息。

(2)常规的二维平面亦不能准确地反映出患者根尖周骨质区的破坏程度，如在患者根尖周病的早期发病期间，骨质便会有轻度的吸收，但是传统的X线片并不能将其显示出来，只有患者的骨密度出现大量破坏的时候，传统的X线片才能体现出来具体的透射影像，如果此时相关医师经验不够丰富，对投照技术或者胶片处理不当，非常容易造成X线图像失真，对根尖周

病的准确判断造成了一定的误差，容易延误病情。

2. 全口曲面断层片　在临床医学上亦称之为全景摄影，主要用来观察患者全口牙齿及牙槽骨的情况，同时亦可以对患者的牙根情况、乳恒牙交替、牙根形态及阻生齿位置和对邻牙的影响等进行一定的监测作用，对于需要一次检查全口多颗牙及不能配合拍摄根尖片的患者也可以选择全口曲面断层片。采用全口曲面断层片进行上述的检查，患者往往感觉舒适，同时不需要将乳胶片放置在患者的口腔内，一定程度上保证了患者的卫生安全状况。另外，曲面断层投影整体上放射源放射剂量较小，较全口牙的测量技术剂量少很多。然而，全口曲面断层片仍然伴随着一定的局限性，具体分析如下。

(1)其投影成像仍然捕捉的是患者牙体的二维影像，在数据分析方面容易产生误差，给临床诊断带来一定的误差。

(2)在诊断具体患牙的根尖病时，整体的根尖周投影不够清晰，需要增加屏幕投照技术，因此需要更加精密的投照技术。

一般而言，在具体的应用中常需要增加单颗牙齿的根尖片，过程较为繁琐，浪费时间、精力，在诊断患者根尖周病或个别牙的情况时，一般不会采用全口曲面断层片对患者进行检测。

3. 螺旋 CT　螺旋 CT 技术很好地解决了患者影像清晰度问题及图像信息重叠的问题，其分辨率可高达 150 μm，整体上较常规的 X 线片具有图像质量好、临床诊断价值高、对患者无创伤及无痛苦的优点。随着口腔临床医学的发展，其优势逐步明显，现代的螺旋 CT 技术更加能够同时进行多层扫描，X 线立体投影对患者的投照时间明显缩短，患者接收的 X 线剂量明显减少，数据图像的细微性较上述几种类型有了明显的提高。然而，螺旋 CT 技术针对于较大病区平面具有更加独特的优势，诸如口腔肿瘤、口腔外伤、患颌面疾病，以及关节性疾病等，整体上螺旋 CT 对牙体牙髓病的贡献相对较小，而且图像采集所产生的费用相对较高，对于牙体牙髓病中患者单个牙齿的微小结构清晰度较低，限制了其在牙体牙髓病中的具体应用。

4. 锥体束 CT　随着临床医学的发展，1988 年研制出的小照射面积的 X 线锥体束 CT，有效地解决了常规的 CT 技术不能应用于小面积病区的弊端，进而实现了 X 线技术低照射量高分辨率图像、价格低廉及操作简单等相关技术问题。锥体束 CT 具体的成像原理与常规的数字型 CT 的差异是采用锥形的 X 线束和二维探测技术进行整合，扫描过程中放射源 X 线仅需围绕患者旋转 1 周，便可获得清晰的三维重建图像所需要的数据，其中锥体束 CT 影像系统的具体扫描范围由锥形束的大小来决定，如 NewTom3D 技术可以充分地模拟患者整个口腔内部情况，然后再具体根据临床上的需要对患者的特定部位进行精确的扫描。

三、CBCT 原理

锥体束成像三个重要参数：体素尺寸、视野、层厚/测量准确性。

1. 体素/体素尺寸　体素是 3D 容积的基本组成元素。3D 数据的获取及呈现均采用体素为基本单位。

2. 视野　视野代表锥体束 CT 的扫描范围。一般情况下，视野越小，辐射剂量越低，同时也可以选择更高的分辨率。视野可以小至牙弓某个区域，大至整个头部，选择主要取决于诊断目的、患者类型及对空间分辨率的要求。

视野取决于探测器的大小和形状、光束投影的几何位置、校准光束的能力。锥体束 CT 可分为大、中、小3种视野。骨骼和头颈锥体束CT(视野>15cm)、上下颌骨锥体束CT(视野8～15cm)、牙槽锥体束CT(视野<8cm)。因此,小视野锥体束CT在牙髓疾病诊疗应用中更适合。

四、CBCT在牙髓病中的应用

牙髓病包括牙髓组织的炎症、坏死和退行性变,由于牙髓是软组织,在影像学上没有阳性体征,因此,CBCT检查仅对牙髓钙化和牙体吸收有诊断价值。

1. *牙髓钙化CBCT表现*　髓石在髓腔中表现为不同形状的高密度团块影,形态与髓腔形态有一定关系,后牙髓腔中的髓石可为圆形、卵圆形或不规则,前牙髓腔中的髓石一般呈条状或针状。弥散性钙化表现为正常的髓室及根管轮廓的消失。

2. *牙体吸收*　分为生理性吸收(乳牙吸收)和病理性吸收。病理性吸收包括牙内吸收和牙外吸收。发生牙内吸收的患牙髓腔内表现为局限性扩大,CBCT图像上可显示髓室或根管壁变薄,可伴发根尖周感染、根尖吸收、髓腔壁侧穿,严重者可发生牙根折裂。牙外吸收常见于正常牙体形态的不完整、不连续,如根尖吸收变钝,牙体外表面凹陷状吸收。

患者在牙根吸收的早期往往无明显的自觉症状,直到后期出现相应的牙髓症状后才被发现。由于常规的X线片仅能对患者的影像进行二维识别,因此不能对患牙牙根的吸收进行正确的定位,并且很难准确评估牙根吸收的严重程度。特别是当患牙的病变部位发生在颊侧或者舌侧根面时,其检测的准确率往往更低。另外,普通的X线片不能发现直径<0.7 mm、深度<0.3 mm的病损部位,因此在检测牙根吸收方面具有一定的局限性。锥体束CT影像系统多层面重建技术可充分动态呈现患者病变部位的真实形态,准确地评估病变范围、破坏程度及病变部位牙槽骨的吸收状况等,并且对患者即将出现的牙齿缺损进行有效的预估,非常有利于确定牙根吸收患者的治疗计划,提高患牙的保留率。

五、不同学会对CBCT在牙髓病中应用的指导意见

(一)美国牙病学会提出CBCT在牙髓病中的应用

美国牙髓病学会(AAE)与美国口腔颌面放射学会(AAOMR)共同出台的CBCT在牙髓病学领域的应用,列出了CBCT的适用情况。

在根管治疗与评估中,CBCT在至少5项诊断任务中较传统2D影像具有明显优势。这些诊断包含如下。

1. 鉴别诊断

(1)牙髓源性病变:牙髓疾病的临床诊断主要基于临床检查过程中收集到的信息。牙髓源性病变继发于牙髓分解产物,并在根尖孔处形成。骨矿化丧失形成的透射性病变可出现在牙根表面的任何位置,丧失程度需要达到30%～40%才可以在传统影像上看到。但当使用CBCT时,当医师从颊侧至腭侧以0.1mm层厚逐层读片并调整观察角度时,下颌骨颊侧骨质和上颌牙根尖表面重叠的颧突造成的视觉阻挡可完全消失。通过CBCT发现上颌前磨牙及磨牙根尖周病变的概率高于传统根尖片。见图8-19。

(2)非牙髓源性病变。

(3)根管治疗失败的诊断:根管治疗失败的原因有很多,比如治疗过程中失误、遗漏根管或者难治性根尖周病变。见图8-20。

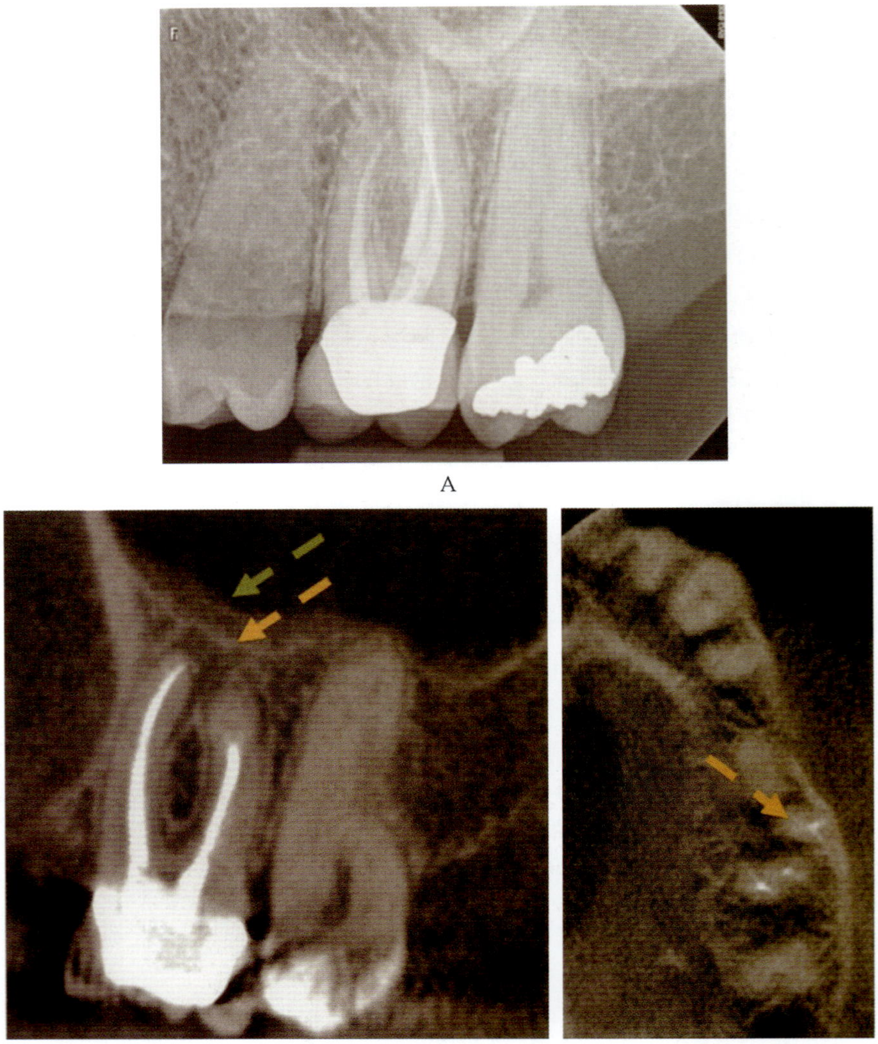

A

B　　　　C

图 8-19　牙髓源性病变

A. 第一磨牙曾行根管治疗，但未发现根尖病变；B. 发现近颊根处有约 4mm 大小透射影像；C. 发现遗漏的近中副根管。

（4）牙根纵裂：根管治疗后牙根纵裂发生的概率为 8.8%～13.4%，裂纹通常沿着颊舌向延伸且局限于牙根。有研究显示，表面 CBCT 对于牙根纵裂诊断的灵敏度为 18.8%～100%，而传统根尖片的灵敏度为 37%。在空间分辨率为 76～140μm 时可以发现牙根纵裂。见图 8-21。

2. 评估解剖结构及复杂形态　主要评估内容：①牙齿结构异常；②根管系统形态。CBCT 提高了对牙齿结构异常、牙根形态异常、根管解剖的准确定位和可视化程度。三个方向的断层阅读使根管弯曲、额外根管、根管阻塞、分叉、狭窄显示更加清晰。见图 8-22。

3. 术中及术后判断根管治疗并发症

（1）根管超填：见图 8-23。

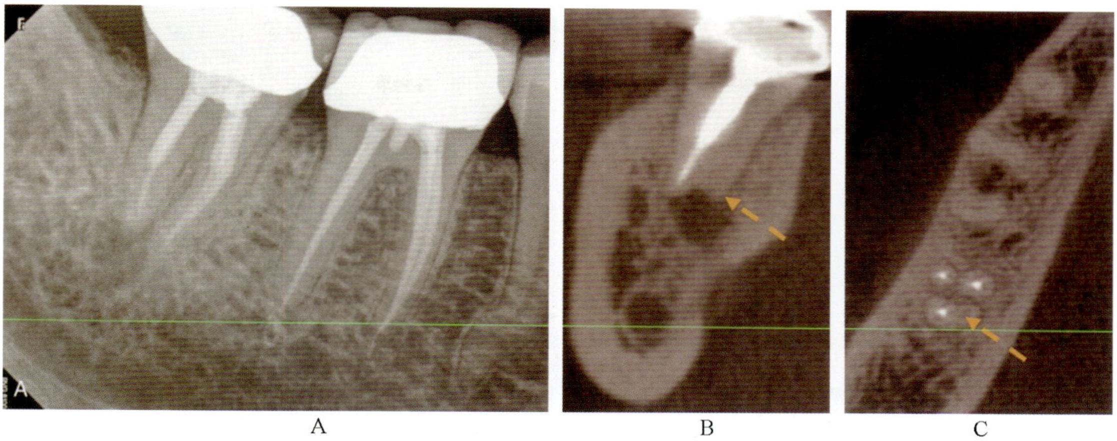

图 8-20　根管治疗失败

47 曾行根管治疗，远中根内有根管桩，根尖周可见低密度影像（A）；矢状面（B）、轴面（C）示遗漏远颊根管。

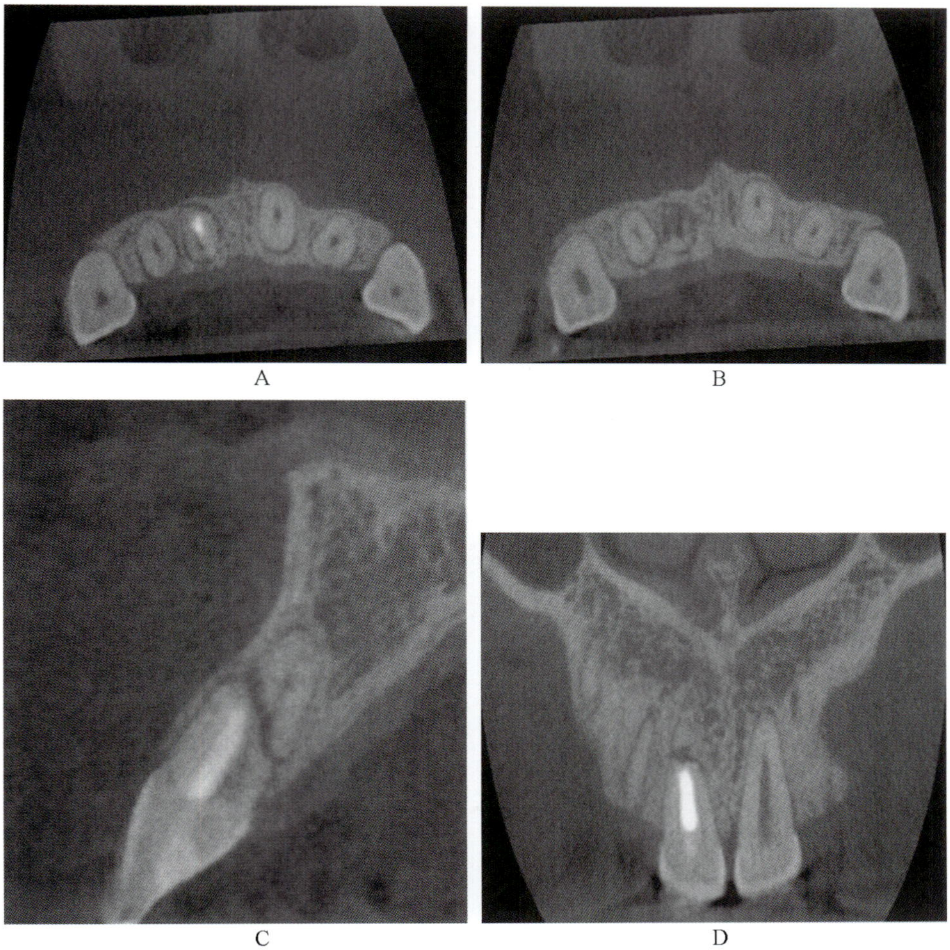

图 8-21　曾行根管治疗的 11 牙折断

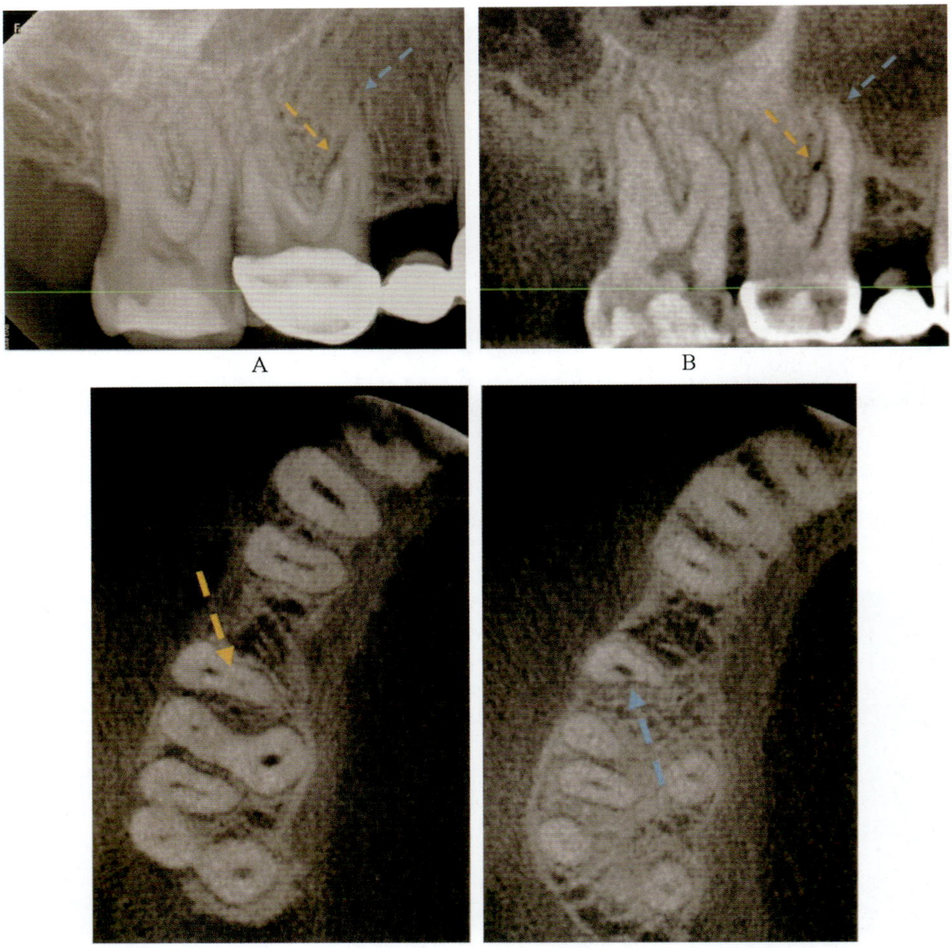

A B C D

图 8-22 A、B. 根管根尖与影像学根尖距离较大；C、D. 见近中副根管及峡区，近颊根椭圆形根管

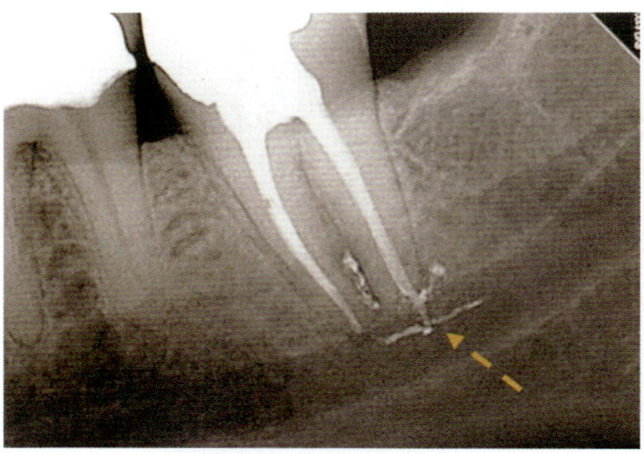

A

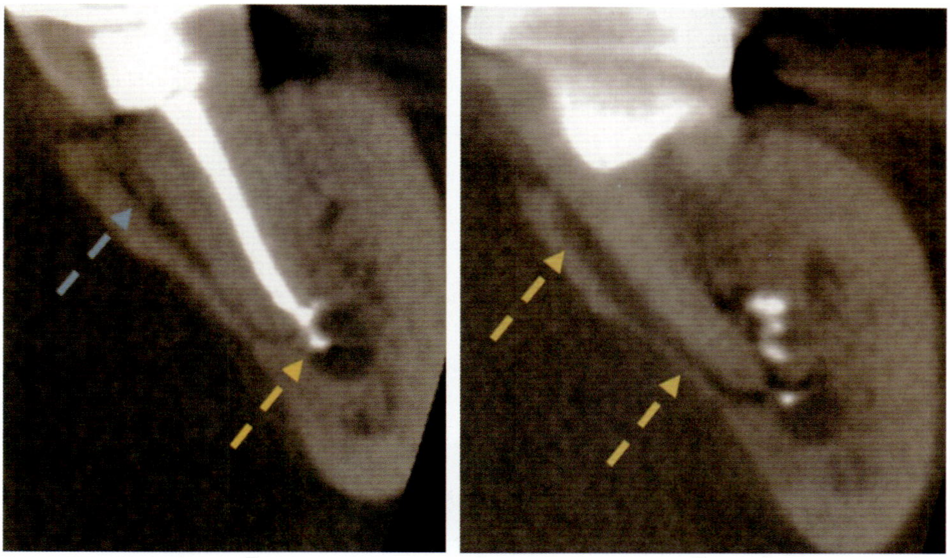

B　　　　　　　　　　C

图 8-23　37 根管治疗后超充，糊剂超出根管，下牙槽神经管内见约 3mm 异物

(2)器械分离：器械分离较易发生于磨牙的根管治疗中，其中以下颌磨牙根尖 1/3 处最高(图 8-24)。

(3)钙化根管：冠部髓室随着年龄增长而减小，后牙髓室顶及髓室底的钙化速度更快。CBCT 可以对钙化牙齿进行术前评估，有助于在髓室探查根管口，以及在钙化根管内寻找原始根管通路。见图 8-25。

(4)穿孔定位：穿孔通常为医源性意外事件，牙根穿孔通常是由桩道预备、寻找钙化根管、根管预备中的带状穿孔以及尝试取出器械分离导致。

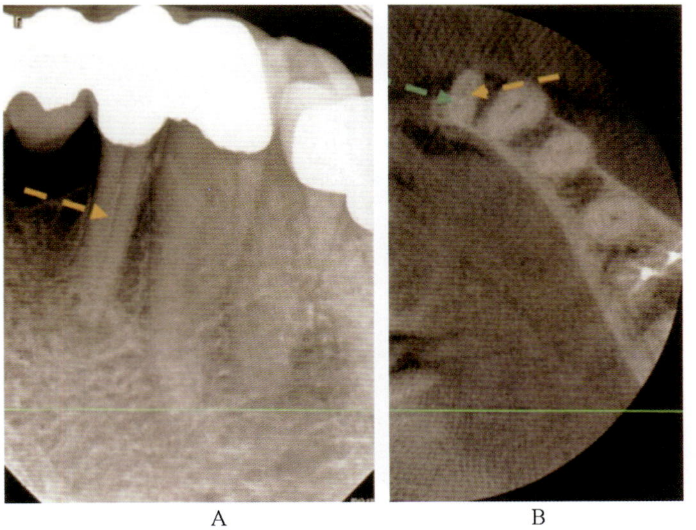

A　　　　　　　　　　B

图 8-24　A. 根中部发生器械分离；B. 定位分离器械位置

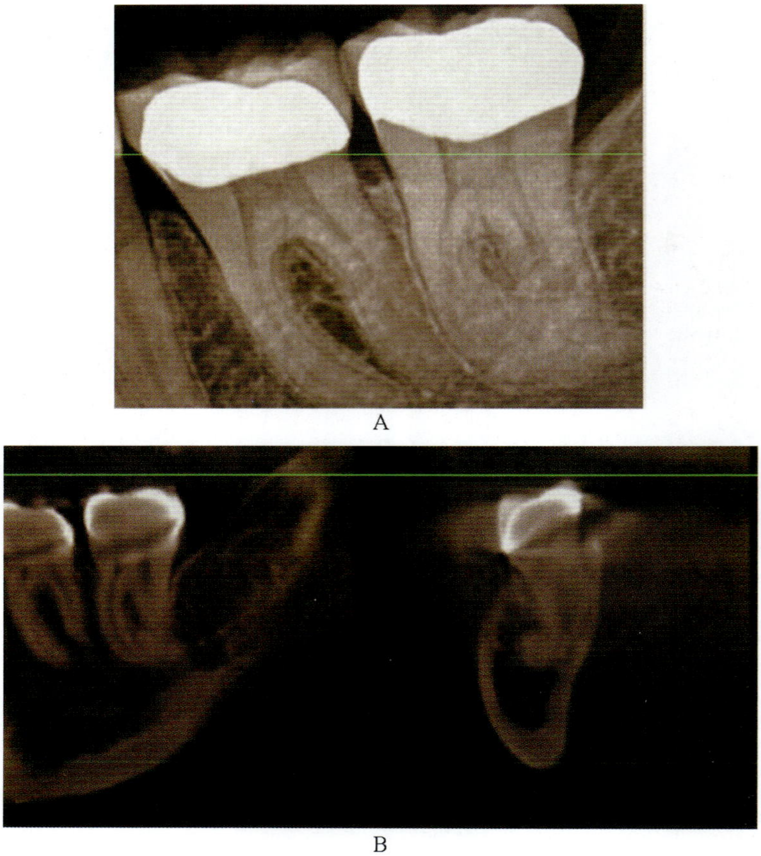

图 8-25 A. 见 37 大量髓石和根管内钙化;B. 提示根尖 1/3 处根管形态异常

4. *牙及牙槽外科* CBCT 对于牙外伤尤其是侧方脱位及根折病例的评估和检测具有优势。见图 8-26。

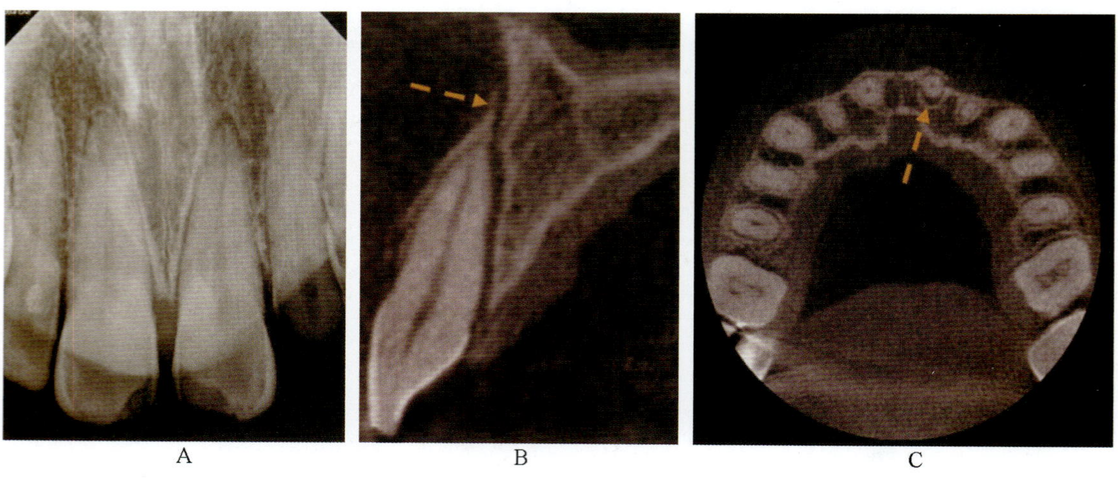

图 8-26 A. 双侧上颌中切牙冠折,21 脱出;B. 牙槽骨骨折;C. 21 移位程度

5. 牙根内、外吸收　CBCT 有助于定位牙根内吸收部位并明确吸收区域大小。见图 8-27。

6. 术前方案确定　当非手术根管再治疗无法使根尖周组织病变愈合时，常需进行根尖手术治疗。术前医师可以用 CBCT 影像评估上颌后牙牙根与上颌窦关系和上颌窦内变化、下颌后牙牙根和根尖周病变与下牙槽神经的关系，以及下牙槽神经距离颊舌骨板距离的关系。

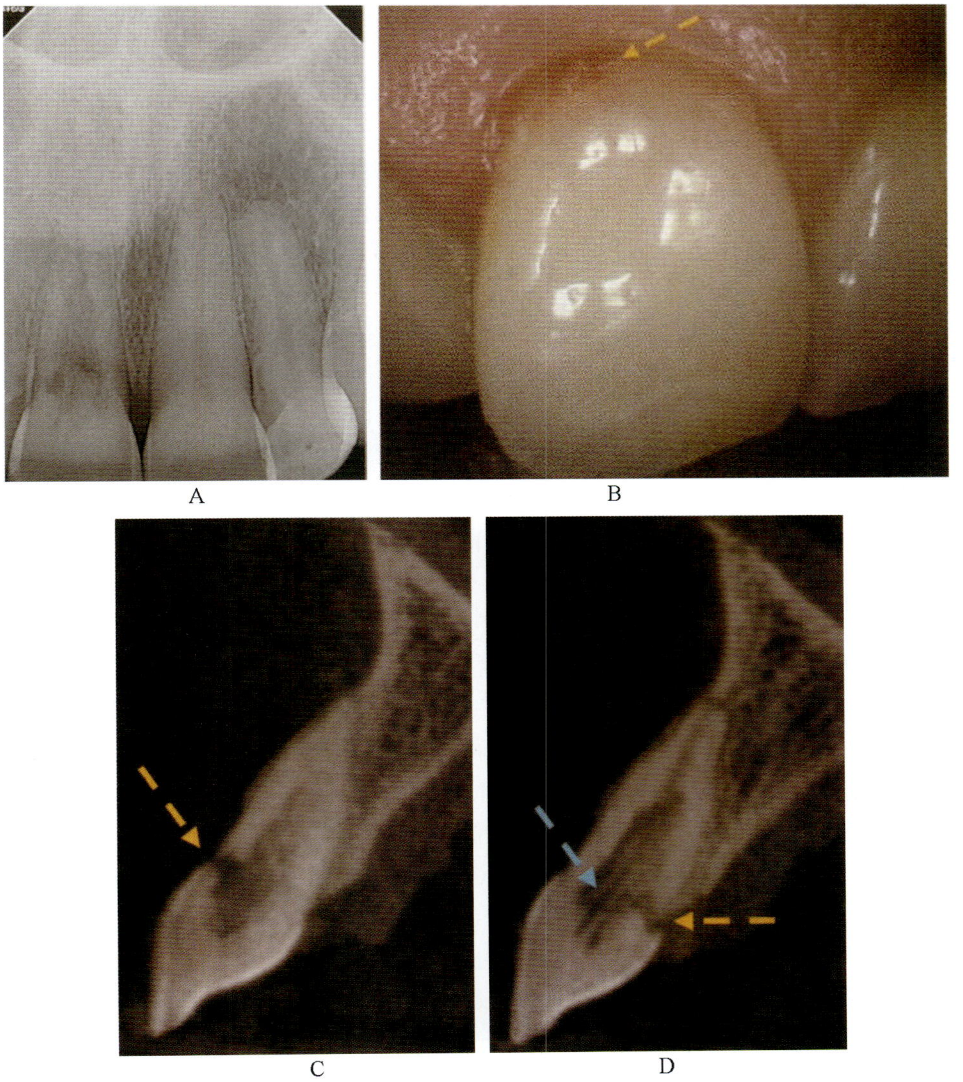

A　B　C　D

图 8-27　A. 牙颈部吸收；B. 肉眼见病理改变；C、D. 牙根唇、腭侧釉牙骨质界见穿孔

7. 种植手术方案确定

8. 评估根管治疗效果

(二)欧洲牙髓学会对于 CBCT 在牙髓病中应用发出声明

欧洲牙髓学会(ESE)对于 CBCT 在牙髓病中的应用发出立场声明，提出 CBCT 在牙髓病中使用标准。只有在进行全面的临床检查并进行适当的常规 X 线片评估后，才能考虑进行

CBCT 拍摄。CBCT 拍摄的好处必须大于风险，这一点对于对电离辐射的潜在影响更敏感的儿童和青少年尤为重要。在所有情况下都必须考虑 ALARA 原则（尽可能低剂量）。如果三维重建图像中的额外信息会潜在性有助于形成诊断和（或）增强牙髓病患牙的治疗，才应考虑寻求 CBCT 扫描检查。

在以下情况下，可以考虑使用小视野 CBCT。

1. 根尖周病变的影像征象诊断，当存在矛盾（非特异性）体征和（或）症状时。

2. 确认非牙源性病因。

3. 评估和（或）诊断复杂的牙-牙槽外伤。如严重的脱位损伤、常规 X 线片不易评价的复合性骨折和水平性骨折。

4. 极为复杂的根管系统牙髓治疗前的评价（如Ⅲ型和Ⅳ型牙内陷）。

5. 评估拟行非手术牙髓再治疗，具有极为复杂根管解剖的牙齿。

6. 当现有常规 X 线片无法获取足够信息时，评估牙髓治疗并发症（如根管桩道穿孔）以制订治疗计划。

7. 评估和（或）处理临床上看上去可行治疗的牙吸收。

8. 复杂根尖手术的术前评估（如后牙）。

六、放射学检查指南推荐意见

1. *龋病*　检查龋病的口腔放射学手段通常为殆翼片和根尖片，当口内存在多颗牙的广泛性龋坏，可考虑应用曲面断层 X 线片进行初步检查诊断。

2. *牙髓炎*　对于初次就诊的牙髓炎患者，为了治疗操作的术前评估，通常需要拍摄根尖片。当已确诊为牙髓炎且怀疑存在根管解剖变异、牙髓钙化、根管吸收的患牙时，拍摄锥体束 CT 有利于明确根管解剖结构，指导后续根管治疗。

3. *根尖周炎*　首选放射学检查为根尖片。但是，当常规根尖片不能明确病因时、行修复治疗后出现间歇性咬合痛；常规根尖片不能明确病因时、怀疑存在上颌后牙根尖周造成上颌窦病变时、颌骨囊肿及肿瘤与根尖周病变相辨别时、不明原因的皮肤窦道；怀疑牙源性病变但根尖片不能明确患牙时，出现以上特殊情况需行锥体束 CT 进行辅助检查。

4. *牙外伤*　常规检查为根尖片。锥体束 CT 检查基于诊断牙及颌面部损伤类型和严重程度。

5. *冠根折*　当根尖片无法拍摄折裂线向根方延伸时建议使用锥体束 CT。

6. *牙齿脱位*　牙齿脱位大多数为矢状向移动，根尖片不能判断损伤的严重程度，建议使用锥体束 CT。

7. *牙根纵裂*　怀疑为牙根纵裂的患牙常规拍摄根尖片。但锥体束 CT 的灵敏度和特异性均高于根尖片，其三维成像还可以清晰呈现颊舌侧根折线的具体位置和牙槽骨的破坏范围，对于诊断及治疗方案的选择具有指导意义。

8. *牙根吸收*　常规检查为根尖片。锥体束 CT 诊断轻微牙根吸收更具有优势，对于鉴别牙根内吸收、外吸收及侵袭性牙颈部外吸收均优于根尖片。

9. *牙源性上颌窦炎*　常规检查为全口曲面断层片。若需行牙髓治疗，可加拍摄根尖片。当遇到复杂的牙源性上颌窦炎病例，需了解根管系统，进一步定位病源牙和上颌窦各壁的情况，判读预后等，可考虑拍摄锥体束 CT。

锥体束 CT 影像系统可以清晰地呈现患牙牙体组织的解剖结构，尤其在复杂根管治疗前、治疗中和治疗后的不同阶段，相关医师可以随时调用患牙各个层面和方向的解剖图像，从不同的角度分析，进而清晰地观察根管的形态，帮助其在根管治疗过程中的定位及动态观察、分析，使得整个过程的治疗更加彻底；在临床上最大限度地减少误诊和漏诊的发生并在术后可以及时、准确观察治疗和预后情况。

在临床医学上，三维重建的技术被认为是研究患者牙体解剖形态的最理想影像工具。随着锥体束 CT 影像采集系统的发展和应用软件的持续开发，锥体束 CT 现如今可以充分应用于建立牙体及颌骨的三维模型当中，其具体的重建过程可以用于临床牙体牙髓病的诊断和实验研究。综上不难看出，锥体束 CT 为很多疑难的牙髓牙体病的确诊提供了新的影像技术及应对方法。相关医师通过具体的锥体束 CT 图像选择最佳的治疗方案，进而获得最好的治疗效果。锥体束 CT 技术的广泛使用也为临床研究提供了跟踪调查、动态评估等前所未有的信息。

七、锥体束 CT 的发展趋势

1. 重建图像的时间和曝光时间都将进一步的缩短，同时辐射量也进一步降低。由于计算机系统的升级，单位时间内所捕捉的图像的帧幅数会增加，这就意味患者的曝光时间缩短，从而患者受到的辐射剂量也将进一步减小。此外，随着扫描时间的缩短，扫描过程中患者发生不自主运动的机会也会减少，伪影随之减少。

2. 对比分辨率提高，在临床可以用于软组织结果的观察。目前的锥体束 CT 由于所应用的探测器的限制，机器对比分度辨率较低，不能够显示口腔颌面及牙髓等软组织结构。近些年来越来越多学者开始研究如何提高机器的对比度分辨率，以期可以清楚地显示软组织结构，并逐渐应用于牙体牙髓病中软组织相关病变的诊疗。

3. 由于目前锥体束 CT 所用的管电压差异明显，从 60～12kVp 均有，这就使得在不同的锥体束 CT 呈现的图像中同一组织构中的图像灰度值差异明显，因而在不同的锥体束 CT 系统间图像的比较就很困难，随着口腔临床医学的发展，能将不同的锥体束 CT 机的 CT 值相统一是发展的必然趋势。

4. 锥体束 CT 影像系统的软件功能更加丰富是今后发展的重要趋势。锥体束 CT 能从冠状位、水平位、矢状位，不同方位三维动态地显示组织结构，并且在骨性测量准确性上优势明显，这些特点就决定了如果锥体束 CT 的系统软件可以执行具体特定的临床任务，将更方便临床医师，并且更好地指导医师对病情做出精准的诊疗。

总之，随着牙体牙髓病学的不断发展和影像学水平的不断提高，锥体束 CT 必将为牙体牙髓病方面提供更准确和丰富的诊断信息，更好地参与和指导牙体牙髓病的临床诊疗。

参考文献

[1]　李昂. 根管治疗学牙髓之路［M］. 8 版. 合肥：安徽大学出版社，2010.
[2]　张祖燕. 口腔颌面医学影像诊断学［M］. 7 版. 北京：人民卫生出版社，2022.
[3]　侯晓玫. 牙髓之路［M］. 11 版. 沈阳：辽宁科学技术出版社，2021.
[4]　崔娟娟. 锥形束 CT 在牙体牙髓病临床诊疗中的应用［D］. 武汉大学，2017.

第九章

根管治疗后的修复方案

根管治疗已成为目前牙髓治疗的常规手段,根管治疗后的牙齿(endodontically-treated tooth)需要进行完善的牙体修复。医师在进行修复治疗时,应考虑根管治疗后牙体组织的改变,及修复体在口腔内抗力、固位、耐久性、功能和美观等问题,为患者选择安全、微创、适宜的修复方案。牙髓治疗后未完善修复的牙齿发生折裂,以及桩核制作过程中发生的问题,是患牙最终拔除的直接原因。根管治疗后未修复牙齿的10年留存率为90%,如果治疗恰当,可以将牙齿年丧失率降低至1%~2%。

第一节　根管治疗后的牙体组织改变

根管治疗后牙齿组织的缺损程度加大、抗力减弱。由于龋病、牙齿磨损、牙外伤、楔状缺损、酸蚀症等多种因素导致患牙在根管治疗前已经出现牙体组织的丧失,加上开髓入路需要进一步磨除牙体组织,使更多的牙体组织缺损。牙齿冠部特别是在牙颈部牙体组织的减少是牙体强度降低的主要原因,因此根管治疗后的牙齿与活髓牙相比更容易出现折裂。牙体缺损部位的位置和大小是牙髓治疗后牙齿修复时需要考虑的关键因素,在临床操作中应尽可能少地切割牙体组织,尤其是牙齿尖、嵴等重要的咬合应力承受区。

牙髓使牙齿发生生物与理化性能的变化。由于失去了牙髓的血运,胶原纤维网变性和牙本质持续营养状况改变,患牙继发性牙本质和第三期牙本质的形成中断,牙本质的厚度不再有变化,牙齿的强度和韧性发生一定程度改变。

开髓洞型使牙齿机械强度降低约5%,邻殆面洞型降低63%,牙髓血供丧失和胶原结构破坏,患牙脱水后强度进一步降低约14%。牙齿强度降低的主要原因是牙体硬组织的丧失,主要由于病理性因素或根管治疗造成。当患牙出现折裂时,多由于断缘位于龈下较深而无法修复。机械强度降低带来的最坏结果之一是牙齿纵裂,导致牙齿拔除。

根管治疗后牙体颜色可能发生改变。牙髓坏死、牙髓出血、髓角残余牙髓等原因都可能造成牙体变色。临床上看到的牙髓治疗后牙齿颜色的变化可以是髓腔原有色素或腐质未去净,更多的是治疗过程中残余牙髓清除不彻底,导致血红蛋白分解变性,含铁血红素渗透进入牙本质导致牙齿变色。

第二节　根管治疗后的牙体缺损修复原则

根管治疗后的牙齿修复方案制订是一个复杂的过程,应考虑以下因素。①牙齿在牙弓中的位置和解剖情况；②剩余牙体组织数量；③剩余牙体组织质量。为避免折裂的风险，应尽量减少牙髓治疗过程中牙体组织的去除量，充分设计好修复方案。

牙体缺损的修复是使用人工修复体恢复缺损牙的正常生理形态、功能和美观，修复体代替了缺损的牙体组织。医师在进行根管治疗后的牙体组织缺损修复设计时，要遵循生物学原则、生物力学原则和美学原则。三个原则应贯穿于修复治疗的每个过程，综合分析、具体评价。

一、生物学原则

生物学原则是指修复体要满足对患牙及周围口腔组织的生理保健要求。对于根管治疗后的牙齿，修复体应保证患牙冠方封闭。口腔是一个有菌环境，冠方渗漏或微渗漏是根管治疗失败的主要原因之一。继发龋或冠部修复体破损也可能导致根管系统甚至根尖区的再感染。根管治疗后冠方修复的目的之一为预防根管系统或根尖区的再感染。对于可能遗留的部分细菌，根管治疗技术是通过严密的根管充填，将感染物质包绕、封闭在根管内，加上完善的冠方封闭可以达到防止再感染的目的。

根管治疗完成后应即刻行冠部封闭。短期观察（1 周左右）可以用可靠的暂封材料，2 周以上的观察必须使用可靠性更好的玻璃离子类材料或复合树脂进行过渡性修复。根管治疗后如未进行及时可靠的冠部封闭，口腔环境中的微生物很容易通过冠方渗漏进入根管系统，繁殖生存并最终导致根管治疗的失败。在根管治疗完成后应对患牙进行合理的评估，尽快做出完善的修复设计，及时对牙齿完成冠方封闭。在桩的预备完成至修复体完成这段间隔时间内，微渗漏随时可能发生，因此要注意髓腔和根管的封闭。开放的髓腔在唾液中暴露的时间越长危险性越大，应及时对牙齿完成冠方的封闭。封闭方式包括过渡性修复和永久性修复。牙体修复前应去净牙髓腔内的根充材料，达根管口下方 1mm 左右，以增加冠方封闭的可靠性。在就诊间隔，冠部应采用封闭性好的暂封材料严密封闭，封闭材料需要有一定的厚度和强度，同时应告知患者在材料硬固前不要使用患侧咀嚼，髓腔入路过程中穿孔的髓室底和髓腔侧壁也应严密封闭。在牙体修复过程中应注意防止对根管的再次污染。

修复体尽量保护牙体、牙周组织。选择的修复方案应尽量微创，最大限度保留剩余牙体组织，不过度损伤牙体硬组织，同时设计有利于牙周组织的边缘形态，不刺激牙周组织，而且在修复设计时尽量不损伤邻牙，建立良好的邻面接触区及修复体的轴面形态，保护口腔软硬组织长期健康，并且保护口颌系统的功能稳定。

二、生物力学原则

完善的冠部修复应正确地恢复牙体解剖形态与功能，特别注意恢复咬合及邻接关系，并为患牙及修复体提供足够的强度，以适应功能性应力而预防冠折和根折，确保修复体的固位（retention）与抗力（strength）。

固位是指修复体能够就位固定在缺损牙齿上，并且在口腔内行使功能时不发生移动和脱离的特性。修复体的固位力来源主要包括机械固位和粘接固位。要满足机械固位，修复体和预备体就要有良好的固位形。固位形是指牙体预备体的特定形态，保证在其上就位良好的修复体，在口腔内行使各种功能时，能抵抗各种作用力而不发生脱离和移位。固位形可以分为进入牙体内部的冠内固位和包绕预备体表面的冠外固位两类，可根据患牙的情况，酌情选择适合的修复体固位形。粘接固位的固位力主要来源于粘接力，牙釉质已经证明可以提供更可靠的粘接力，决定粘接固位的关键因素为釉质的保存，为了获得理想的粘接力，粘接面的牙釉质越多越好。

抗力是指修复体良好就位在缺损牙齿上，并且在口腔内行使各种功能时不发生变形和折断的能力。抗力包括剩余牙体组织的抗力和修复体的抗力。剩余牙体组织的量是影响根管治疗后修复成功的重要因素之一，剩余的牙齿结构与抗断裂性有直接的关系，保留根管治疗后更多的牙体组织可以增加患牙使用寿命。当余留牙壁的厚度＜2mm时，只有通过覆盖牙尖的方式才能达到临床满意的抗折强度，提示当剩余牙体组织剩余轴壁厚度＜2mm时，选择覆盖牙尖式修复体能更好确保剩余牙体组织的抗折性。保证剩余牙体组织抗力的关键为尽量保留牙体组织及抗力型的设计。釉质和牙本质的抗力特性为可以抵抗压应力，而对抗拉应力的能力较弱。冠内固位的修复体(图9-1)嵌入牙体组织内部，在提供固位力的同时，进入牙体内部的修复体结构不可避免地会对牙体组织产生有害的拉应力，过大的拉应力会增加牙齿劈裂的风险。冠外固位的修复体(图9-2)在提供固位的同时，对牙体组织产生的是有利的压应力，能较好地保护剩余牙体组织，防止牙冠劈裂。修复体的抗力主要影响因素包括修复体的材料、厚度及修复体的设计等，修复材料越厚，修复体的抗力越强，后面我们将详细介绍目前临床常用的修复体材料及修复体的设计。

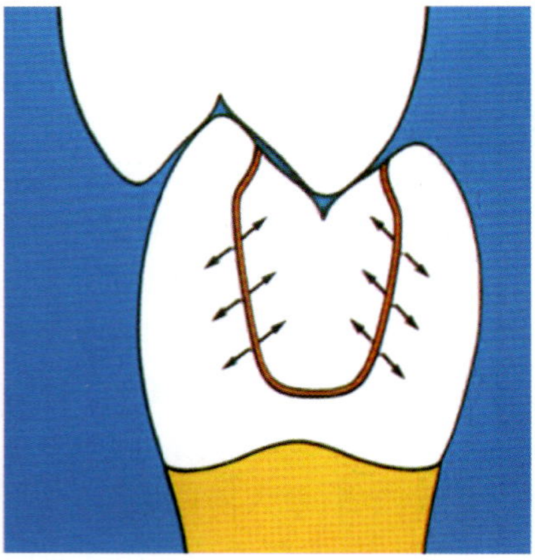

图9-1　冠内固位修复体

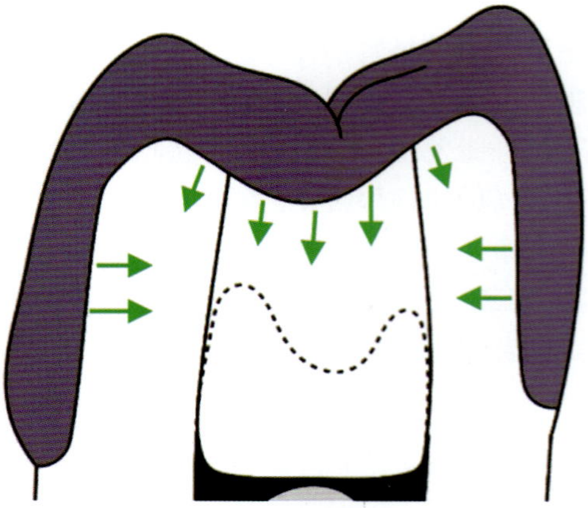

图9-2　冠外固位修复体

三、美学原则

随着人们对美的要求越来越高，修复体不光要满足咀嚼功能的需要，还应达到美学的要求。对于美学区的牙齿，出现明显的牙体组织缺损，以及在根管治疗后出现变色等问题时，医师应根据患者的美观需要选择合适的修复方式和修复材料。

第三节　根管治疗后冠部修复的时机

对牙髓治疗后牙齿及时有效的修复是根管治疗疗效的保证，也是患牙长期保留的基础。根充物暴露于口腔中，微生物渗漏的风险增加，影响根管治疗的疗效；及时合理的修复对保护剩余牙体组织、防止折裂、维护咬合功能和牙列完整具有积极的意义。可以根据缺损大小和咬合特点选择合理的永久性修复方式，如复合树脂直接粘接修复、嵌体、全冠及桩核冠。

当冠部牙胶暴露在细菌环境时，几天内细菌即会迁移至根尖，即使使用暂封材料，十几天后细菌也会感染至根尖；而细菌的代谢产物和内毒素的渗透速度比细菌本身更快。因此，根管治疗过程顺利、无临床症状者、根尖片显示根管充填适当、根尖周无病变的患牙，应在根充后即刻或 1～2 周术后反应消失后尽快进行永久修复。

对于存在较大根尖周病变的病例，建议先行过渡性修复，观察 3～12 个月，待病变明显愈合后再考虑永久性修复。对于感染根管、根尖病变较大、疗效不确定或有并发症者，需观察临床疗效，可以推迟复杂或昂贵的修复，采用封闭性良好的过渡修复方式如玻璃离子水门汀或复合树脂直接粘接修复；缺损较大难以取得固位者，可使用临时冠、临时桩核冠等修复方式，恢复咬合和牙体形态。保护牙尖过渡性修复的材料应该是封闭性能好的玻璃离子水门汀或复合树脂粘接修复材料，不可使用暂封类材料。对根管治疗中有根管钙化不通或出现器械折断等导致根充不理想的患牙及根管治疗中出现髓腔壁侧穿已行侧穿修补的患牙，应适当观察 1～4 周，待疗效肯定后再行牙体修复。

对根管治疗术后 6 个月以上仍存在临床症状，或 X 线片显示根尖周病变无改变或加重的患牙应重新进行根管治疗。

对有明确的病历记录显示既往根管治疗质量可靠，治疗 2 年以上无临床症状及 X 线片无病变、冠方封闭可靠的患牙，可行直接粘接修复、嵌体或冠修复。根管术后需进行随访，一般术后 3～6 个月随访，如临床无症状、根尖病变缩小或愈合，即可尽快进行永久修复，不宜过长时间等待，增加渗漏和折裂风险，永久修复后可持续随访以观察疗效。若术后根尖病变持续存在无明显变化和(或)有临床症状，则应分析原因，采取相应的治疗方法，不应急于采取昂贵的修复。

若桩核冠修复，则必须分析根尖 1/3 的封闭情况，若根尖 1/3 根填充不完善，则应行根管再治疗。对于既往根管治疗质量有疑问或可能需要根管再治疗的病例，尽量不选择桩核冠的修复方式。

良好的冠部修复可有效地防止再感染。根管治疗并不完善却长期无任何主观症状且临床各项检查均正常的患牙，可评估咬合状态后先暂行树脂充填或暂时冠修复，观察 3～6 个月，而非即刻行根管再治疗；若观察结果良好可直接行冠部修复，此为“以患者为中心”治疗计划的体现，既减少了大量疑难再治疗，又为患者节约了治疗费用和时间。

根管治疗后牙体修复的时机，应结合根管治疗术后的时间、原发疾病的诊断、根尖周病变的大小、是否与牙周病变相通等因素决定，原则上应在牙齿临床症状消失、根尖病变完全或基本愈合后再行永久性修复。

第四节 根管治疗后的修复方式

失髓牙牙体缺损的修复治疗过程是，先根据对患牙的牙体、牙周、咬合关系等进行系统的检查，制订完整的治疗计划、做好口腔卫生宣教、完成修复前治疗(包括根管治疗、牙周治疗、咬合调整及修复前的正畸治疗等)。再根据患者的牙体缺损原因、缺损大小、缺损牙的位置、咬合关系，以及患者的要求等制订最适的修复治疗方案，选择修复体的类型，做好修复的各项准备工作。而后按修复设计对患牙进行相应的牙体预备，制备出一定的空间和外形，通过印模和模型的制取，利用修复工艺制作出一个与预备后的患牙完全密合的修复体。最后修复体经过临床试戴，再以黏接剂将其黏着在预备后的牙体上，从而恢复患牙正常的解剖外形、咬合、邻接关系和功能。本节着重介绍根管治疗后的修复方式。

一、直接充填法

对于牙体缺损的牙齿，直接充填法可以在口腔内一次直接完成，操作方法简单，牙体预备磨牙量少，有利于保存剩余的牙体组织。直接充填修复材料（如银汞合金）由于材料与牙齿无粘接，不适合根管充填后牙齿的修复。玻璃离子水门汀具有与牙齿发生化学结合的能力，可以作为根管治疗后的过渡性修复材料和根管口封闭材料，需特别注意在使用粘接材料时应尽可能多地暴露牙齿组织，增加粘接面积，最大限度地发挥粘接材料的作用，以起到增加牙齿抗力的作用。目前，临床上直接充填材料应用最多的为复合树脂材料。

直接树脂充填术邻面和接触点的恢复与成型较困难，恢复不佳容易出现食物嵌塞；缺损较大时用树脂堆塑外形对操作技术要求高且费时，口内抛光难以达到理想的效果等无法对患牙进行保护；并且由于材料自身性能的限制，树脂难以承受咀嚼力而容易发生变形和断裂。因此，对于根管治疗后的牙齿，直接树脂充填通常应用于剩余牙体组织抗力尚可、仅有开髓洞型、牙齿轴壁完整且咬合力相对较小的情况。但在下列情况下出于抗力、固位、美观等因素的考虑，应采用修复体的方式进行治疗。①牙体缺损过大、牙冠剩余牙体组织薄弱、充填材料不能为患牙提供足够的保护，而且由于充填材料自身性能所限，难以承受咀嚼力而易发生变形和断裂者；②充填材料无法获得足够的固位力而易脱落者；③需要升高或恢复咬合者；④患者咬合力过大，有夜磨牙习惯等导致牙冠重度磨损、牙冠过短者；⑤牙体失髓变色，需改善牙齿外观且美学要求高者；⑥牙体缺损的患牙需用作固定义齿或可摘局部义齿的基牙者。

二、间接修复体

间接修复体是用人工制作的修复体恢复缺损牙体的形态、外观和功能。间接修复体的优点是对邻面和接触点的恢复及邻面和轴面等外形的恢复较好、机械性能强、寿命较长。缺点是临床和技工室操作步骤多、技术要求高；为获得共同就位道或给修复体预留空间需要去除较多的牙体组织；需要多次就诊等。长期以来，基于对牙齿抗力的考虑，有学者认为根管治疗后的牙齿应尽可能选择全冠修复，以避免牙冠折裂。但是，随着根管治疗技术的提高，已经可以减少对牙体组织的破坏；随着修复材料的改进，如粘接性能、机械性能的提高，可以增加牙齿的抗力，因此对修复方式的选择可以更加多样化。临床医师应不断学习与创新，在进行临床操作时应始终以减少对正常牙体组织的损伤与破坏为追求。不同类型的牙体缺损可采取不同的修复方式，常用于根管治疗后牙体缺损的修复体有贴面、嵌体、高嵌体、全冠、髓腔固位冠、桩核冠等。

（一）修复全瓷材料

随着口腔材料学的发展，全瓷材料具有美学性能、力学性能和生物相容性的优点，已经成为口腔临床最常用的间接修复体材料。根据化学组成和微观结构分类，目前临床常用的全瓷材料包括玻璃基陶瓷、多晶陶瓷和树脂基陶瓷。临床医师可以根据不同的病例选择适合的全瓷材料。

1. 玻璃基陶瓷　以玻璃相为主，半透明性良好，其最大的特点是美观性好，适合美观要求高的牙齿修复，主要有长石质瓷和玻璃陶瓷两大类。长石质瓷具有良好的半透明性，但力学强度较低，常用于制作前牙烤瓷贴面及双层结构全瓷冠的高强度内冠表面的饰瓷。玻璃陶瓷的材料力学强度明显增加，同时具有良好的半透明性等美学性能，临床应用适应证较广，常用于制作美学要求较高的修复体，如前牙和前磨牙的全瓷冠、贴面等，也可以用于制作后牙嵌体、高嵌体、贴面等。

2. 多晶陶瓷　主要组成为晶体相结构，其最大特点是强度高，机械性能优异，适合强度要求高的后牙修复。多晶陶瓷含有的晶体相成分主要分为氧化铝和氧化锆两大类。目前临床常用的是氧化锆陶瓷。氧化锆陶瓷可以分为传统氧化锆和高透氧化锆两大类。传统氧化锆具有优异的力学性能，但半透明度低、美观性较差，可用于制作单层结构的磨牙氧化锆全冠，或用于制作双层结构全瓷冠的氧化锆内冠。高透氧化锆通过改变晶相结构、晶体颗粒、烧结温度等方法提高其半透明性，力学强度有一定下降，高透氧化锆可用于制作美学要求较高的前磨牙甚至前牙单层结构的氧化锆全冠。

3. 树脂基陶瓷　是树脂基质和二氧化硅或二氧化锆颗粒的混合体。树脂基陶瓷在严格意义上不属于陶瓷，不能烧结加工，一般采用计算机辅助设计与辅助制作(computer aided design and computer aided manufacturing，CAD/CAM)技术加工制作。由于树脂基陶瓷的力学性能和美学性能与陶瓷材料类似，临床适应证也与陶瓷材料类似，因此我们将其看作全瓷材料的一种。树脂基陶瓷具有与牙本质近似的弹性模量，它在制作后牙嵌体等冠内修复体时可降低牙齿劈裂的概率，更有利于剩余牙体组织的保护。

下面我们来比较 3 种全瓷材料的物理性能(表 9-1)。挠曲强度是反映全瓷材料强度的重要指标，代表了修复体的抗力，咬合力大的后牙区或咬合紧的前牙区建议选择挠曲强度较高的全瓷材料如氧化锆陶瓷。半透明性是牙齿重要的美学性能，是全瓷材料选择的重要影响因素，前牙美观要求较高，因此在前牙美学区，建议选择半透明性好的材料如玻璃陶瓷、树脂基陶瓷、高透氧化锆陶瓷等，而后牙区美观要求略低，对全瓷材料半透明性的要求可适当降低。

表 9-1　全瓷材料的物理性能比较

	挠曲强度	半透明性	弹性模量
树脂基陶瓷	☆	★★☆	★(近牙本质)
玻璃陶瓷	★	★★☆	★☆(近牙釉质)
高透氧化锆	★★	★★	★★★☆
传统氧化锆	★★★	★	★★★☆

注：表中五角星为材料物理性的比较，一个实心五角星约等于两个空心五角星。

弹性模量是描述固体材料抵抗形变能力的物理量。在同样受力的情况下，全瓷材料的弹性模量越高则材料的形变量越小。制作冠内固位修复体的全瓷材料弹性模量越高，修复体受力时传递至周围牙体组织的应力越大，因此，临床上不宜选择弹性模量过高的全瓷材料制作冠内固位修复体；嵌体、高嵌体等冠内修复体多选用弹性模量与牙本质相近的树脂基陶瓷或弹性模量与釉质相近的玻璃陶瓷。

(二)间接修复体类型

1. 贴面(veneer)　贴面通常指覆盖前牙和前磨牙牙冠唇颊面的修复体，常采用玻璃陶瓷材料制作。主要依靠粘接固位，贴面粘接力的大小取决于粘接界面牙釉质的面积，牙釉质越多，粘接越牢靠。在后牙通常将主要覆盖后牙𬌗面、依靠粘接固位的修复体称为𬌗贴面。随着贴面在牙齿美学修复中应用的适应证不断扩大，前牙贴面已经不仅可以覆盖前牙的唇面和切缘，还可以根据牙体缺损范围大小、修复体的固位和美观等因素扩展包绕至邻面甚至舌腭面。对于牙髓治疗后的牙齿，贴面修复可以用来修复前牙较少的牙体缺损并改善失髓牙的颜色缺陷。

2. 嵌体（inlay）和高嵌体（onlay）

（1）嵌体：是一种嵌入牙体内部、用以恢复牙体缺损患牙形态和功能的修复体（图 9-3），但是嵌体无法对剩余牙体组织提供保护。在牙体缺损的修复中，嵌体一般用于修复牙体缺损量较小的患牙，多用于后牙。嵌体是一种完全的冠内修复体，位于牙体内部，固位方式为洞固位形。嵌体受力时将咬合力传导至洞固位形的侧壁，在剩余牙体内部产生拉应力，而牙釉质、牙本质抗压不抗拉，过大的拉应力会造成牙体折裂。因此，采用嵌体修复时要求根管治疗后的剩余牙体组织有足够强度来提供抗力，并保证修复体的固位。

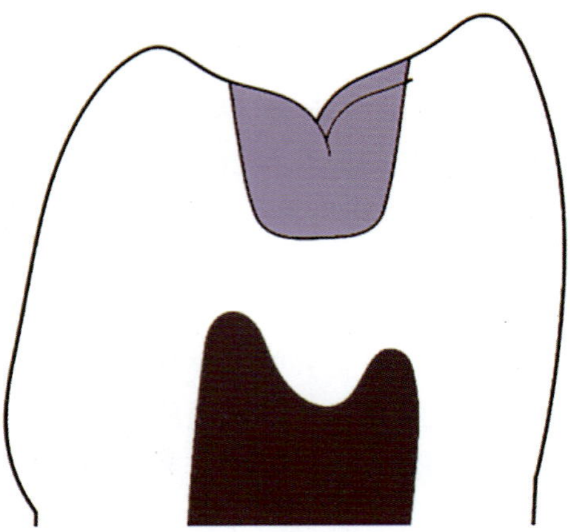

图 9-3　嵌体示意图

对于根管治疗后的牙齿来说，嵌体通常应用于剩余牙体组织抗力尚可、牙齿轴壁基本完整且咬合力相对较小的情况。当患者有磨牙症、紧咬牙、磨耗重等患牙受力大的情况存在时，应避免使用嵌体。

能够采用直接充填法修复的牙体缺损原则上都可以采用嵌体修复。与充填体相比，嵌体可以更好地恢复咬合接触和邻面接触关系。嵌体采用的玻璃陶瓷材料或树脂基陶瓷材料具有比树脂更好的机械性能，能抵抗外力而不易出现变形、折裂等；嵌体具有更好的美学性能和生物学性能。以下牙体缺损情况适用嵌体修复。①充填法修复不能为充填体获得足够的固位；②充填法修复不能为充填体和所修复牙体组织获得足够抗力；③充填法修复不能满足美观要求；④充填法修复不能获得良好的咬合接触和邻面接触关系。

（2）高嵌体：由嵌体演变而来（图 9-4），是覆盖部分或全部牙尖的嵌体修复体。当牙体缺损严重，剩余牙体组织颊舌壁薄弱、邻面边缘嵴破坏导致近远中缺损时，预备嵌体洞型后在受力时容易产生牙体颊舌壁折裂，此时可通过采用覆盖牙体整个𬌗面的方法，以减少牙体内部有害的拉应力，保护剩余的牙体组织，防止牙齿劈裂。对于根管治疗后的后牙，当牙体缺损大，需要对剩余牙体组织进行保护时，可以选择高嵌体修复。但是，高嵌体选择时应注意患牙的邻面洞型颊舌壁外形线超过轴角线或缺损大，使高嵌体固位力下降明显时应使用全冠代替。

嵌体和高嵌体由于嵌入牙齿内部应慎用弹性模量过高的全瓷材料，特别是根管治疗后剩余牙体组织薄弱的牙齿，以减少受力后牙齿劈裂的可能，临床可以选择弹性模量接近于釉质和牙本质的玻璃陶瓷和树脂基陶瓷。

3. 全冠(full crown) 全冠是覆盖全部牙冠表面的修复体(图 9-5)。全冠包绕后牙𬌗面和所有轴面(颊、舌、近中、远中)，主要固位形为冠外固位。全冠只有对牙本质有利的压应力，保护所修复的后牙，防止牙齿劈裂的能力最强。全冠与其他类修复体相比，是固位和抗力最大，以及最易于应用的固位体。全冠的适应证包括如下。

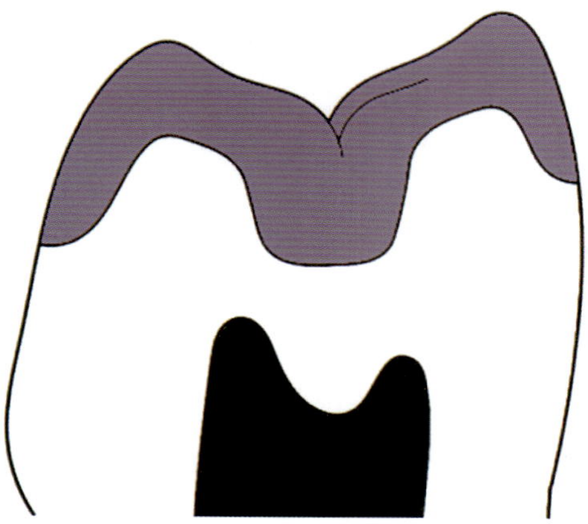

图 9-4 高嵌体示意图

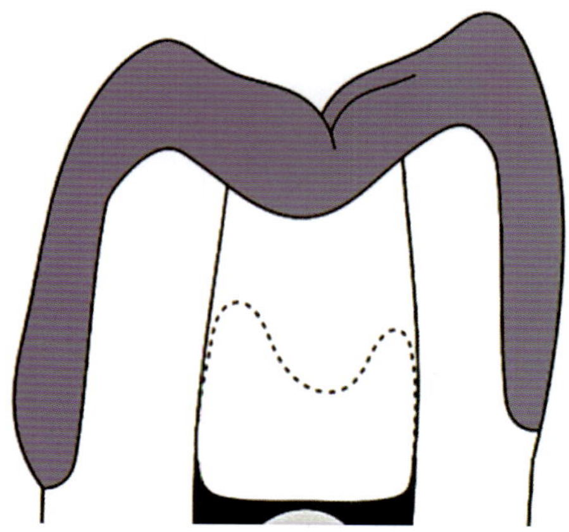

图 9-5 全冠示意图

(1)牙体缺损较大，采用充填治疗或其他类型修复体难以满足固位和抗力要求者。

(2)牙齿形态缺陷或轻度错位，需采用全冠修复的方法改善牙冠形态者。

(3)牙齿颜色存在明显缺陷，需改善牙冠颜色者。

(4)隐裂牙或者根管治疗后牙齿，防止牙齿受力劈裂。

(5)作为固定义齿的固位体。

(6)可摘局部义齿的基牙需改形或保护者。

根据制作材料的不同可以分为金属全冠、树脂全冠、全瓷冠、烤瓷熔附金属全冠等。随着材料科学和技术的发展，陶瓷材料的机械强度和制作工艺不断提高和改进，由于全瓷材料优异的生物相容性、美学性能和良好的机械性能，全瓷冠的临床应用也日益广泛。全瓷冠按照修复体结构不同可以分为单层瓷结构和双层瓷结构。单层瓷结构整个修复体由一种或一类全瓷材料组成，如使用二硅酸锂增强型玻璃陶瓷或高透氧化锆制作的前牙单层全瓷冠。双层瓷结构整个修复体由两种不同类型的全瓷材料组成，如临床常使用氧化锆制作强度高、遮色强的内冠，外面再覆盖美观性能良好的长石质饰瓷。

4. 髓腔固位冠(endocrown) 髓腔固位冠又称嵌体冠(图 9-6)，一般用于冠方牙体组织大量缺损，且临床牙冠过短的根管治疗后的牙齿。由于这类牙齿𬌗龈间隙短，不具备传统牙冠修复需要的固位型高度(如磨牙备牙后的最低高度为 3mm)；或者不具备足够的修复空间以满足金属或者全瓷嵌体的最低材料厚度，使得无法对其进行桩核冠修复或者嵌体修复，髓腔固位冠是一种选择。此外,当牙齿有牙根短或者弯曲根管、根管钙化或者根管过细等情况在临床中无法制备桩道或者制备桩道的过程中,存在切屑过多颈部牙本质而根管侧穿的风险,这类牙齿不适合进行传统桩核冠修复,髓腔固位冠也是一种选择。固位冠也需要嵌入牙体组织内部,因此修复体材料选择弹性模量与牙体组织相近的玻璃陶瓷和树脂基陶瓷。

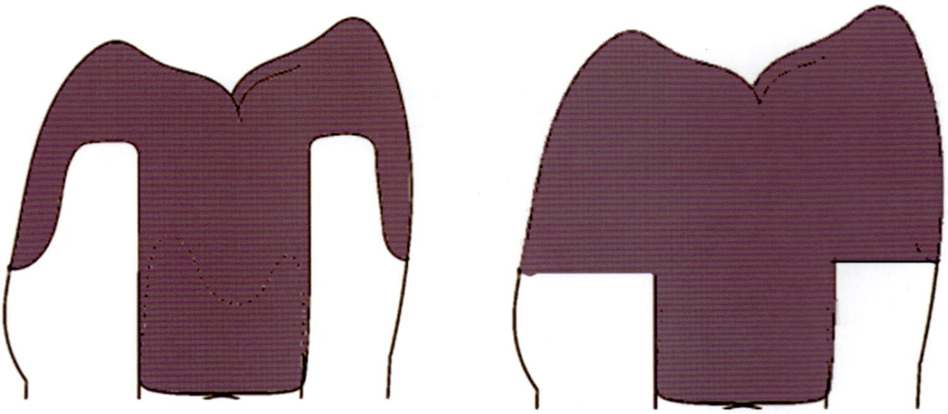

图 9-6 髓腔固位冠示意图

随着髓腔固位冠厚度的增加,修复体受力后在牙冠腭侧颈部牙本质内的应力变大,牙折风险增大。因此,牙体组织大量缺损的牙齿,若在牙体预备后修复体边缘位于釉牙骨质界下方时,这类牙齿不适合进行髓腔固位冠修复,而应做传统的桩核冠修复。另外,当基牙承受较大的侧向力,或者患者有磨牙症等副功能时,髓腔固位冠的长期预后效果受到影响,也不建议进行髓腔固位冠修复。

髓腔固位冠一般包绕牙冠的四个轴面,形成一定的冠外固位形。还有一种髓腔固位冠边缘可设计为端-端相接,覆盖𬌗面,主要利用髓腔形成的洞固位形获得机械固位,结合粘接固位。在修复体受力时,应力传导到髓腔,对剩余牙本质壁产生有害的拉应力,增加了牙齿劈裂的可能。所以,只有在牙冠牙颈部剩余牙体组织薄弱,如果牙体预备包绕轴面则导致牙颈部剩余牙体组织严重不足时才采用端-端相接的设计。

随着粘接技术的发展,髓腔固位冠在临床上得到来越多的应用,为大面积牙冠缺损或者临床牙冠过短的病例提供了另一种治疗可能。传统治疗手段,大面积牙冠缺损的病例需要进行桩核冠修复,临床牙冠短需要进行牙周冠延长术,这些治疗手段相对复杂,不仅耗费更多人力及治疗时间,患者也需要承担更多的治疗费用,且预后效果难以保证,还受到医师经验及技术的影响。目前的研究显示,髓腔固位冠在后牙的治疗效果与桩核冠修复相似,而其最大的优势是临床操作简单,不需要太多地进行牙体预备,保留了更多的颈周牙本质。通过运用数字化技术的加工手段,大大缩短了技工室的加工时间及治疗疗程。

5. 桩核冠(post and core crown) 桩核冠是修复大面积牙体缺损的一种常用的修复方法(图 9-7)。大面积牙体缺损是指患牙冠部硬组织大部缺失,甚至累及牙根。由于牙冠剩余硬组织量很少,单独使用全冠修复则无法获得良好的固位。为了增加固位,根管是一个可以利用的天然固位结构,可以将修复体的一部分插入根管内获得固位,插入根管内的这部分修复体被称为桩。

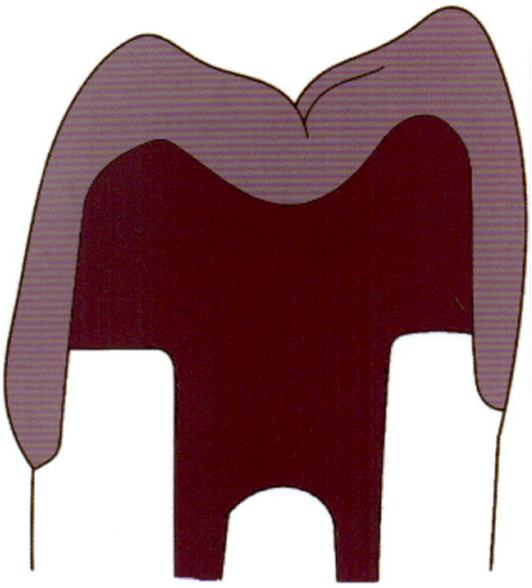

图 9-7　桩核冠示意图

目前所使用的桩冠对传统的桩冠进行了改良，将桩和外面的全冠分开制作，各自独立，称作桩核冠。为了更好地理解桩核冠的结构，按照功能的不同可以把桩核冠分为 3 个组成部分，即桩、核、全冠。

（1）桩：是插入根管内的部分，利用摩擦力和粘接力等与根管内壁之间获得固位，进而为核和最终的全冠提供固位，是整个桩核冠固位和传导应力的基础，固位是桩的主要功能。桩的另一个功能是传导来自冠、核和牙冠剩余硬组织所承受的外力，桩可以改变牙根原有的应力分布模式。根据材料的不同，桩可以分为金属桩、瓷桩和纤维增强树脂桩。

①金属桩：目前临床最常用的是金合金。金属桩具有良好的机械性能，是常用的桩材料，但美观性较差。金属桩的弹性模量较大，可能在桩-牙本质交界面及根部形成应力集中，从而导致根折概率增加，但金属桩可提供更高的抗断裂性。

②瓷桩：主要使用强度较高的氧化锆，其美观性好，但氧化锆弹性模量较高，增加了根折的风险，临床使用并不广泛。

③纤维增强树脂桩：包括玻璃纤维桩、石英纤维桩等。纤维增强树脂桩具有与牙体相近的颜色，美观性好。纤维增强树脂桩具有与牙本质相近的弹性模量（图 9-8），应力可沿根管壁均匀传导，可有效降低根管内的最大应力值。与弹性模量较高的氧化锆瓷桩和金属桩相比，能减少桩修复后根折的风险。纤维增强树脂桩是临床常用的牙色桩核修复材料。

（2）核：固定于桩之上，与牙冠剩余的牙体硬组织一起形成最终的全冠预备体，为最终的全冠提供固位。制作核的材料有金属、复合树脂等。金属核一般是与金属桩铸造为一体的金属桩核，强度好，桩与核为一体，不会发生分离。复合树脂等材料制作的核一般是与预成桩配合形成直接桩核，其中复合树脂具有强度高、美观和易操作等优点，并且可以通过树脂黏接剂处理，与剩余的牙体组织形成良好的结合，增强核的固位。用于制作核的树脂材料称为核树脂。纤维增强树脂桩上面需要配合核树脂制作核。

（3）全冠：位于核与剩余牙体组织形成的预备体之上，恢复牙齿的形态和功能。

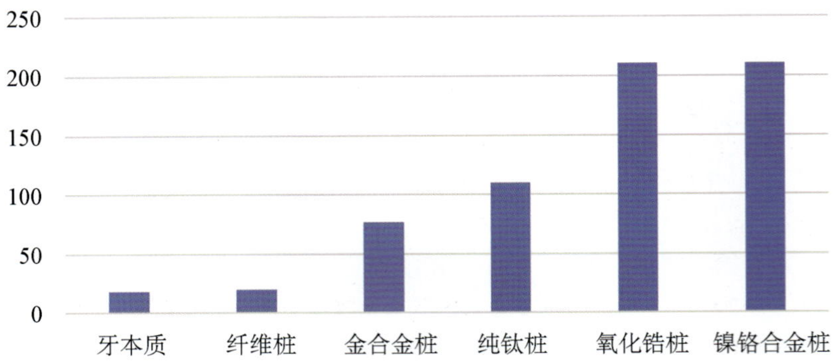

图 9-8　不同桩弹性模量对比

第五节　根管治疗后的牙体修复方案的选择

一、根管治疗后的牙体修复方案的评估

影响根管治疗后修复方案选择的因素有龋易感性评估、剩余牙体组织的量、牙周病危险性评估及牙冠延长术的可行性、根管形态、咬合力、剩余牙本质壁位置、牙位特点、邻牙条件、整体的口腔修复计划等。

1. *龋易感性评估*　应根据患者和患牙的龋易感性选择适合的修复方式和材料。应及时修复患牙相邻牙面龋或不良充填体，防止因食物嵌塞增加牙齿的龋易感性。对口内有多个龋齿的高龋患者，需要进行具体的饮食和口腔卫生指导，采用多种防龋措施，降低龋活跃性。只有这样才能保证患牙修复疗效、延长修复体的使用寿命。

2. *剩余牙体组织的量*　牙体组织的缺损破坏了牙体结构的完整性，降低了牙齿的抗折性，从而增加了牙折的风险。与完整牙相比，开髓洞型在咬合面，牙齿的坚固性降低 20%；开髓洞型为近中邻面洞或远中邻面洞，坚固性降低 45%；如果是近远中邻面洞则降低 63%。去除根管治疗后前磨牙的近远中边缘嵴后，牙尖变形量显著增加。至少有一面牙本质壁存留的牙治疗失败的风险显著低于无冠部牙体组织存留的牙；四面牙本质壁均存留的牙无论是否使用桩都未出现失败病例。即使没有完整的牙本质壁存留，为了达到良好的修复效果也需要有 1.5～2 mm 的牙本质肩领存在。去净龋坏及薄壁弱尖后，从冠部到牙槽嵴至少应有 5 mm 牙体组织，其中 3 mm 保证软组织的健康，2 mm 冠部牙体组织保证“肩领效应”。若剩余牙体组织高度＜5 mm，可能需行冠延长术或使用正畸方法延长临床牙冠，但冠根比至少应为 1∶1以抵抗可能出现的侧向力。总之，在选择根管治疗后修复方案时，是否有完整的牙体壁存留、存留牙体壁数量，以及残余牙体高度和厚度是决定修复方案的首要因素之一。

3. *牙周病危险性评估*　对牙周状况的评估包括根管治疗前对患牙牙周状况的评估、治疗前后牙周状况的变化及修复计划对牙周组织的影响。如果牙周情况较差，应首先进行牙周治疗，同时加强对患者牙科保健的指导与监督；必要时应考虑做冠延长手术或正畸牵引，改善牙周组织的生物学宽度，以利于牙体修复。

4. 牙冠延长术可行性　当牙本质肩领不足时，修复治疗常难以进行。牙冠延长术通过降低牙槽骨高度和龈缘的位置，暴露出足够的牙本质肩领，增加了大面积牙体缺损患牙保留的机会。相比正畸牵引术，牙冠延长术能提供快速和稳定的结果。从适应证来讲，通常认为当患牙断缘位于龈下 3 mm 以内且术后冠根比至少为 1∶1时，可以进行牙冠延长术。牙冠延长术的实施也存在一定的局限性，其可能导致患牙冠根比失调，影响修复；牙龈轮廓出现不协调，影响美观；同时存在就诊次数、费用问题，以及患者不适的问题。关于牙冠延长术是否需要将所有的牙本质壁都暴露于至少龈上 1.5 mm，以形成完整的牙本质肩领的问题。对于 1 颗或 2 颗牙本质壁缺损至龈下的情况，如果暴露 1.5 mm 牙体组织会影响冠根比或造成美学缺陷，则可以仅暴露牙本质壁至平齐龈缘水平，再结合桩核冠修复以保证患牙的固位和抗力。总之，实施牙冠延长术之前，牙周医师应与修复医师做好充分的术前沟通，并综合考虑大面积牙体缺损患牙的健康、功能和美观。

5. 复杂根管形态　成功的根管治疗是大面积牙体缺损患牙修复的前提，根管治疗难度与牙齿类型、牙齿位置、根管数目、根管弯曲度、根管闭锁程度和根管治疗史等多种因素有关，牙根未发育完全、牙根吸收等病理情况也会增大根管治疗成功的难度。复杂的根管解剖形态影响根管系统的严密封闭，也为后续的桩核修复带来挑战，如重度弯曲根管、C 形根管的患牙。因此，从医疗成本、操作难度和患牙治疗周期综合考虑，缺损 3 颗牙本质壁且根管形态复杂的患牙建议拔除；如果患者希望姑息保留，也应充分评估治疗的费用、风险和预后。

6. 咬合力　深覆𬌗、紧咬牙和夜磨牙的患者有特殊的咬合运动方式或过大的咬合力，提高了大面积缺损患牙修复的失败风险。咬合力会在剩余牙体组织、修复体内部和黏接剂层产生应力和应变。这样不仅增大修复体脱落的风险，而且可能导致牙体组织折裂或劈裂。因此，对于咬合力异常的患者应更严格地把握适应证，并推荐选择抗折能力更强的修复体。

7. 剩余牙本质壁位置　由于受力方向不同，牙本质壁的位置也影响剩余牙体组织的抗折裂性能。有研究表明，对于根管治疗后的上前磨牙，腭侧壁起主要抗折作用。腭侧壁也是纤维桩修复后上前牙的主要抗力壁。当上前牙剩余牙本质壁为主要抗力壁时，可适当放宽适应证。例如，剩余颊、舌两壁完整的前牙亦可使用纤维桩修复。

8. 牙位特点　不同牙齿的解剖形态和承担的咬合力不同，因此患牙的牙位特点影响其修复方式的选择。前牙颈部直径较小，且所受的咬合力主要为侧向力，颈部是应力集中的区域，折断的概率较高。前磨牙牙尖锐利、突出，牙颈部缩窄明显，牙根扁平且根管壁较薄，在根管治疗后可能发生劈裂和颈部横折，对其冠部和颈部进行修复非常重要。故而，相比不易折断的后牙，前牙和前磨牙更倾向于使用桩核修复体。根管治疗后的上颌第一前磨牙均应使用纤维桩进行修复。三壁完整的磨牙本身有抗力性能，可不用桩修复。后牙所受咬合力多为轴向力，经过根管治疗的后牙更容易发生冠部牙体组织的劈裂，而不容易发生颈部折断。因此可适当放宽磨牙不行桩核修复的范围。

9. 邻牙条件　近中和(或)远中失去邻牙的大面积牙体缺损患牙，若无法恢复接触区而缺乏邻牙对咬合力的分担，则受力方向更加复杂。考虑到其后期还可能作为固定义齿或可摘局部义齿的基牙，临床医师应严格把握适应证，建议选择支持力和抗折性能更强的修复体。

10. 整体的口腔修复计划　若口内还有其他牙需要修复，则应考虑到整体的修复计划，特别是根管治疗后的患牙需要作为固定桥或局部可摘义齿的基牙时。根管治疗后的牙作为固定桥基牙，牙折率是活髓牙的 2 倍；5～10 年失败率为 8%，10～15 年为 21%，活髓牙则分别为

2%和5%。根管治疗后的牙作为固定桥基牙成功率为89.2%，显著低于作为单冠基牙94.8%的成功率。根管治疗后的牙作为可摘局部义齿基牙的成功率为77.4%。推荐根管治疗牙若作为固定桥或活动牙基牙时，应选用全冠或桩核冠修复。

二、根管治疗后的牙体修复方案

1. 前牙根管治疗后的修复方案　冠部牙体结构相对完整的前牙，如牙震荡导致的牙髓坏死或外伤所致的小范围牙体缺损，可以使用复合树脂直接修复。随着复合树脂材料的不断改进，树脂材料可以呈现多种颜色、半透明性及荧光效果，运用得当完全能够满足前牙的美学修复要求。当牙体存在变色时，可以对患牙进行漂白治疗；若漂白治疗效果不佳，则需进行贴面或全冠修复。前牙颈部直径较小，且所受的咬合力主要为侧向力，颈部是应力集中的区域，折断的概率较高。在髓腔入路和根管治疗后，牙体缺损范围较大或咬合力较大(即存在磨牙症、咬合过紧或作为义齿基牙)时，一般应行全冠修复以增强牙颈部的抗力；当牙体预备后牙颈部保留的剩余牙体组织少，难以应对来自舌侧的剪切力时，可应用桩核辅助固位。

2. 前磨牙根管治疗后的修复方案　前磨牙牙尖锐利、突出，牙颈部缩窄明显，牙根扁平且根管壁较薄，在承受咬合力时，尤其是在没有完整的边缘嵴的情况下，在根管治疗后可能发生劈裂和颈部横折，因此对其冠部和颈部进行修复非常重要。同时，前磨牙的牙颈部病损(楔状缺损、龋)多见，经过根管治疗后牙颈部剩余牙体组织减少，导致牙齿抗力进一步降低，极易出现冠在牙颈部的折断或近远中向的劈裂。从受力方向考虑，前磨牙不宜选择嵌体修复。髓腔固位冠在前磨牙上的临床应用相对少见。前磨牙的髓腔固位可能因为粘接引起的修复失败，可能原因是前磨牙髓室体积小，可粘接的表面积小，影响粘接效果。前磨牙髓室的形态是高度大于宽度，导致牙体在非轴向应力下有较大的杠杆力，继而发生牙折。相比不易折断的磨牙，前磨牙更倾向于使用桩核冠修复体，可根据剩余牙体组织壁的情况选择适合的桩核材料，对于一壁缺损的前磨牙，建议选择纤维桩核+冠修复；两壁或三壁缺损的前磨牙，建议选择金属桩核+冠修复；四壁缺损的前磨牙首先考虑冠延长手术或正畸牵引术来增加牙本质肩领，不适合冠延长手术或正畸牵引术时，考虑拔除患牙。

楔状缺损是牙颈部硬组织发生的最为常见的非龋性缓慢消耗所致的缺损，其中第一前磨牙发病率最高、缺损最为严重，再加上根管治疗后牙体组织进一步丧失，根折的概率非常大。对于楔状缺损导致的前磨牙牙髓感染，根管治疗后选择合适的修复方法以保护患牙尤为重要。楔状缺损常发生于上颌前磨牙颊侧牙颈部，导致患牙颈部薄弱，甚至牙髓坏死。而上颌前磨牙在侧方咬合时又常为引导牙，承受较大的侧向力，牙颈部为应力集中区，因而容易发生牙颈部冠折。

因此，上颌前磨牙楔状缺损修复方案的选择应主要从如何加强和保护颈部、防止颈部冠折的角度进行考虑。①当牙颈部楔状缺损小于颊壁宽的1/3，根管治疗后小面积缺损直接充填修复后牙体组织应力分布几乎不变。楔状缺损小时，剩余颈部较多，直接充填后颈部的形态突变得以消除，从而大大减少应力集中、降低颈部横断的概率。②当牙颈部楔状缺损较大，但缺损未超过颊壁的邻颊轴角，牙颈部剩余邻面壁牙体组织厚度足够，患牙咬合力较小，可保留楔状缺损上部的牙体组织，纤维桩+树脂充填，利用纤维桩增强颈部的抗折强度，因缺损未跨越颊邻轴角，楔缺上部的牙体组织在其下方有较完整的支撑，可不去除，需注意调𬌗以减少侧向力。③如果牙颈部剩余邻面壁牙体组织厚度不足，患牙咬合力较大，这时要磨除楔状缺损上部的牙体组织，金属桩＋全冠修复。此时缺损上部的牙体组织在其下方的支撑减弱，可考虑去除，去除后需要做冠恢复缺损，而冠预备进一步削弱了颈部的抗折强度，应使用金属桩将应力转移至根管，并尽量预备颊侧牙本质肩领，应注意调𬌗以减少侧向力。

3. *磨牙根管治疗后的修复方案* 磨牙所受的咀嚼负荷最大，抗力是磨牙修复中必须考虑的重要因素。如果磨牙在根管治疗后仅有开髓洞型范围的牙体缺损，剩余牙体组织治疗相对完整，则可以行复合树脂直接粘接修复，但应根据开洞口的大小和咬合负担等评估劈裂的风险。修复后还应适当降低非工作尖以减少咀嚼时对牙齿产生的拉应力，必要时仍需覆盖牙尖修复。

对于近中-𬌗面或远中-𬌗面洞型的磨牙，如果只有一个很窄的盒状洞型，且缺损区没有承受很大的咬合力，则可以使用复合树脂直接粘接修复。但更多情况下洞型扩展较大牙齿有劈裂的可能，修复体的设计应注意对牙尖的保护，宜选择覆盖牙尖的修复方式，如高嵌体、全冠等（图 9-9）。

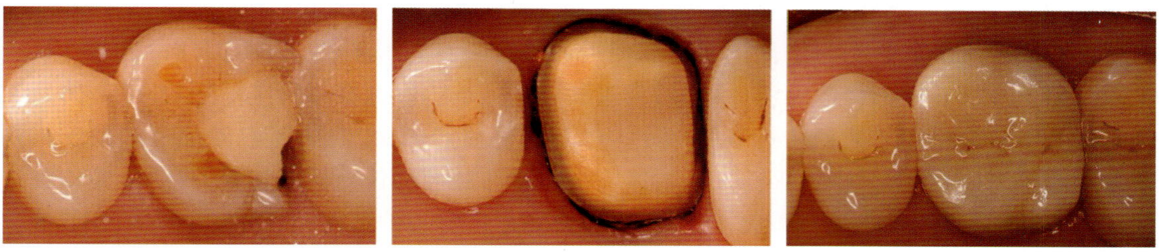

图 9-9 左上第一磨牙全冠修复

对于近中-𬌗面-远中洞型的磨牙，牙齿只有两个洞壁存留，修复设计时应注意保护牙齿免于劈裂。修复体的设计应选择覆盖牙尖的修复方式。

选择用树脂直接粘接进行后牙覆盖牙尖的修复，利用髓腔固位也可以获得良好的临床效果，由于缺损的牙体组织面积大，恢复良好的咬合接触关系和轴面外形需要较长的椅旁时间，并且材料要有 2 mm 的厚度以承担咬合力。粘接修复时应尽可能多地暴露牙齿内壁，减少垫底材料，增加树脂与牙本质直接粘接的面积。

后牙所受咬合力多为轴向力，经过根管治疗的后牙更容易发生冠部牙体组织的劈裂，而不容易发生颈部折断。三壁完整的磨牙本身有抗力性能，可不使用桩核修复。对于根管治疗后牙体组织破坏严重的磨牙，牙体组织壁破坏超过两面时，髓腔和各种辅助固位形不能提供足够的核固位力，则需要使用桩核，一般采用桩核加全冠修复。桩核冠冠外固位较好，技术敏感度不高，可以使用强度很高的氧化锆冠。对预备量来说，对牙根和牙颈部的磨除量较大，桩核冠的外冠对剩余组织有有利的压应力，但是应力从冠传递至根管内，对根管壁产生有害的拉应力，增加根折的风险。与前牙相比后牙牙根较细、较弯、根部牙本质薄且量少，使用桩核修复易出现牙根折裂或侧穿等并发症。医师应充分了解各个牙齿的解剖形态和组织上的薄弱点，也应参考根管治疗医师提供的病例资料，避免打桩形成意外侧穿。

完整牙体壁存留较少、咬合过紧或存在磨牙症，以及作为活动牙或固定桥基牙等情况下，覆盖牙尖的修复方式能更好地防止牙齿折断。为达到覆盖牙尖的目的，传统修复方式为全冠修复。此外，高嵌体、髓腔固位冠等修复方式近年来也得以发展，这些修复体的牙体预备仅在已存在的缺损基础上稍做调整，相对全冠的牙体预备更保守，且全瓷高嵌体、髓腔固位冠也可达到满意的美学效果。对于剩余牙本质壁薄而不利于全冠预备的磨牙，微创的高嵌体或髓腔固位冠可能是更合适的修复方式。

后牙牙冠体积较大，如果能够充分利用剩余牙体组织进行粘接修复，则可减少或避免使用桩核固位。根管治疗后的后牙缺损特点是牙齿中心部缺损较大，周围剩余牙体组织较多，传统的冠修复会进一步减少周围剩余的牙体组织，使颈部剩余牙体组织难以应对咬合压力，最终不得不采取桩核冠的修复方式。随着粘接技术的进步和粘接材料的更新，后牙采用髓腔固位高嵌体修复的可能性和优势增大，通过利用髓腔的固位力可以尽可能多地保留了剩余牙体组织，避免了桩核修复，取得了良好的修复效果。对于牙根未发育完成、根管钙化、细小、弯曲等无法进行桩核冠修复的牙齿，这一优势更加凸显，值得临床工作者更多地关注。

当患牙牙龈高度过低，剩余牙体组织就算制作桩核也无法为全冠提供良好的固位形，或患牙牙根较细较弯不适合进行桩核修复时，可以设计髓腔固位冠，修复体进入髓腔提供冠内固位，外面结合全冠的冠外固位。磨牙是髓腔固位冠最常见的修复区域，具有较好的临床表现。磨牙髓腔固位冠可以达到与磨牙全冠修复相近的临床效果。其原因来自两方面。一方面，由于髓腔固位冠有髓腔延伸的固位体部分，其冠面中央区域的厚度高于传统牙冠的厚度，使其在垂直压力实验下呈现更大的抗折强度；另一方面，与桩核冠相比，磨牙髓腔固位冠施加于周围牙本质的应力小，大大减少毁灭性牙折的风险。但是在髓腔固位冠修复体受力时，应力传到进髓腔，对剩余牙本质壁产生有害大拉应力，也会增加牙齿劈裂的可能。

第六节　隐裂牙根管治疗后的修复

牙隐裂是指牙齿存在一条或多条始于牙冠并有根尖延伸趋势的隐匿性裂纹。牙隐裂的治疗原则应强调早诊断、早治疗及注重远期疗效，尽可能保留牙髓或患牙。主要治疗目的包括：①去除或减少隐裂发生的风险因素；②去除细菌和细菌毒素的侵入通道；③固定牙齿的断裂部分，防止因牙齿弯曲而引起疼痛和裂纹扩展。

牙隐裂的发生受到多因素的影响，其中的两个主要因素，即自然诱发因素（牙体解剖结构因素和咀嚼因素）和医源性因素（牙体预备与修复）。不良的咀嚼行为习惯可能成为牙隐裂的风险因素。修复材料的反复热膨胀可能导致已修复牙发生隐裂，选用热膨胀系数与牙相似的瓷修复材料可以减小热膨胀尺寸变化产生微裂纹，而且相比于金或银汞合金类非粘接型修复材料，陶瓷或树脂等粘接型材料更有利于保持材料热膨胀的连续性和防止隐裂的发生。因此，选用合适的修复材料和修复类型，注意牙体结构保留和避免过度预备是减少牙体薄弱患牙发生隐裂的重要方法。

通常正畸带环或临时冠均被推荐用于保护患牙，不仅有利于避免隐裂纹扩展、提高咀嚼舒适度，更有助于在牙髓治疗期间提供根管长度测量的稳定参考点，利于橡皮障的放置，临时冠也可以用于辅助判断隐裂牙的牙髓状况和评估根管治疗的疗效。对于牙髓状态诊断为正常牙髓或可逆性牙髓炎的隐裂牙，采用临时冠保护患牙并随访观察，如果症状消失可换为永久冠修复，若咬合痛、冷刺激痛等症状没有改善则需要重新评估根管治疗的必要性。

当隐裂纹延伸至患牙髓腔或龈下根尖区域时，可能导致牙髓和根尖周病变，则需进行根管治疗。相比于龋病、非龋性牙硬组织缺损（磨耗、楔状缺损、牙外伤、磨耗）等原因引起的牙髓病变，隐裂牙在出现牙髓症状时可能没有明显的牙体组织缺损，牙髓治疗后的牙体组织缺损也仅有开髓洞型，但是对于隐裂牙的修复来说，不能单纯地用树脂来充填开髓洞型。目前建议在根管治疗诊间制作临时冠保护患牙并观察症状缓解情况，对于根管治疗后观察期内症状消失的患牙可换为永久冠修复，而根管治疗后症状仍不能缓解的患牙可考虑拔除。

对计划进行全冠修复的隐裂牙，需在牙体预备后制作临时冠。临时冠能分散咬合力、减轻患牙临床症状、固定裂纹两侧牙体，从而起到保护基牙、隔绝刺激，以及维持修复体所需空间的作用。此外，在临时冠佩戴期还可进一步观察患牙临床症状。

暂时冠佩戴期若患牙症状消失，可以更换为覆盖牙尖、包绕轴壁的全冠永久修复体。全冠修复体对隐裂牙具有箍效应，能消除咀嚼力的水平方向应力，最大限度均匀分散咬合力，有效保护薄弱牙尖。此外，在固位力、摩擦力及黏接剂作用下，能够封闭裂纹，减少牙体片段移动。全冠预备时，除进一步降低隐裂牙尖高度外，还可采取尽量靠根方预备肩台、避免在裂纹周围预备固位沟、树脂核等方式来减少裂纹两侧牙体应力。全冠修复作为隐裂牙的经典修复方式，可最大化夹持固定裂纹两侧牙体，减少应力，有效保护患牙。但不可否认的是，死髓牙预后一般较活髓牙差，修复失败的主要原因是冠方渗漏和剩余牙体组织折裂。

完善根管治疗后的隐裂牙的长期生存率与初始牙周探诊深度显著相关，初始探诊深度＜6 mm 的隐裂牙 2 年生存率明显高于初始探诊深度＞6 mm 的隐裂牙，隐裂纹长时间的根向扩展破坏了深部牙周组织的支持，而患者日常清洁难以预防来自深部牙周组织的感染，牙周袋可作为细菌或细菌毒素侵入髓室的途径，进而造成牙髓坏死或根尖周疾病。隐裂纹的范围和深度也是影响患牙预后的重要因素，牙体结构中难以消除的隐裂纹增加了治疗失败的风险。涉及髓室底或根管壁的隐裂纹将显著影响患牙的预后，出现这些类型的隐裂纹意味着髓室不再是一个封闭系统，可能会影响根管治疗后的根管封闭效果，同时牙周组织变得脆弱。

长期随访是隐裂牙疗效的可靠保证。由于目前无法准确评估隐裂纹的进展情况，因此长期随访对隐裂牙的牙髓、牙周状况的监测评价和预后评估至关重要。隐裂牙完善冠修复后应至少 6 个月复诊检查患牙情况，更长时间的回访有助于临床医师分析影响隐裂牙存留的因素，确定隐裂纹特征与预后的关系。

第七节　年轻恒牙根管治疗后的修复

年轻恒牙指已萌出但尚未达到咬合平面的恒牙。在形态和结构等方面，年轻恒牙尚未完全形成，处于未成熟状态，如受到疾病或意外损伤影响出现脱落，则再无牙替代。年轻恒牙矿化程度低、耐酸性差、窝沟深、尖嵴高、不易自洁，故患龋率高且龋损较严重，临床常见因龋病所致初萌的第一恒磨牙大面积缺损发展为牙髓炎、根尖周疾病者。与成熟恒牙不同，年轻恒牙由于处于生长发育期，天然牙的咬合及牙弓形态不稳定，根管治疗后，冠方原有的牙体缺损和根管预备所致根管壁厚度减少，使牙体的生物机械性能改变，牙体组织失水变脆，弹性变形能力改变，使其在功能状态下更易发生折裂。所以，根管治疗后的年轻恒牙在治疗方案的选择上，需要更远期和更全面的考虑。在临床上年轻恒牙根管治疗后的修复方式主要是直接树脂充填和间接修复两种。但是由于较多患者的年轻恒牙在 18 岁之前需经历较长时间，由于口腔卫生条件的差异和树脂聚合物的收缩性，直接树脂充填可能导致年轻恒牙在永久修复前继发龋的患病率高，并且直接充填法无法为剩余牙体组织提供保护，给后期永久修复造成了很多不确定性，如继发龋侵犯生物学宽度、牙齿的劈裂等。并且对于根管治疗后年轻恒牙后牙缺损的修复，面临着没有足够的修复间隙、临床牙冠短、固位形差等问题。

目前针对永久修复年龄的研究较少，当前国内普遍观点认为 18 岁成年后才能行全冠修复，理由如下。①青少年患者往往临床牙冠较低，咬合空间不足；②青少年牙龈位置不稳定，如前牙；③患者是否会有潜在正畸需求；④经济原因，若“永久”修复，随着年龄增长出现了影响美观等问题，产生不必要的纠纷。对青少年患牙的冠部保护，防止劈裂不得不拔牙应该是最重要的考量因素，充分沟通告知后，青少年患者根管治疗后患牙应当进行及时和必要的过渡性修复。

随着数字化技术和修复材料的发展，目前推荐年轻恒牙根管治疗后，前期使用低成本的树脂基陶瓷材料进行过渡修复，待颌骨和牙列发育稳定后再行永久修复。树脂基陶瓷是树脂基质和二氧化硅或二氧化锆颗粒的混合体，树脂基陶瓷在严格意义上不属于陶瓷，不能烧结加工，一般采用 CAD/CAM 技术加工制作。树脂基陶瓷具有与牙本质近似的弹性模量，它在制作后牙嵌体等冠内修复体时可降低牙齿劈裂的概率，更有利于剩余牙体组织的保护。

当年轻恒牙临床牙冠高度足够时，可以考虑利用剩余牙体组织或桩核结构来进行全冠修复。但是多数年轻恒牙临床牙冠短、咬合关系紧，无法形成理想的全冠预备型。被动性萌出未完成，牙龈及牙槽骨会向龈方退缩，不可通过牙冠延长术增加龈高度，且患者处于混合牙列期，咬合关系不稳定。鉴于年轻恒牙以上特点，高嵌体修复成为年轻恒牙根管治疗后最常选择的修复方式。

高嵌体牙体预备集中在𬌗面和有缺损的邻面，最大保存了剩余牙体组织和天然邻接点，边缘位于龈上，有利于牙周组织健康，降低预备型要求，增加粘接固位，可解决无法全冠修复的病例，提高患牙的整体抗折性，无须桩道预备，避免对根管治疗效果的影响及侧穿。相比嵌体修复，覆盖牙尖的高嵌体能将对剩余牙体组织有害的拉应力转为有利的压应力为主，提高牙体组织的抗折性。在口腔环境中树脂基陶瓷可能会发生老化，产生塑性形变和部分晶体断裂，出现轻微磨损，使修复体透明度下降。并且对于成熟恒牙来说，树脂基陶瓷相比于多晶陶瓷和玻璃陶瓷挠曲强度低，用于成熟恒牙根管治疗后的修复略有不足。因此，树脂基陶瓷高嵌体通常应用于年轻恒牙根管治疗后的过渡修复，待颌骨和牙列发育稳定后再行永久修复。鉴于年轻恒牙患者自主性、依从性较差，口腔内环境个体差异性较大，且处于生长发育高峰期口颌面部状态不稳定，高嵌体临床修复疗效还需更多研究加以佐证。

本章小结

在选择根管治疗后牙体修复的治疗方案时，需要注意以下几点。①在去除龋坏、形成根管直线通路的前提下，应尽可能多地保留完整的牙体组织；②在仅有开髓洞型范围的缺损，剩余牙体组织相对完整时，可进行复合树脂直接修复；③有开髓洞型以外的牙体缺损，或受力较大，或受非轴向力时，可采用覆盖牙尖的修复方式，即嵌体或高嵌体修复；④当剩余的牙体组织不足以提供核的固位和支持最终修复体时，可使用根管内的桩辅助固位；⑤功能性应力较大时，即存在隐裂、磨牙症、咬合过紧或作为基牙时，应选择全冠修复。

根管治疗后牙齿的修复不仅仅是人工替代物修复缺损的牙体，重点是在恢复正常生理功能的基础上，起到防止牙体病变进一步发展，预防牙体、牙周支持组织病变的发生，保证口颌系统健康的作用。修复后维护和常见问题的处理很重要，各类牙体缺损修复后需要患者与医者共同认真地维护，要仔细地清除牙菌斑，定期随诊复查，及早发现修复后问题采取有效措施处理，保证缺损修复的远期效果。牙体缺损修复 7～10 d 后即应定期复诊检查，注意了解口腔卫生的情况并指导维护，检查有无牙齿敏感、酸痛；检查邻接关系，注意有无食物嵌塞；检查咬合，注意有无咬合创伤。而长期随诊，重点关注有无继发龋、根尖周炎的检查，以及牙周与咬合的复查。

根管治疗后的牙体缺损修复常见的问题包括如下。①疼痛，常见于不完善根管治疗引起的疼痛，牙周炎、根尖周炎引起的疼痛及咬合引起的疼痛。②牙龈炎，可见于食物嵌塞及修复体边缘或轴面外形不良等所致。③修复体松动、脱落，由于修复体固位不足、预备体固位形不良、修复体不密合，以及修复体咬合的影响、侧向力过大等导致修复体松动或脱落。④修复体穿孔或破裂，多见于牙体预备不足、修复体厚度过薄及咬合力过大所致。牙体缺损修复一旦发生问题，通常需要拆除修复体后进行再治疗，需要根据正确的诊断，针对不同的问题进行处理，确定再修复的方案。

总之，根管治疗后的牙体缺损修复方案是牙髓病治疗中的重要环节之一。本章节对临床常见的修复方案进行了阐述，并结合患牙具体情况进行分析和讨论。虽然这些修复方案在临床应用中取得了一定的效果，但仍存在一些问题需要进一步研究和改进。如何选择根管治疗后患牙的修复方式，目前还缺乏确切的循证医学证据，存在着较大的主观性。未来还需要更多高质量的体外研究，特别需要大量的随机对照临床研究，以比较各种修复方式的治疗效果，为寻找最佳的解决方案提供确切的循证医学证据。未来的研究方向还应包括优化现有修复方案、降低操作难度和成本、提高患者满意度等方面。同时，医师根据患者的具体情况和需求选择合适的修复方案，以达到最佳的治疗效果。

参考文献

[1] 陈智，陈彬文. 根管治疗后牙体修复的治疗方案选择[J]. 华西口腔医学杂志，2015(2)：115-120. DOI：10.7518/hxkq. 2015. 02. 002.

[2] Chrepa I，Konstantinidis G，Kotsakis A，et al. The survival of indirect composite resin onlays for the restoration of root filled teeth：a retrospective medium-term study[J]. International Endodontic Journal，2014，47(10)：967-973.

[3] Matthew C. Davis，Suhaila S. Shariff. Success and Survival of Endodontically Treated Cracked Teeth with Radicular Extensions：A2-to 4-year Prospective Cohort[J]. Journal of Endodontics，2019，45(7)：848-855.

[4] 程越，彭彬，沈雅，等. 根管治疗后三年疗效评价及影响因素分析[J]. 中华口腔医学杂志，2006，(9). DOI：10. 3760/j. issn：1002-0098. 2006. 09. 002.